U0267633

Brain Energy

大 脑 能 量

（Christopher Palmer）

［美］克里斯托弗·帕尔默/著

林敏/译　姚乃琳/审校

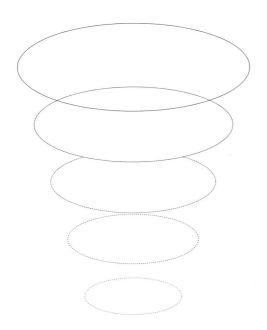

中信出版集团|北京

图书在版编目（CIP）数据

大脑能量 /（美）克里斯托弗·帕尔默著；林敏译
. -- 北京：中信出版社，2024.7
书名原文：Brain Energy
ISBN 978-7-5217-6377-5

I. ①大… II. ①克… ②林… III. ①精神病学
IV. ① R74

中国国家版本馆 CIP 数据核字（2024）第 079425 号

大脑能量
著者： ［美］克里斯托弗·帕尔默
译者： 林敏
出版发行：中信出版集团股份有限公司
（北京市朝阳区东三环北路 27 号嘉铭中心 邮编 100020）

承印者： 北京通州皇家印刷厂

开本：880mm×1230mm 1/32 印张：9.5 字数：237 千字
版次：2024 年 7 月第 1 版 印次：2024 年 7 月第 1 次印刷
京权图字：01-2023-3229 书号：ISBN 978-7-5217-6377-5
定价：69.00 元

致我的母亲

我试图救您于精神疾病的水火，
然而一切都是徒劳。
这在我心中点燃了一团火焰，
一直燃烧到今日。
很抱歉我没能及时弄清这个问题来帮助您。
愿您安息。

赞誉

《大脑能量》是哈佛大学一位杰出的精神病学家在理解精神疾病方面取得的重大突破，他为抑郁症、焦虑症、双相障碍等几乎所有大脑疾病的患者提供了革命性的治疗方案。大脑科学的研究发现迫使我们重新认识精神健康，并给这个领域带来了希望：对大多数人来说，目前他们的痛苦并未得到显著缓解。如果你正面对精神健康问题（谁又不是呢），那么这本书或将改变你的生活。

——马克·海曼

医学博士、克利夫兰诊所功能医学中心高级顾问，
14 次荣登《纽约时报》畅销书作家榜单

《大脑能量》揭示了大量精神疾病背后的统一机制，人们对这一机制期盼已久。对普遍存在的精神疾病来说，标准的药物治疗方法效果有限，而这一新模式无疑将为这些精神疾病带来强有力的治疗干预措施。克里斯托弗·帕尔默的著作赋予了患者及其主治医生掌控病情的力量。

——戴维·珀尔马特

医学博士、《纽约时报》畅销书榜首《谷物大脑》的作者

帕尔默博士对精神障碍的起源进行了极富启发性的深入研究，这对我们如何治疗精神疾病和对我们的饮食产生了深刻影响。

——杰森·冯

医学博士、肾脏病专家、三本畅销健康类图书的作者

精神病学时刻在变化。医学界若要攻克精神和代谢疾病，需要应用生物化学的基础知识，而医学界也正往这一方向努力。克里斯托弗·帕尔默提出假设，并使用数据论证。此外，依我个人愚见，帕尔默已经提出了治疗方法：满足大脑的需求。

——罗伯特·卢斯蒂格

医学博士、医学顾问、加州大学旧金山医学中心儿科荣誉教授、
《代谢》(Metabolical)的作者

20 多年来，帕尔默博士组织全世界精神病学的领军人物，对临床医生进行有关该领域的新兴创新教育。他在《大脑能量》一书中提出大胆的新观点，挑战现状，带领我们探寻解决人类问题的简单方法，而不是只能改变生物因素却不能改变生活体验的化学方法。所有精神病学专业人士都应该阅读《大脑能量》这本书，它对我们这个领域的主要缺陷提出了有益批评。这也是一本所有人都应该阅读的书，以此了解每个人可以为自己的精神健康做些什么（或哪些事情不该做）。基本健康需求不言自明，但致力于精心照料自己的身体，进而护理大脑，需要勇气。

——洛伊丝·崔凯恩

医学博士、医学教育者、甘德森人格障碍研究院主任、哈佛大学医学院
精神病学助理教授

我们的儿子 19 岁时双相障碍发作，他看了 40 多位心理医生，服用过 29 种不同的药物。直到他在克里斯托弗·帕尔默博士的指导下开始接受生酮饮食疗法，他的精神和生活才得以恢复正常。帕尔默博士的代谢疗法有可能对全世界的精神健康流行疾病产生根本性影响。

——戴维·巴斯祖奇

Roblox 创始人兼首席执行官、巴斯祖奇集团联合创始人

——简·埃里森·巴斯祖奇

《小轻率》（*A Small Indiscretion*）的作者、巴斯祖奇集团联合创始人

如果你曾经对精神疾病那些站不住脚的解释感到不满，那么这部开创性的著作就是为你准备的。帕尔默是一位执业精神病学家，他摆脱该领域公共认知的限制，大胆迈步，比大多数人走得更远。帕尔默提出了一项有力的主张，推翻了我们所知的精神障碍病因、诊断和治疗等相关知识。他把曾经仅是细菌的微小线粒体带到舞台中央，带你进行一场令人振奋的知识之旅，揭开精神病学的新开端。

——佐尔坦·绍尔尼奥伊

医学博士，澳大利亚詹姆斯库克大学教授、精神神经科学实验室主任

克里斯托弗·帕尔默博士为任何想要了解精神健康的相关知识和希望治愈精神疾病的人写了一本入门书。这本书将引导你理解代谢和线粒体为什么是保持大脑健康的根本，这也是对变革精神健康治疗方法的行动呼吁。读一读这本书，向最出色的精神病学家学习。

——安娜·安德烈亚扎

多伦多大学药理学和精神病学教授、线粒体创新计划创始人兼科学主管

帕尔默博士综合现有文献，提出关于神经精神疾病代谢的病理病因及其潜在治疗作用的前瞻性理论，这简直不可思议。帕尔默博士提出的理论和框架为精神病学领域带来了许多预防和治疗的机会，让我们离改善病情又近了一步。

——罗杰·麦金太尔

医学博士、加拿大皇家内科医学院院士、加拿大多伦多大学精神病学和
药理学教授

克里斯托弗·帕尔默博士的《大脑能量》一书提供了理解精神健康亟需的新视角，它可能会彻底改变我们理解、研究和治疗精神健康疾病的方式，它可以改变你或你所爱之人的生活。在阐述精神疾病的复杂问题时，帕尔默博士措辞细腻、清晰、谨慎，简直令人难以置信。作为哈佛大学训练有素的临床精神病学家，他将自身的这些技能运用到写作中，预测读者的下一个问题，然后将其编织成介于科学课程与故事书之间的卓越著作。这本书充满了精彩非凡的类比、出乎意料的统计数据、引人注目的科学细节和感人至深的患者故事。此外，作为一名博士和哈佛大学医学院的学生，我希望这本书能成为下一代医生的必读书目。若能如此，我认为我们将看到代谢疾病（包括精神健康疾病）的患病率在一代人的时间内开始下降。这本书将改变许多人的生活。

——尼古拉斯·诺维茨

牛津大学神经代谢学博士、哈佛大学医学院学生

我们对代谢、健康和疾病之间的关系还知之甚少。值得庆幸的是，克里斯托弗·帕尔默博士力排众议，强调首要原

则——代谢是大脑健康的基础，而大脑健康是我们美好未来的基础，以此解决精神障碍问题。精神障碍是一场加速发展的危机，在儿童这一群体中尤其如此，但精神障碍并非什么高深的难题，这是神经科学。

——苏珊·马西诺

三一学院应用科学和神经科学教授

特此向克里斯托弗·帕尔默博士致敬。帕尔默博士撰写了一本发人深省的好书，讲述了精神病学领域取得的革命性突破。这门医学学科已经遭受太长时间、太多的耻辱。建议大家都读一读这本书，因为毫无疑问，我们身边都有某位家庭成员或挚友在与难缠的精神疾病做斗争。在这条黑暗隧道的尽头，终于显现了希望和光明。

——桑吉夫·乔普拉

医学博士、美国内科医师学会会员，英国皇家内科医师学会会员、哈佛大学医学院医学教授、畅销书作家

我在临床实践中清楚地看到，饮食会影响我们的大脑功能和精神健康，但我一直不明白这是为何。帕尔默博士巧妙地将碎片化的线索串联起来，解释了谜团背后的原因。这是一部开创性的著作！

——埃里克·韦斯特曼

医学博士、健康科学硕士、杜克生酮医疗诊所主任

帕尔默博士的《大脑能量》一书似乎牵着我的手，轻轻地带我走过最复杂的医学之旅，并得出引人入胜又令人难以置信的逻辑结论。虽然我不是科学家，但我能够跟上他的步伐，并且沉醉于此次旅程的每一步。他使用简单的术语解释复杂的科学和医学概念，这种罕见的能力使广大读者能够顺畅地阅读这本书。他所举的案例经过精心、审慎的设计构思，这些点总是一环扣一环。他多次使用逸事和例子，此举也很有帮助。通过将代谢比作汽车交通，让代谢更加生动形象，这一点十分巧妙。把对精神健康极其复杂的理解从基因转向代谢基础并不容易，但《大脑能量》似乎是迈向正确方向的一个巨大转变。

——吉姆·亚伯拉罕斯

导演、查理基金会创始人

自心理动力学和行为主义的基础理论问世以来，还未出现过一个大胆、具有潜在变革意义的新理论，可以用于解释世界各地和各年龄段日益严重的精神疾病。克里斯托弗·帕尔默博士的开创性理论认为，大脑能量代谢异常可能是精神疾病的根本原因，饮食和代谢疗法能造福患者，甚至造福广大民众。建议所有对大脑和精神健康感兴趣的人阅读这本书。

——容·罗

医学博士、加州大学圣迭戈分校神经科学与儿科教授

目 录

第 一 部 分　　　●　**串联碎片：**
　　　　　　　　　　　所有疾病都存在共同的病理机制

第 二 部 分　　●　**大脑能量：**
　　　　　　　　　　精神障碍是大脑的代谢紊乱

第 三 部 分　• 　病因与治疗方法：
是什么导致代谢和线粒体功能
障碍或失调？

勇敢面对疾病，用科学认知驱逐恐慌

《大脑能量》是一本关于精神疾病的科普图书。如果您觉得精神障碍离您很遥远，我们来看一组数据。2019 年《柳叶刀-精神病学》发表了权威的中国精神卫生调查（CMHS）结果：6 类精神障碍（焦虑障碍、心境障碍、物质使用障碍、冲动控制障碍、精神分裂症及相关精神病性障碍、进食障碍）的终生加权患病率为 16.6%。

这就是说在你身边的 10 个人里，有将近 2 个人一生中至少患一种精神疾病。这还不包括那些被误诊误治、没有条件看病或者不愿意到医院就诊的人群。随着人们的工作压力加大、生活节奏加快、人际互动减少，焦虑症、抑郁症、精神分裂症的患病率逐渐上升。精神疾病的实际患病率比统计结果要高得多。

然而，许多人对精神疾病存在偏见。在传统的观念里，"精神病"几乎和"疯子"画上等号。"让我去精神科看病等于让我承认自己的脑子有问题,这怎么可能?"相比于家里出现一个绝症患者,家人会觉得出现一个精神病患者更没面子,羞于承认也不愿面对。这种偏见的背后,恰恰反映出人们对这种问题充满未知和恐惧。

其实,精神疾病患者是痛苦的,他们迫切需要家人为他们创造一个安全的环境,让他们正视自己的疾病、走进医院接受正规治疗。而作为家人,能否用科学的、温暖的态度对待患病的家人,则是对专业知识和同理心的莫大考验。

《大脑能量》一书赋予了患者掌控病情的力量。它告诉我们,勇敢地面对、勇敢地接受、勇敢地治疗才是应对精神疾病的良方。

这是哈佛大学医学院精神病学专家克里斯托弗·帕尔默博士为想了解精神健康相关知识、希望治愈精神疾病的人写的一本入门书,也是一本所有人都应该阅读的书,以此了解每个人可以为自己和家人的精神健康做些什么。

值得一提的是,帕尔默博士也是个勇敢的学者。他在书中直截了当地提出了精神疾病治疗的困境,也大胆地提出了治疗的新观点,挑战现状,带领我们探寻解决人类精神疾病的简单方法,而不是沿用只能改变生物因素、不能改变生活体验的化学方法。

帕尔默博士在这本书中创新性地提出所有精神障碍都是大脑的代谢紊乱,维持代谢和线粒体健康是保持大脑健康的根本。这本书从睡眠、饮食、酒精、药物、运动、爱和目标等生活中最常见的元素出发,提出问题的解决方案,具有很强的实践性。疾病既然是由生活引起,就应回到生活中去解决。

在门诊遇到抑郁症患者时,我通常会采取"药物治疗+心理治疗+个人管理"的方式。我诊治过一个拥有博士学位的公司高层管理者,这位患者因为长期睡眠不好、情绪低落导致注意力不集中、记忆力减退，在接连遭遇竞聘落选、家人患癌后，几乎处于崩溃的边缘。经过全面的心理评估和精神检查，最终被确诊为患有重度抑郁症，需要尽快接受系统的抗抑郁治疗。当时我开出的药方是药物治疗占60%，心理治疗和个人管理占40%。

首先是使用抗抑郁药物，从小剂量开始逐步增量到治疗剂量，然后稳定服药。其次是心理疏导，我要求她每周至少来门诊一两次，和我深入地交谈，以此纠正她自我否定的心理状态。

在个人管理方面，我向她提出三个要求：第一，生活要规律，每天睡眠和工作的时间要基本做到完全一致，不要因为双休日而打乱节律，一觉睡到中午；第二，一日三餐饮食要规律，食物搭配要均衡，多吃一些富含色氨酸的食物，比如小米、牛奶、香菇、香蕉等；第三，每天必须坚持运动，早晨起床后运动40分钟，中午散步30分钟，而且必须是在户外。

开始治疗4个月后，这位患者逐渐恢复了注意力和记忆力，情绪得到较大改善。在心理治疗的帮助下，患者重新审视自己的人生和工作，并从中发现了乐趣，开始享受生活，不再为一些莫须有的事情感到焦虑和纠结。两年后，这位患者完全康复。

对普遍存在的精神疾病来说，标准的药物治疗方法效果有限，必须配合使用其他措施。这本书中提到的新模式无疑将为精神疾病带来强有力的治疗干预措施。

对研究脑部疾病的学者来说，这本书的新理论无疑打开了崭新的研究大门。创造新理论并不像是摧毁旧谷仓后在原地建一座摩天大楼，而是像攀登一座山，让研究者拥有了更新的、更广阔的视野，在我们的起点和它所处的丰富环境中发现意料之外的联系。

难能可贵的是，这本书的作者和译者都具有深厚的语言功底，他们用简单的术语将复杂的科学和医学概念解释得很清楚，这种罕见的能力使广大读者能够顺畅地阅读这本书。

对精神疾病来说，这本书不仅给出了长期以来一直令人难以捉摸的答案，还提出了新的解决方案。希望它能带给你面对疾病、治疗疾病的勇气，也能帮助你真正了解自己和家人。

景翔

国家神经疾病中心、复旦大学附属华山医院主治医师

畅销书《加油吧，大脑！》作者

推荐序二

颠覆传统认知，重新定义精神障碍

全球正处于精神健康危机的边缘，各种精神疾病的患病率不断攀升。然而，这些疾病的根源究竟是什么？为什么精神健康问题如此难以治疗？哈佛大学精神病学家克里斯托弗·帕尔默博士凭借其数十年的突破性研究成果，提出了一个颠覆传统认知的全新观点，彻底改变了我们看待精神疾病的方式：精神障碍本质上是大脑的代谢紊乱。

坦白说，当我第一次听到这个理论时，着实震惊不已。代谢紊乱是指身体将食物和饮料转化为能量的过程出现了问题，它会导致肥胖、糖尿病、心脏病等一系列健康问题。没想到，我吃的东西竟然会影响我的精神状态！

身为牛津大学认知神经科学领域的研究人员，我或许算得上是研究大脑的"内部人士"了。然而，每天与神经内科医生和精神科医生交流，却让我觉得自己对这个神秘的器官一无所知。为了更深入地理解帕尔默博士的革命性理论，我们首先需要区分神经内科和精神科在研究方法上的差异。虽然两者都是专注于大脑和精神的医学专业，但它们在研究重点和方法上有着显著的差别。

神经内科	精神科
研究重点：神经系统的结构和功能，以及影响神经系统的疾病。	研究重点：精神健康和精神疾病。
研究方法：神经影像学、电生理学、遗传学等生物医学方法。	研究方法：访谈、问卷调查、实验等心理社会方法。
治疗侧重：药物治疗和物理治疗。	治疗侧重：心理治疗和药物治疗。

尽管如此，如今在牛津大学，我们越来越注重神经内科和精神科的合作和交流。原因很简单，一些原本属于精神科的健康问题（比如失去动机，或称"情感淡漠"）已经被科学研究证明会加速阿尔茨海默病（俗称"老年痴呆症"）的发展。要想有效地避免/减少这类神经退行性变性疾病，就需要我们注重精神健康。也正因此，我阅读了各种与精神疾病相关的理论。

与大脑有关的理论，最忌讳一知半解地草率下定论。光提出观点是远远不够的，我需要先看是谁提出的理论，他有没有足够的经验和专业知识下结论；再仔细看他给出的证据，理论的完整性、是否自洽，以及能否解释与大脑有关的其他疾病。这并不是一个学术标准，对关心自己和亲友的大脑健康的人来说，这是一个判断的基本标准。我认为这本书提出的大脑能量理论是符合这个标准的，值得推荐给每个关心大脑健康的人。

这本书的作者帕尔默博士是哈佛大学的精神病学家和研究员，致力于代谢与精神健康之间交叉领域的探索。他担任麦克莱恩医院研究生和继续教育部主任，同时也是哈佛大学医学院的精神病学助理教授，并且是将生酮饮食用于治疗精神疾病的先驱。

生酮饮食是一种高脂肪、低碳水化合物、适量蛋白质的饮食方式。它通过大幅减少碳水化合物的摄取，迫使身体转而燃烧脂肪来产生能量，进而生成酮体。酮体是一种可以替代葡萄糖为大脑和其他组织提供能量的物质。

生酮饮食的基本原则有三条：

（1）将每日碳水化合物摄入量限制在50克以下，甚至更低；

（2）将脂肪摄入量增加到总热量的70%左右；

（3）摄入适量的蛋白质，约占总热量的25%。

当下，我们知道生酮饮食的益处有：

（1）减轻体重：促进脂肪燃烧，有助于减肥；

（2）改善血糖控制：提高胰岛素敏感性，降低血糖水平；

（3）减少癫痫发作：有效减少难治性癫痫患者的癫痫发作次数；

（4）增强认知功能：一些研究表明，生酮饮食可以改善阿尔茨海默病和帕金森病患者的认知功能；

（5）缓解炎症：生酮饮食可能具有抗炎特性，并对某些自身免疫性疾病有益。

生酮饮食最初用于治疗儿童癫痫，取得了显著的效果。这本书的突破性见解在于将生酮饮食应用于其他大脑疾病的治疗，包括阿尔茨海默病、帕金森病和多发性硬化症。当然我们也要明确一点——生酮饮食疗法并不适合所有人，它有至少三个已知的潜在副作用：

（1）酮流感：身体适应生酮饮食的过程中可能出现疲劳、头痛、恶心和呕吐等暂时性症状；

（2）肾结石：生酮饮食可能会增加患肾结石的风险；

（3）营养素缺乏：如果不仔细遵循生酮饮食，可能会导致某些营养素的缺乏。

那么为什么生酮饮食能够帮助我们保护精神健康，甚至治疗已有的精神疾病呢？作者用"大脑能量理论"做出了阐释，正常的认知功能要靠大脑里良好的血糖水平维护，而日常饮食直接影响大脑的血糖水平。与此同时，各种营养也要保持一定的平衡才能达到支持大脑细胞的日常活动的效果。这些食物和营养为大脑提供能量，但这种能量并非摄入得越多越好。

大脑能量理论首次将生物学、心理学和社会学研究融为一体，是对传统精神病学理论的重大突破。它不仅为我们提供了一个全新的框架来理解精神疾病，也为未来的研究方向和治疗方法提供了新的可能性。书中对线粒体功能的深入探讨尤其引人注目。线粒体作为细胞的能量工厂，其在代谢过程中的关键作用早已被科学界认可。然而，帕尔默博士进一步阐述了线粒体功能障碍与精神健康之间的直接联系，这一点在以往的研究中往往被忽视了。他提出，线粒体功能障碍可能是精神障碍的共同病理机制，这一理论为开发针对线粒体的治疗方法提供了理论基础。

要提前预告的是，这本书并不是给每种精神疾病提供"一对一"的治疗流程，作者写这本书的目的是告诉我们这背后的科学逻辑。但别被"科学逻辑"这个词吓跑，这本书写得特别好，内容非常顺畅。这也侧面说明了帕尔默博士的理论的完整和自洽程度。

此外，帕尔默博士在书中对当前精神健康治疗方法的批评和反思也是非常重要的。他指出，尽管现有的治疗手段在某些情况下有效，但它们往往只能缓解症状，而非根治疾病。除了饮食，书中还提到了运动、睡眠等生活方式因素对精神健康的影响。帕尔默博士认为，这些因素通过影响代谢和线粒体功能，间接或直接影响大脑健康。这一点对公众来说是一个重要的启示，因为它强调了个人在维护精神健康方面的主动性和责任。

我第一次听说这本书是从一位相熟的病人朋友那里，他本身就是退休的医生。他的点评非常简单直接："这本书改变了我的生活。"
（This book changed my life.）我想这应该是一本医学科普书能够获得的
最高赞誉。

赵思家

牛津大学认知神经科学研究员

2024 年 4 月 18 日

引言

　　我作为一名精神病学家和神经科学研究者已经超过 25 年。在此期间，我无数次被患者及其家属问道："精神疾病的病因是什么？"刚开始工作那会儿，我会给出一串长长的答案，好让自己听起来学问高、能力强。我会论及神经递质、激素、遗传和压力，谈谈即将采用的治疗方法并给患者希望，告诉他们情况会好转。然而，就这样过了几年，我开始觉得自己像个骗子，实际情况是，患者的情况往往没有太大的好转。疗效有时可以撑上几个月，甚至一两年，但更常见的情况是，症状会再度出现。直到某一天，我开始吐露真相："精神疾病的病因无人知晓。"尽管我们了解许多风险因素，但没人知道这些因素是如何组合在一起的。我还是会尽量给患者希望，向他们保证目前存在多种治疗方法，我们会一个接一个地尝试，直至找到有效的那个。遗憾的是，对我的很多患者来说，自始至终都没有适合他们的有效的治疗方法。

　　转机出现在 2016 年。那一年，我帮助一位患者减肥。汤姆是一名 33 岁的男子，患有分裂情感障碍，这是一种介于精神分裂症和双相障碍之间的疾病。在过去的 13 年里，他每天遭受幻觉、妄想和精神痛苦的折磨，疾病使他备受煎熬。他尝试了 17 种不同的药物治疗，但无一奏效。药物能使他安静下来，缓解他的焦虑和烦躁，但并没有治好他的幻觉或妄想。此外，这些药物致使他体重增加了 100 多磅①。长期以来，他一直感到自卑，过度肥胖又让他进一步深陷自卑的泥潭。汤姆几乎活成了隐士，我们的每周会面是他仅有的几次外出。这也是我同意帮助他减肥的部分原因：我是他最常接触的医生，他也不想转诊到另一位从未谋面的专家那里。更重要的是，对他来说，采取行动改善自己的健康状况从某种意义上已是非同寻常的大举动，也许减肥能给他带来一种对生活的掌控感。在最初尝试了几种方法都没有成功后，我们决定尝试生酮饮食——一种低碳水化合物、适量蛋白质和高脂肪的饮食方法。

短短几周，汤姆不仅体重减轻了，我还注意到他的精神状态发生了令人吃惊的显著变化。他不再那么抑郁，也不再那么安静。汤姆开始与他人更多地用眼神交流。他与我进行眼神交流时，我在他的眼睛里看到了一种从未见过的东西，还有闪现的火花。最令人吃惊的是，两个月后，汤姆告诉我，长期困扰他的幻觉正在消退，他也在重新思考自己的许多妄想阴谋论。他开始意识到，这些理论都不是真的，而且可能从来就没有真实存在过。汤姆接着又瘦了 150 磅，搬出了父亲家，还完成了一门证书课程。他甚至能在现场观众面前即兴表演，而减肥之前，这些对他来说根本不可能。

我大吃一惊。在整个职业生涯中，我从未遇见过这样的事情。虽然减肥可能会缓解一些人的焦虑或抑郁，但汤姆患有精神障碍，十多年的治疗都未见效果。从我的知识和经验来看，没有任何证据表明生

---

① 1 磅约等于 0.453 千克。——编者注

酮饮食能够减轻他的症状。这种方法似乎没任何奏效的理由。

我开始深入研究医学文献，发现生酮饮食是一种长期存在、有实证依据的治疗癫痫的方法。即使药物治疗不起作用，它也能阻止癫痫发作。我很快发现了一个重要的联系：一直以来，我们在精神病治疗中都在使用治疗癫痫的方法，使用双丙戊酸钠、加巴喷丁、拉莫三嗪、托吡酯、安定、氯硝西泮和阿普唑仑等药物。如果生酮饮食同样能阻止脑部疾病的发作，也许这就是它帮到汤姆的原因。有了这些新收获，我开始采用生酮饮食法治疗其他患者。再次取得成效后，我很快便开始与世界各地的研究者合作，进一步探索生酮饮食疗法，就这一主题在全世界发表演讲，并在学术期刊上发表论文，证明其有效性。

我踏上了一段新旅途，探索这种饮食疗法如何作用于患者，以及它为什么能奏效。除了癫痫，生酮饮食还被用于治疗肥胖和糖尿病，甚至被当作阿尔茨海默病的治疗手段。起初，这令我感到困惑，还有些难以接受。为什么一种治疗方法能够作用于所有这些疾病（虽然它只对部分人有效）？最终，正是这个疑问为我打开了一扇门，带我走进了更广阔的天地。它促使我发现这些疾病之间的联系，并将这种认识与自身作为神经科学家和精神病学家所了解的一切联系起来。当我终于把所有碎片串联起来，便意识到自己无意中发现了一些做梦都不曾想到的东西。我针对所有精神疾病的病因提出了一个统一的理论，并且称之为"大脑能量理论"。

————————————

这不是一本关于生酮饮食或任何饮食方法的书，本书也并非只关注严重的精神疾病，其中的科学见解也适用于轻度抑郁症和焦虑。事实上，本书可能会改变你对所有人类情感和经历的看法。我不是要为精神疾病提供一种简单的万能药，也不主张任何单一的治疗方法。这种特定治疗方法的意外效果只是第一条线索，引导我走上一条探索治愈精神疾病的新道路。本书将分享我的理解，带你踏上一段旅程，我希望这段旅程能改变你对精神疾病和精神健康的看法。

下面是本书内容的简要概述。

○ 首先我将回顾精神健康领域的现状：困扰我们的问题和疑问，以及它们为什么重要。

○ 你将看到一些看起来令人震惊的内容——多种精神障碍并不是截然不同的实体。这些精神障碍包括抑郁症、焦虑、创伤后应激障碍、强迫症、注意缺陷多动障碍、酒精中毒、阿片类药物成瘾、进食障碍、孤独症、双相障碍和精神分裂症等。不同精神障碍的症状存在很大重叠，并且许多人的诊断结果显示，他们患有不止一种精神疾病。即便是症状迥异的精神障碍，其潜在的生物、心理和社会因素也存在明显重叠。

○ 我将探讨精神障碍与一些身体疾病之间令人惊讶的联系，包括肥胖、糖尿病、心脏病、脑卒中、疼痛症、阿尔茨海默病和癫痫等。要确切掌握精神疾病的病因，也需要了解这些联系。

○ 这些信息将揭示精神障碍是指大脑的代谢紊乱。

○ 为了理解其中的奥义，我们需要了解代谢。这比大多数人想象的复杂得多，但我会尽可能用简单的方法将其阐述清楚。线粒体这种微小的物质十分关键，代谢和线粒体可以解释精神疾病的所有症状。

○ 我将讨论正常精神状态和精神障碍之间的区别。例如，我们在人生的不同时期都会经历焦虑、抑郁和恐惧。这些经历并不是疾病——它们是人类生活的正常部分。然而，当它们在错误的时间或以过度的形式出现，就可能会从一种精神状态发展成精神障碍。你会发现，所有的精神状态，甚至是正常的精神状态，都与代谢有关。例如，"压力"是一种影响代谢的精神状态——它会严重损害代谢。如果压力持续时间太长或压力过大，就会导致精神疾病。而且其他影响代谢的因素也一样会导致精神疾病。

○　我将与你分享五种普遍的作用机制，这些机制可以解释我们在所有精神障碍中看到的临床和神经科学观察结果。

○　我将向你展示所有已知精神疾病的致病因素——包括遗传、炎症、神经递质、激素、睡眠、酒精和致幻剂、爱情、心碎、生活的意义和目标、创伤和孤独等，都与对代谢和线粒体的影响直接挂钩。我还会展示所有这些致病因素如何影响代谢，进而影响细胞功能，从而引发精神疾病的症状。

○　你会了解到目前所有的精神健康治疗方法，包括心理和社会疗法，很可能都是通过影响代谢发挥作用的。

○　这种对精神疾病的新认识将提供新的治疗方法，带来长期治愈的希望，而不仅是减轻症状。这些方法有时会比服用药物困难得多，但它们值得尽力一试。进一步的研究将带来更多新的治疗方法，但令人振奋的是，当下也有许多治疗方法可供选择。

需要明确的是，我并非提出代谢和线粒体与精神疾病有关的第一人。事实上，我是在数十年研究的基础上进行的探索，如果没有这些研究者和他们的开创性工作，本书就无法成形。在接下来的篇幅中，我将分享前人的众多开创性研究，并首次将谜团的碎片拼起来，呈现一个连贯的理论。这一理论整合了现有的生物学、心理学和社会学领域的研究成果，为解释和治疗精神疾病提供了统一的框架。

《大脑能量》不仅给出了长期以来一直令人难以捉摸的答案，还提出了新的解决方案。我希望本书能终结病痛，改变全世界数百万人的生活。如果你或你所爱之人也受到精神疾病的困扰，本书或许也会改变你的生活。

串联碎片：
所有疾病都存在共同
的病理机制

第一章

当前的路走不通：精神健康现状

世界卫生组织估计，2017年，全球有近8亿人罹患精神健康障碍。这一数字略高于全球人口的10%，即每10人中有1人患精神障碍。若将物质使用障碍[①]统计在内，这一数字将升至9.7亿，占全球人口的13%。其中焦虑症最为常见，影响全球大约3.8%的人；其次是抑郁症，影响全球大约3.4%的人。[1]在美国，这类疾病的患病率更高，约达20%，即每5人就有1人患精神障碍或物质使用障碍。

这些数字呈现了特定年份精神障碍发病的概况，实际上终生患病率还要高得多。目前，数据表明，大约50%的美国人在生命中的某个阶段会确诊精神障碍。[2]没错，就是美国一半的人口。

估算精神疾病的患病率很困难。人们经常对别人隐瞒自己的精神健康问题，甚至自欺。患有精神疾病在全世界几乎每个角落都是一种耻辱。尽管社会在承认抑郁症和焦虑症等确为"真正"的疾病方面迈出了重要步伐，但这一进展也是最近才实现的，且远未普及。仍然有人认为，这些患者就只是"爱发牢骚"或者"懒惰"。另一方面，虽然人们通常认为精神障碍患者确实患有"真正"的疾病，但他们还面临另一种成见。许多人害怕这些患者，或者把他们当成"疯子"。而

---

① 物质使用障碍：使用一种或多种精神活性物质导致的精神或行为障碍。特定的物质包括酒精、阿片类、大麻类等。——编者注

对于物质使用障碍患者来说，不仅有许多人认为他们只顾自己或意志薄弱，一些国家还将他们当作罪犯，患者甚至可能因使用酒精而遭监禁。这些成见可能带来羞耻感甚至是赤裸裸的歧视，而任何形式的成见都会导致人们谎报症状或是对症状轻描淡写。因此，患病率统计很可能低估了这些疾病真正的影响范围。

这些统计数据已然触目惊心，但这个问题似乎还在恶化。

精神疾病患病率剧增

对于这个问题，美国积累了最广泛的数据。数十年来，美国研究人员一直在追踪精神健康的统计数据。精神疾病的患病率正在攀升。美国疾病控制与预防中心的数据显示，除三个年份外，2017 年美国18 岁以上成年人的精神疾病患病率高于 2008 年至 2015 年期间的其他所有年份。值得注意的是，最年轻的群体（18~25 岁）的患病率增幅最明显，2008 年至 2017 年期间上升了 40%。

在儿童和青少年群体中，注意缺陷多动障碍的患病率也在上升，2003 年至 2012 年期间，4~17 岁孩子的患病率上升了 41%。这一疾病及其患病率呈现的上升趋势引发了相当大的争议：一些人认为，我们只是提高了对这种精神障碍的认识，并为需要的孩子提供治疗，使他们茁壮成长；另一些人则认为，我们其实是在对正常行为进行药物治疗，社会和学校对孩子的期望过高，而我们的期望对于孩子在特定年龄段的能力来说根本不切实际。还有一些人认为，美国人的注意力持续时间整体下降，这可能是消耗在电子屏幕前的时间增加所致，却被误认为是注意缺陷多动障碍。这种疾病的患病率是否真的在增加？还是其他因素导致了我们在数据中看到的情况？稍后我们将进一步探讨这类问题。但是，注意缺陷多动障碍并不是患病率上升的唯一疾病。

　　儿童、青少年和年轻人的抑郁症患病率也在增加。2006 年至 2017 年，美国 12~17 岁孩子的抑郁症患病率上升了 68%，18~25 岁人群的患病率上升了 49%。据称，25 岁以上成年人的抑郁症患病率保持稳定。

　　然而，这些数据大部分是从调查中收集的，我们提出的问题和提问的方式都会对调查结果产生重要的影响。虽然调查显示成年人的抑郁症患病率并无增加，但许多报告表明，心理倦怠的患病率正在上升。在《精神障碍诊断与统计手册（第五版）》（DSM-5）中，心理倦怠并未被正式列为一种精神疾病，但世界卫生组织最近将其纳入《国际疾病分类第十一次修订本》（ICD-11）的精神疾病类别。心理倦怠的诊断标准与抑郁症相似，但主要关注工作压力和工作环境。关于"心理倦怠是否仅为一种与工作有关的抑郁症"一直存在很多争论，且各方理由均很充分：一项针对医生职业倦怠的研究发现，轻度心理倦怠者确诊重度抑郁症的可能性是其他人的 3 倍，而那些严重心理倦怠者确诊的可能性是其他人的 46 倍[3]，这表明二者的诊断标准之间几乎没有差别。与抑郁症一样，心理倦怠也伴随着较高的自杀率。由于《精神障碍诊断与统计手册（第五版）》还未正式将心理倦怠纳入疾病类别，美国机构没有追踪其患病率。然而，2018 年的一项盖洛普民意调查发现，23% 的员工表示在工作中经常或总是感到倦怠，另有 44% 的员工有时感到倦怠。[4] 这些数字远高于抑郁症的患病率。

　　大多数年龄组的自杀率都在上升。2016 年，仅美国就有近 4.5 万人死于自杀。一般来说，每 1 人死于自杀，对应有大约 30 人试图自杀，因此每年自杀未遂者远超 100 万人。1999 年至 2016 年，美国大多数州的自杀率都有所上升，其中 25 个州的自杀率上升了 30% 甚至更多。另一项统计数据"绝望致死人数"则追踪了美国因酒精、毒品和自杀而死亡的总人数。1999 年至 2017 年期间，这一数值增加了一倍多。

焦虑症是最常见的精神障碍，但其诊断标准仍在不断演变，这导致很难评估一段时间内的变化。有些人认为，近年来的患病率并无变化。[5]然而，一项针对约4万名美国成年人的年度家庭调查表明，焦虑的频率正在增加。调查的参与者被问道："在过去的30天里，您多久会焦虑一次？"针对这一问题，设计了"一直"到"从未"五个回答选项。从2008年至2018年，焦虑的患病率增加了30%，18~25岁这一年轻群体的患病率则增加了84%。[6]

有时，人们会将抑郁症和焦虑等较为"常见"的疾病与精神分裂症等精神障碍区分开来。精神健康专家常用"严重精神疾病"一词谈论那些伴随严重损害和缺陷的精神障碍，例如具有精神病症状的障碍。虽然它也包括一些严重的抑郁症和焦虑症，但主要指的是精神分裂症、双相障碍、孤独症之类的疾病。那这些严重精神疾病又是怎么回事？现状如何？这些疾病的患病率也在增加。2008年到2017年，美国18岁以上的严重精神障碍患者增加了21%。同一时期，也就是在不到10年的时间里，美国18~25岁这一年轻群体的严重精神疾病患病率翻了一番。[7]

孤独症的患病率也在以惊人的速度增加。[8]2000年，美国每150名儿童中约有1名患孤独症；到2014年，这一比例约为1/59。

双相障碍的统计数据同样令人担忧。20世纪70年代中期到2000年，双相障碍的患病率在0.4%到1.6%之间。到21世纪初，患病率上升至介于4%和7%之间。[9]1994年以前，儿童和青少年群体中几乎不存在双相障碍，现在却越来越普遍。

这些统计数据令人费解。孤独症和双相障碍等疾病不应该在这么短的时间内成倍增加。焦虑症和抑郁症可能由周围环境诱发，而其他精神障碍则被普遍认为与生物学层面的因素有关。许多研究者认为这些疾病很大程度上是遗传的，然而显然人类并没有出现大规模的基因突变。

研究人员、临床医生乃至整个社会都在努力探索精神疾病患病率剧增的原因。虽未形成一致的解释，但各方提出的理论层出不穷。一般来说，这些理论可分为两类。

第一类理论基于这样的观点：统计数据是错误的，或者其内涵并不是我们想象的那样。许多人认为精神障碍的患病率不可能增长得如此之快，他们认为这些统计数据是医生和/或患者看到一些根本不存在的"疾病"的结果。以下是这类理论中最突出的三种观点：

1. 都是制药公司捣的鬼！他们想把药卖给更多的人，为此，制药公司必须让医生和公众相信自己需要这些药。他们每年花费数十亿美元开展市场营销，给医生寄送样品，就是为了让人们记住他们的产品。他们在电视上打广告，询问观众是否有"兴致下降"等模糊的症状。如果有，他们会建议你"找医生谈谈，看看'某药物'是否适合你"。这类广告助长了人们成为疑病患者的倾向。这些疑心的人后来就去看了医生，被诊断出患有一种新的疾病，当然，还开了对症的药物。

2. 是懒惰在作祟！现在的人不愿意在事情上下功夫，不想经历任何不适，也不认为自己有必要经历不适。人们越来越多地将平常的人类情绪或经历归结为"症状"，并成群结队地涌向治疗师，寻求缓解这些"症状"。有时，他们甚至去找医生诉苦。人们都想要快速简单的解决方法，而医生工作繁重、十分忙碌，对他们来说最简单的方法就是开处方。

3. 新一代的孩子就是这样！鉴于儿童和年轻人的患病率增长最为显著，很明显，责任在于他们自己或者他们的父母。父母过度宠爱，年轻一代被娇生惯养，做事情随心所欲。这些孩子和年轻人从没受到过约束，也没有什么意志力和毅力，他们很容易感到沮丧和不知所措。一旦父母不再为他们解决问题，或者有人对他们说"不"，他们就会陷入危机。这些情绪崩溃的结果就是，他们被诊断出患有某种精神障碍。或者，他们自己无法应对现实世界中的生活，就找一种"精神疾病"来当替罪羊。

尽管这类理论听起来有一定道理，但它们很可能并不是问题的答案。如果你自己或你的孩子没有精神健康问题，或者你并没有每天与存在精神健康问题的患者接触，那么你很容易就会认为这些人只是在发牢骚和诉苦，认为医生、患者和父母只不过是在寻求快速解决问题的办法。当问题离你很远时，你会很容易忽略它。然而，当你面对这些统计数据背后的真实人群、目睹他们的痛苦时，这些笼统的想法就站不住脚了。当你认识的一位"好父亲／母亲"面对一个暴躁易怒、睡不着觉、威胁要自杀或杀死别人的7岁孩子，这个问题就变得越发真实。这些行为是不正常的。当一位女性惊恐发作严重，甚至都不敢再踏出家门，这也是不正常的。一个人的抑郁严重到有时早上起不了床，这也不正常。

因此，关于精神障碍患病率上升的第二类理论承认这些统计数据的真实性。这些人相信精神疾病的患病率确实在上升，并提出了各种不同的观点和可能的解释：

1. 这是件好事！这些统计数据具有积极的意义，反映出人们对精神障碍有了更广泛的了解，对如何判断精神障碍的认知水平也有所提高。学校和工作环境中有许多普及精神障碍和物质使用障碍症状的项目，也有一些公共服务活动重点关注预防自杀。名人们公开谈论自己的精神健康问题，媒体对精神健康的报道也越来越多，这显然是为了提高人们的认知水平，减少人们的成见。越来越多的人得到了他们需要的帮助，得到了诊断和治疗。

2. 是社会现状导致的！我们越来越依赖科技和电子屏幕。我们坐着看手机、电脑或电视，久坐不动的情况愈加严重，我们也更加孤立。我们在"现实生活"中的互动减少，不再花时间相聚或打电话，只通过社交媒体联系。人们只会展示自己生活中"光鲜"的部分，因此社交媒体也造就了不切实际的期望和羞耻感，而不是真正的联系。生活节奏也变快了。每个人都很忙，日程满满当当——连孩子也不例外，一家人也不再像"过去"那样坐在一起吃饭。难怪人们感到疲倦不堪，难怪这么多人患上精神障碍。

3. 都是毒素、化学物质惹的祸！改变的不仅是社会行为，还有物质世界。我们每天都在接触毒素；食物里面全是人工添加剂；新的化学物质无处不在——在我们的草坪上、我们的供水系统中，还有我们早晚使用的个人卫生用品中。我们创造出自然界中未曾有过的化合物将自己包围，这些化合物的影响——尤其是与其他化合物结合时产生的影响——我们并不完全了解。虽然我们还未了解这些物质的作用机制，但它们都是各种疾病增加的原因，包括癌症、肥胖和精神障碍等。

关于精神健康问题增加的第二类理论还有很多，但以上是最被热议的一些。这三种理论都有其合理性。它们可能至少在某些人身上，或者至少在某些时候发挥作用。正如我在本书接下来要阐释的那样，其中一些因素几乎肯定会产生影响。

但对于上述第二类中的第一种观点——认为统计数据合理且这只是人们认知水平和诊断能力提高的结果。然而有证据显示数据攀升不只是因为认知水平在提高。比较各年数据的调查涵盖了整个人口的样本，无论人们是否确诊。结果表明，这些疾病的患病率确实在增加。

也许最重要的一点是，孤独症、双相障碍、抑郁症和注意缺陷多动障碍等迥然不同的精神障碍患病率同时上升。为什么会这样？我们认为双相障碍、注意缺陷多动障碍和抑郁症差异很大，其病因也大不相同。如果这些疾病是遗传的，那我们的基因发生了什么变化？是否存在一种毒素导致了大量基因突变？如果罪魁祸首是快节奏的现代社会带来的压力，为什么所有这些疾病的患病率都在增加？更多的压力不是只会诱发更多的抑郁症和焦虑吗？毫无疑问，压力不会导致孤独症和双相障碍。或者真是这样吗？这些统计数据引发的疑问，比它们回答的问题还要多。

更糟糕的是，新冠疫情加剧了事态的严重性。2020 年 6 月，大约 40% 的美国成年人称自己在与精神健康障碍或物质使用障碍做斗争。接受调查的成年人中，有 11% 表示自己在过去 30 天内考虑过自杀。[10]

我们付出的代价

精神障碍让社会付出了巨大的代价。2010 年，精神障碍造成的全球经济损失为 2.5 万亿美元，预计到 2030 年将达到 6 万亿美元。[11] 这些数字包括直接的精神健康服务（住院、医生和治疗专家诊疗）和处方药费用。但还有其他更难衡量的经济成本，包括由于员工注意力不集中或请病假导致的生产力损失。这些损失会影响雇主和雇员、社会和患者个人。当前，抑郁症在致残性疾病列表中排在首位——高于心血管疾病、癌症和感染等其他疾病。在美国，精神障碍和物质使用障碍是造成"伤残损失寿命年"和"疾病负担"①的主要原因。[12]

---

① 疾病对社会经济及人群健康的影响，包括流行病学负担和经济负担两方面。——编者注

与精神障碍的经济成本相比，更沉重的代价是它给个人及家庭带来的无尽的痛苦和绝望。精神疾病可以毁掉一个人的生活，可能导致人们被社会孤立，扰乱人们的教育和工作计划，限制人们对自身的期望，令人心碎。这种痛苦往往影响的不仅是精神障碍患者本人，其家庭生活也可能陷入混乱，离婚就是一种常见的结果。那些与患者最亲近的人也可能患上精神疾病，如焦虑或创伤后应激障碍；他们可能会精疲力竭，抛弃深陷痛苦的朋友或家人，才能保护自己的健康。收容所至少有一半的人患有精神障碍或物质使用障碍。[13] 监狱里也是如此。[14] 精神障碍会导致暴力——不仅是那些上了头条的校园枪击事件，还有家庭暴力。精神障碍会带来极度绝望，导致患者结束自己的生命。

然而，对大多数人来说，精神障碍并不会以引人注目、显而易见的方式表现出来。相反，人们总是默默地独自承受痛苦。他们感到羞愧，不知道该如何应对自己的症状。很多时候，他们甚至不知道自己生病了，他们并不觉得自己的症状是"病症"，而是认为自己的痛苦只是生活中自然的一部分。他们可能觉得自己是弱者或不如别人，或可能认为自己只需充分利用被赋予的生命即可。他们把自己的痛苦、症状当作自身或自己生活经历不可分割的一部分。

例如，假设有这么一位女性，我们暂且叫她玛丽。她的父亲是个酒鬼，经常辱骂她、虐待她。他似乎对玛丽做的每一件事都吹毛求疵，于是渐渐地，玛丽认为自己很笨，没有什么值得称赞的地方。玛丽从不跟别人提起父亲的暴怒，她认为这只会带来更多的麻烦，并激起父亲对她实施更严厉的惩罚。到了高中，玛丽感到抑郁、孤独，看不到未来的希望。这种情况一直持续到她成年。玛丽难以入睡，时常想起父亲对她大吼大叫的情景，而且很容易被巨大的声响吓到。她从未想过这些可能构成"障碍"，更没想过可以寻求治疗。我见过像玛丽这样的患者，他们多年来一直遭受这样的痛苦，一直到出现促使他们接受治疗的契机。然而，非常多像玛丽这样的患者根本就没有寻求治疗。

90% 的抑郁症没有被治愈

精神障碍的治疗极其重要，它可以减少痛苦、预防残障，可以让人重拾梦想和潜力，甚至可以拯救生命。事实上，治疗的效果确实显著，许多人从当前的精神健康治疗中获益。患者克服了毒瘾，精神病发作得到缓解，学会了控制焦虑，从饮食障碍中恢复过来——这些胜利都非常真实且重要。我们的治疗方法确实有效。遗憾的是，这些方法并非任何时候都能奏效，也不是对所有人都有效。

让我们先来看一个治疗成功的故事。

约翰是一位 36 岁的工程师，已婚，有两个年幼的孩子。他的生活一直很美好，直到他发现妻子有外遇。约翰试图挽救婚姻，但妻子想过一种不同的生活并决定离开他。约翰因此崩溃，严重抑郁。他每次睡眠的时长都不超过两个小时。他一直在纠结懊恼，想着自己现在的生活简直是一团糟。约翰无法集中精力工作，觉得唯一的办法就是让妻子回心转意，但她并不愿意。约翰饱受内疚折磨，认为自己无论是作为一名丈夫、一位父亲，还是作为一个人，都很失败。这种情况持续了三个月，没有任何好转的迹象——要说有什么变化，那就是情况越来越糟。最后，约翰的家人鼓励他去看心理医生。医生给他开了抗抑郁药和安眠药，约翰也开始接受每周一次的心理治疗。

几天内，约翰的睡眠更充足了。这也使得他不再那么迷茫、不知所措，但他仍然心烦意乱。然而，不到一个月，情况就开始好转。他的情绪开始改善，也不再需要服用安眠药，自己能正常入睡。他设法减少那些折磨人的念头，更多地关注自己能掌控的事情。他把注意力集中在工作和家庭上，并决定加强锻炼。他开始花更多的时间陪伴两个孩子，走出自己一直不愿走出的那一步，与妻子离了婚。几个月后，约翰不再需要心理治疗。一年后，他逐渐减少抗抑郁药物的使用，仍然感觉状态不错。他又开始约会了。

约翰的故事证明了现代精神病学取得的成功。药物和心理治疗缓解了他的抑郁和焦虑，并帮助他度过了生命中这一段异常艰难的时期。治疗减轻的并非只有约翰的痛苦。离婚对孩子来说也难以接受，事实上，离婚也增加了孩子面临精神健康挑战的风险。父母如果患上重度抑郁症，也会增加孩子患病的风险。治疗能让约翰成为一位更好、更称职的父亲。因此，帮助约翰缓解病痛，对他的孩子也有好处。约翰的工作也因此受益。抑郁的时候，约翰虽仍然坚持到岗，但他无法集中精力，完成的工作少之又少。成功的治疗帮助约翰提高了工作效率。

像约翰这样的故事不胜枚举，精神健康领域的研究人员和临床医生喜欢讲述这些故事，原因也很容易理解——强调治疗有效非常重要。鼓励人们寻求帮助，让他们知道自己的痛苦可以结束，这一点也很重要。任何领域的专业人士都更倾向于关注自己取得的成功。对于无效的方案，他们往往避而不谈。遗憾的是，在精神健康领域，很多路都走不通，并非人人都能像约翰那样，得到一个积极的结果。事实上，大多数人都没有约翰那么幸运。

抑郁症是美国精神疾病确诊率最高的一种，也是在接受治疗的人群中最常见的一种。据估计，2020 年有 2 100 万成年人至少经历过一次抑郁症发作，占美国成年人总数的 8.4%。其中，大约 66% 的人接受过某种形式的治疗。[15]

那么，这些接受抑郁症治疗的人都发生了什么？他们是否有所好转？最重要的是，治疗效果能否持久？

有一项研究试图回答这个问题。该研究从 5 个不同的学术医疗中心招募了一批寻求治疗重度抑郁症的人，并对他们进行了 12 年的跟踪调查。[16] 研究对象共 431 人，研究人员每周评估他们的抑郁症状。研究发现，即使经过治疗，90% 的人仍表现出持续的抑郁症状。平均而言，12 年间，研究对象有 59% 的时间表现出抑郁症状。他们的症状会出现波动，有时会消失，但之后又复发，即便接受了治疗并每天服用药物，也是如此。换句话说，90% 的人的抑郁症都没有被治愈。他们要么持续出现轻微的症状，要么重度抑郁症反复发作。抑郁症是一种慢性疾病，却也是偶发性疾病。这些研究人员发现，如果人们像约翰一样，抑郁症只发作一次，那么完全、持久康复的可能性会更大。然而，这样的人并不多。

这项研究并非个例。对于其呈现出来的结果，在精神健康领域工作多年的人都了然于心。几乎 2/3 的抑郁症患者在接受第一次治疗后病情并没有缓解，这意味着他们的病情没有全面好转，甚至暂时的好转也没出现。[17] 正如统计数据显示的那样，尽管尝试了一次又一次的治疗，许多人仍要继续忍受多年的痛苦。这也不仅是药物治疗的失败。许多人接受了各式各样的治疗，包括药物治疗、心理治疗、团体治疗、冥想、积极思维、压力管理等。有些人甚至尝试了经颅磁刺激（TMS）或电休克疗法（ECT）。如果所接受的每种治疗方式都不太成功，患者就会被下达"顽固性抑郁症"的诊断。也有更多患者的症状确实得到了一些缓解，但都无法持续或完全缓解。抑郁症是全世界范围内致残的主要原因，这一事实清楚地表明，我们目前的治疗方法疗效有限。我们忽略了什么？为什么我们不能让大多数抑郁症患者的病情不断好转，并一直保持下去？

你或许想了解除抑郁症，其他精神障碍的研究和治疗前景如何。令人悲痛的是，许多精神障碍的统计数据更惨不忍睹。每种精神障碍的数据此处就不一一列举了，但就治疗成功率和患者病痛的长期性而言，强迫症、孤独症、双相障碍和精神分裂症等疾病的情况跟抑郁症一样糟糕。[18] 在这些患者中，许多人被告知自己患有终生障碍，需要降低对生活的期望。

可以理解，无效的精神健康治疗方法令许多患者感到沮丧。他们听到像约翰这样的故事，认为自己也应该像他一样被治愈。患者常常认为，给自己治疗的专业人士不称职，或者他们的诊断不正确，抑或自己只是还没有找到合适的药物。很遗憾，这些通常不是他们没有好转的原因。对大多数人来说，这纯粹只是因为我们现有治疗手段的疗效并没有那么好。

一些精神健康领域的专业人士不会喜欢这样的评价，也不赞成我的这种说法。他们可能担心，对治疗持悲观态度会阻止人们寻求帮助。这种担忧合情合理。精神疾病患者向专业人士寻求帮助，这非常重要——有时这足以将一个人从自杀危机中拯救出来。尽管如此，我列举的数据是准确的；声称精神健康治疗对每个人（甚至大多数人）都有效且完全有效，这是一种误导。更令人担忧的是，上述这些主张可能会导致精神障碍患者产生更严重的病耻感，面临更深的成见。如果告诉人们治疗方法有效，患者的情况却没有好转，有些人会将结果归咎于治疗方法或专业人士，但一些人会责备自己。此外，这影响的不仅是患者。如果我们向家属、其他临床医生和整个社会提出"治疗有效"的主张，那么患者的情况若没有好转，会发生什么？声称患者的精神障碍"十分顽固"，暗示他们患有更严重的精神疾病（这很可能不是事实），进一步增加他们的病耻感？或者，暗示这是患者的错？患者在治疗中不够努力？患者在某种程度上"想要"生病？可悲的是，这些暗示在临床医生、家属、朋友和其他人那里极为常见。因此，我们又回到了起点，可以选择说出真相：对大多数精神障碍来说，治疗对大部分人来说并不是长期有效的。这又会带来另一种风险，导致那些需要治疗的人从一开始就不愿意寻求治疗。

————————————

鉴于我在本章中概述的一切——这些疾病很常见，而且越来越常见；无论从经济影响还是从人类所遭受的痛苦来看，它们都给社会造成了巨大负担；实践证明，我们的治疗方法无法减轻这种负担——精神疾病显然是一个全球卫生紧急事件。我们在研究方面投入了大量资金，希望能够阐明问题，并找到新的解决方案。2019 年，美国国立卫生研究院（NIH）在精神健康研究领域投入了 32 亿美元。对于那些已完成的研究，我们需要展示什么？

以下是美国国立精神卫生研究所（NIMH）前主任托马斯·英塞尔博士 2017 年离任后所说的话：

我在 NIMH 工作了 13 年，一直致力于推动精神障碍的神经科学和基因研究。回顾这段经历，我意识到，虽然我认为我们付出了巨大的代价（大约花费了 200 亿美元），成功地让优秀科学家发表了很多出色的论文，但我们在减少自杀、降低住院率、促进数千万精神疾病患者的病情康复方面，并没有取得什么进展。[19]

英塞尔能承认这一点，着实勇敢。精神健康研究领域的人都知道这是事实。那么，我们究竟遗漏了什么？

事实上，为了取得实际进展，我们必须回答这个问题："精神疾病的病因是什么？"到目前为止，我们还没有找到答案。

第二章

精神疾病的病因

　　精神错乱、疯狂、焦虑、非理性恐惧、无休止的抑郁、成瘾、自杀：精神疾病在地球上的每种人类文化中都有记载，可以从当今一直追溯至古代。虽然我们看到精神疾病的患病率正在上升，但这些远非新的疾病。然而，"精神疾病的病因是什么"这个问题仍然困扰着我们。古代的学者、哲学家和诗人，以及现代的神经科学家、医生和心理学家都在不懈地研究这一问题，但都没有得出确切的答案。

　　过去几千年，人们提出了诸多理论。在古代，精神疾病大多被视为超自然力量的结果。上帝的惩罚是一种普遍的看法，恶魔附身的观点也风行一时，而驱魔是首选的治疗方法。虽然在历史长河中这些观点一直存在并反复出现，但自从人们摒弃超自然观点，开始从自然的角度来看待疾病，一种更科学的态度就出现了，"精神疾病是一种医学疾病"的概念也随之诞生。古希腊医师希波克拉底就是严谨地对待精神疾病的人之一，他推测精神疾病可能是由身体中的四种重要液体，即"体液"的失衡造成的。该观点认为，黑胆汁过量会导致抑郁症或忧郁症；事实上，"忧郁"一词源自希腊语，其词源的意思便是"黑胆汁"。（有趣的是，身体物质——尤其是粪便，因为它与肠道微生物组有关——又重新出现在精神疾病的理论中。稍后将对这一点进一步详述。）正如医学的诞生改变了人们对精神障碍的看法，心理学领域的发展自然也是如此。西格蒙德·弗洛伊德提出了一个著名的理论，即精神障碍是由无意识的欲望或冲突造成的，他从非物理实体或力量的角度界定精神的工作原理，即本我、自我和超我。此后，其他心理学理论也随之发展，许多理论试图在我们对行为和神经科学了解的基础上，更"科学"地解释精神疾病。例如，现代认知或行为理论可能将焦虑症视为内化思维模式的结果，或者主张通过改变某些行为来改变心理体验。虽然心理学理论至今仍用于治疗，但大多数临床医生和研究人员都不相信这些理论能解释一切精神障碍。从19世纪中叶至今，越来越多的证据表明，精神疾病至少与一些生物成分有关或受其影响。化学失衡、大脑变化、激素、炎症和免疫系统问题都可能诱发精神疾病。然而，该领域的一些权威人士认为，心理状态的物理模式过于"简化"，表示该模式将人类行为、情感和经验的复杂性简单归入化学或生物学层面，然而人类的经验不能单纯地用分子来解释。

1977年，内科医生、精神病学家乔治·恩格尔博士提出了一个至今仍然被广泛使用的精神疾病成因工作模式。恩格尔博士称之为"生物-心理-社会模型"。[1] 该模型认为：（1）生物因素，包括基因和激素；（2）心理因素，如教养和僵化的信仰；（3）社会因素，如贫穷或缺乏朋友，以上这些因素可以共同作用导致特定的个体患上精神疾病。另一个流行的模型是"素质-应激模型"。"素质"指的是易生病的生理倾向，如基因或激素失衡。在这一模型中，应激可以是环境中的刺激因素，如被解雇、吸毒甚至感染，它们会促使已有患病倾向的人真的患病。这一模型假设大多数患有精神障碍的人都有可能在生命中的某个时刻病发——这些精神障碍只是在等待被触发。这两种模型都阐释了精神疾病，试图说明精神障碍是许多不同因素造成的。

我们实际上早已发现许多导致人们更易患上各种精神障碍的因素。而今天，思考精神疾病的病因时，我们通常会想到这些风险因素，其中包括压力、致幻剂和酒精的使用、激素问题，以及精神疾病的家族史等。问题是，尽管我们知道存在许多这样的风险因素，但并非某种精神障碍的每一位患者都具备其中的某一特定因素，也没有某一个因素本身就足以导致任何特定的精神障碍。

对于这一点，一个明显的例子是创伤后应激障碍，它导致人们在经历创伤性事件后，数月或数年内出现恐惧、闪回现象、过度焦虑和麻木感。根据定义，任何患有创伤后应激障碍的人都必定经历过创伤性事件，但只有大约15%经历过这种事件的人最终发展成创伤后应激障碍。即使两个人经历了相同的创伤事件，其中一人最终可能患上严重的创伤后应激障碍，另一个人则可能完全无碍。换句话说，创伤本身并不"导致"创伤后应激障碍。你可能会说，那是因为创伤后应激障碍是多种风险因素共同作用的结果。遗憾的是，也没有任何风险因素的叠加"必然"会导致创伤后应激障碍。几乎其他所有精神障碍都是如此。有时，"为什么有人会患上精神疾病"这个问题似乎很容易理解。例如，一位经历过可怕的受虐童年、患甲状腺疾病，并且刚刚被结婚十年的丈夫因出轨其他异性而抛弃的女性可能会患上临床抑郁症。大多数人都能理解她为什么会抑郁，因为诸多风险因素会促使她成为抑郁症患者。然而，对另一些人来说，他们的精神疾病似乎是无缘无故从天而降的。

重度抑郁症

让我们来看看其中一种定义最明确、最容易理解的精神障碍——重度抑郁症。每个人都会抑郁，但并非每个人都会患重度抑郁症。重度抑郁症患者大部分时间都会感到悲伤或抑郁，他们可能会面临疲惫、注意力不集中和睡眠中断。重度抑郁症会剥夺人们体验生活中的快乐并享受生活的所有能力，让他们极度绝望，甚至产生自杀的念头。这一疾病的症状共有九种，一个人确诊重度抑郁症的前提是，必须至少连续两周出现其中的五种症状。

有许多明确的风险因素会导致重度抑郁症，这些因素包括遗传或抑郁症家族史、压力、亲人离世、关系破裂、工作或学校冲突、身体和性虐待。各种激素问题也在此列，包括甲状腺激素水平低、皮质醇水平高，以及可能导致产后或月经前后抑郁的女性激素的波动等。事实上，女性患抑郁症的风险是男性的两倍。用药过量或过度饮酒也是一项风险因素，甚至一些不起眼的处方药——如某些抗生素或降压药，也会增加患病风险。风险因素还包括社会问题，如被欺凌或嘲笑、没有朋友，或大多数时候仅仅是感到孤独。贫困、营养不良和不安全的生活环境也会增加患病风险。睡眠障碍是个大问题：睡眠过多或过少都会给人带来患抑郁症的风险。许多身体疾病都属于风险因素，包括慢性疼痛、糖尿病、心脏病和类风湿性关节炎。癌症是另一种风险因素，但致病方式不一定如你所想。面临癌症诊断时，大多数人都会有压力，并且认为这种毁灭性的疾病可能令人抑郁，这很正常。一些患者确实发生过这种情况。然而，一些患者在确诊癌症之前就已经患上了抑郁症。这是胰腺癌的常见现象——人们发现自己似乎无缘无故地感到抑郁，几个月后便确诊胰腺癌。几乎所有的神经系统疾病都伴随着较高的抑郁症患病率，包括脑卒中、多发性硬化、帕金森病、阿尔茨海默病和癫痫。有趣的是，每一种精神障碍都会增加患者在现有疾病的基础上发展成重度抑郁症的风险。

这意味着风险因素非常多，而且它们之间差别很大。这些因素不仅种类各异，如生物、心理和社会因素等，它们的影响也相差甚远。例如，虽然身为女性是患重度抑郁症的一项风险因素，但没有人会认为身为女性这一事实会导致重度抑郁症。当然，也存在一些致病作用更直接的因素，但不同理论对于重度抑郁症的根本原因（因素）的判断各不相同。与那些认同生物-心理-社会模型的人不同，一些专业人士认为，重度抑郁症纯粹是遗传疾病、纯粹与生物因素相关，或纯粹是心理问题引起的，而其余风险因素只是表面特征。

在这些单一原因的理论中，最广为人知的是抑郁症的化学失衡（chemical imbalance）理论——事实上也是精神疾病的化学失衡理论。这一理论认为，大脑中名为"神经递质"的化学物质失衡，是所有精神疾病的原因。神经递质是在脑细胞之间传递信号的化学物质。对于抑郁症，最流行的观点是患者的神经递质血清素的水平太低。因此，服用提高血清素水平的药物可以治疗抑郁症。许多常用于治疗抑郁症的处方药都同属一类抗抑郁药，称为"5-羟色胺选择性重摄取抑制剂"（SSRI），百忧解、左洛复和帕罗西汀等药物均属此类。通常，这类药物确实有助于缓解抑郁症的症状，这也支持了"化学失衡是抑郁症病因"的理论。其他影响不同神经递质系统的药物也可以缓解抑郁症，所以相关因素也许不只是血清素，可能是人体内的各种神经递质。尽管如此，许多精神病学家和研究人员认为，抑郁症的根源仍然可以归结为化学失衡。

然而，这一理论也提出了许多问题：

○ 最初是什么导致了化学失衡？

○ 如果这种化学失衡是天生的，为什么人们不是从出生开始就一直抑郁？

○ 为什么5-羟色胺选择性重摄取抑制剂需要服用几周或几个月才能见效？我们知道，这类药物能在几小时内改变神经递质的水平，那么为什么药物不能立即发挥作用？

○ 如果这种化学失衡是顽固的，为什么即使持续服药，患者的情况也时好时坏？

○　为什么这类药物对很多人不起作用？为什么这种化学失衡会发生
　　变化？如果真的发生了变化，又是什么引起的？

　　这些问题都亟需回答，不仅是抑郁症，而且是针对所有种类的精
神疾病。可惜，化学失衡理论并没有提供答案。

　　导致重度抑郁症的另一个广为人知的理论是习得性无助理论。简
而言之，该理论认为，当人们无法改变生活中的不利环境时，他们会
"习得"自己是无助的。习得性无助理论适用于与下列情况相似的场
景，例如尽管尝试了无数次，却无法拥有爱情，或者更悲惨的是，一
个受虐待的孩子试图让父亲不再打他，却从未成功。无论是哪种情况，
这些人都开始感到无力，然后变得抑郁，最终他们放弃了努力。何苦
呢？一些专家断言，这些人患抑郁症的原因是其自身存在心理问题，
他们已经得知并且相信自己是无助的。显然，让受虐待的孩子离开受
虐环境是最重要的。但即使多年之后，那个男孩可能仍会抑郁。此种
情况的治疗通常基于认知行为疗法，这是一种谈话疗法，侧重于了解
和改变思想、情绪和行为。认知行为疗法基于这样一种信念：人们确
诊抑郁症很可能是因为他们的想法并非基于当前的现实情况，而是基
于过去形成的无助心态。我们的目标是，让患者能够挑战这些想法，
不再感觉那么悲惨和无助。这一疗法将帮助患者实现好转，并在生活
中做出改变，进一步减弱无助感，而这一循环将不断强化。这种治疗
方法是有效的，至少对一些人有效，这也再次支持了"习得性无助是
抑郁症病因"的理论。

　　关于造成重度抑郁症的具体因素还存在很多其他理论，如生物因
素、心理因素和社会因素等。其中许多理论为具体治疗方法和干预措
施的发展奠定了基础，这些方法和措施对患者切实有效，至少在某些
时候有效。事实上，这些理论本身往往是基于抑郁症的有效治疗方法

形成的，其使用的逻辑是，如果一种治疗方法有效——即使只对某些人有效，那么它也一定是在纠正某个引发疾病的问题。

用于治疗重度抑郁症的药物包括专用"抗抑郁药"，通常分为五个不同的类别。这些不同的药物作用于不同的神经递质和受体，包括血清素、多巴胺和去甲肾上腺素的受体。然而，抗抑郁药并不是治疗重度抑郁症的唯一药物。其他药物包括焦虑症药物、情绪稳定剂、抗精神病药物、兴奋剂、抗癫痫药物、激素、维生素和各式各样的补充剂，如圣约翰草。这些药物的作用方式各不相同，但都是治疗抑郁症的常规药物，而且经证明，这些药物至少在某些时候对某些人有效。

治疗抑郁症的心理疗法也有很多。有些关注人际关系，有些关注思想和情感，有些关注行为；有些只关注当下的变化，有些则是回顾过去或童年。不同类型的心理治疗，彼此之间可能差异巨大，但有一些证据可以表明，这些药物至少对部分抑郁症患者有所帮助。

最后，还有一些更大胆的治疗方法，如经颅磁刺激、电休克疗法，甚至手术，手术将切断大脑部分组织或植入电极以刺激大脑或迷走神经，即副交感神经系统的主要神经。

治疗方法多种多样，很难理解它们究竟为何能治疗同一类症状。然而，没有一种治疗方法能够适用于所有的抑郁症患者。为什么会这样呢？是否不同患者的重度抑郁症病因不同，因此需要不同的治疗方法？然而，遗憾的是，正如我在前文中回顾的那样，数百万人尝试了一种又一种治疗方法，却没有找到哪怕一种有效的方法。

另外，需要指出的是，并不是每位重度抑郁症患者都能获得治疗，事实上，全世界大多数患者都没有得到治疗。然而，重度抑郁症（的症状）往往会自行消退。症状可能会反复，有时持续几周或几个月，然后自行消退。一些人的症状不需要任何治疗就会自行消退，这是为何？为什么对其他人来说，抑郁症会成为一种使人衰弱的慢性疾病？

如果我们真正了解重度抑郁症的病因，我们就应该能够回答这些问题。

但问题越来越复杂，除了导致重度抑郁的风险因素或相关理论，我们有充分的证据表明身体的变化与重度抑郁症有关，也就是说，与非抑郁症患者相比，这些身体的变化在重度抑郁症患者身上更常见。这些变化都是在重度抑郁症患者身上观察到的，而它们也可能为寻找抑郁症的病因提供线索。

炎症也是一个重要因素。我们了解到，与非抑郁症患者相比，慢性抑郁症患者的平均炎症水平更高，这一点可以通过不同的生物标志物来衡量，例如 C 反应蛋白和白介素。[2] 然而，目前我们并不确定是炎症导致了抑郁，还是抑郁引发了炎症。如果是炎症导致抑郁，那么炎症最初的起因是什么？是我们目前为止讨论过的一个或多个风险因素，还是其他我们还没有发现的东西？像往常一样，许多人都提出了自己的理论——有些人猜测是慢性感染、自身免疫性疾病、接触毒物、不良饮食，或微肠漏等，但这些理论并不是答案。此外，并不是每位慢性抑郁症患者都出现了较高的炎症水平，至少在我们可测量的范围内没有。表明抑郁症患者具有较高炎症水平的研究是基于以下针对两组人群的比较实验得出结论的：观察一组抑郁症患者和一组非抑郁症患者时，发现抑郁症患者存在更多炎症。但并非抑郁症患者组的每个人都比非抑郁症患者组的炎症水平高。事实上，研究人员和临床医生还未找到任何用于测量身体或大脑炎症的参数，能够统一区分抑郁症患者和非抑郁症患者的差别。

除了炎症水平的差异，我们还发现了慢性抑郁症患者大脑和健康的人大脑的差异。一些抑郁症患者的特定大脑区域出现萎缩，或发育停止，而且这种情况会随着时间的推移恶化。由于这类变化常见于神经退行性疾病，一些研究人员推测抑郁症可能也是一种神经退行性疾病，或者可能代表另一种神经退行性疾病的早期阶段，如阿尔茨海默病或帕金森病。[3]其他研究人员推测，这些变化可能是抑郁症相关炎症增加的结果。我们知道，长时间的炎症会对组织造成损伤。例如，一个人的膝关节炎发作可能会造成永久性损伤，而炎症持续的时间越长，损伤就越严重。也许大脑中也在发生类似的情况——炎症首先出现并对这些大脑区域造成损伤。

研究人员还发现，抑郁症患者的大脑运作方式也和健康的人存在许多差异。在重度抑郁症患者和健康对照组磁共振成像扫描结果的比较中，研究人员发现抑郁症患者某些大脑区域的活动似乎在减少，而另一些大脑区域的活动在增加，而且大脑区域之间的交流方式也有所不同。[4]然而，正如我们讨论过的所有这些大脑的变化，这些研究只显示了各组之间的相对差异。同样，这些变化是抑郁症的原因还是结果，尚未可知。会不会有另一种过程同时导致抑郁症和这些大脑的变化？我们还不得而知。

最后，让我们来看看另一种可能导致抑郁等问题的因素——肠道微生物组。人类的消化系统含有数万亿的微生物，包括细菌、病毒和真菌，它们产生的激素、神经递质和炎症分子释放到我们的肠道，然后被我们的血液吸收。研究表明，这些微生物在肥胖、糖尿病、心血管疾病、抑郁症、焦虑症、孤独症甚至精神分裂症中都发挥着作用。[5]但针对微生物组的研究还未成熟，我们还不知道哪些特定微生物可能有益，哪些可能有害，或者实际上，我们甚至不知道某些生物体是否存在。问题的关键也可能在于不同类型生物之间的平衡。说得更确切些，尽管一些对小鼠的实验表明，抑郁症状的变化是通过肠道微生物组的变化来介导的，我们还不清楚应如何利用这些信息有效地治疗抑郁症或其他大多数疾病。[6]

前文走马观花地介绍了重度抑郁症，包括许多风险因素、与病因相关的一些理论概述和针对这些病因的治疗方法，以及在重度抑郁症患者身上观察到的一些生物和大脑变化。那么综上所述，我们该如何回答"重度抑郁症的病因是什么"这个问题呢？

由此看来，生物-心理-社会模型确有道理：在不同的人身上，生物因素、心理因素和社会因素可能以不同的方式结合在一起，诱发重度抑郁症。换句话说，不同的人病因不同。一些研究人员和临床医生声称，抑郁症一定存在不同的类型，也许一种是由社会压力引起的，另一种是由生物因素引起的。当然，也可能存在几十种不同类型的抑郁症，均由这些不同的风险因素引起。也许是某些因素导致了某些症状，如果能够完善症状分类，我们就能确定这些类型，并更妥善地应对各类病因。很遗憾，这似乎并不是问题的答案。临床医生和研究人员已经为此奋斗了几十年，同样的一组症状继续见于不同的抑郁症类型，不管抑郁症的风险因素或已知病因是什么，不管它们是生物因素、心理因素、社会因素，还是一些因素的组合，均是如此。在无数人身上，在无数种不同的情况下，都出现了同样的症状。事实上，重度抑郁症的症状在《圣经》、历史文献、文学作品、诗歌和希波克拉底时期的医疗记录中都有描述。那么，它的病因到底是什么？一定有一个答案——一个将所有不同风险因素的事实、有效治疗方法，以及将我们一再看到的大脑和身体的变化联系在一起的答案。

有没有可能在不同的人身上，不同的过程导致相同的症状，而这些过程彼此完全独立？确实有可能，但可能性很小。你可能听说过奥卡姆剃刀，这是一个一般性规则或准则，也称为简单性原则。其内涵是最简单、最统一的解释，正确的可能性最大。例如，在所有条件相同的情况下，如果一位患者因高烧、颈部疼痛和头痛就诊，那么他因脑出血而头痛、因神经受压而颈部疼痛、因感染而发烧的可能性更小，而患脑膜炎的可能性更大，因为脑膜炎可以解释上述所有三种症状和体征。简而言之，在面对与我们列出的重度抑郁症类似的情况时，一个能够以符合逻辑、合理的方式将所有证据串联起来的统一理论，正确的可能性最高。不过，在我们深入探索答案之前，有必要先考虑为什么病因如此重要。

对症治疗不治本

当诊断一个人患有某种疾病时，我们的诊断依据是体征和症状。人们经常使用"症状"一词作为总括，但体征和症状之间的区别至关重要。体征是疾病的客观指标，可以由其他人观察或测量。体征可能包括诸如癫痫发作、血压的测量值、实验室数值或脑部扫描发现的异常情况。症状是患者的主观体验，必须由患者个人表述出来。症状可以包括情绪、想法、疼痛或麻木等体验。精神病学中很少出现体征。相反，我们的大多数诊断都是基于症状，如易怒、焦虑、恐惧、抑郁、想法或感知反常，以及记忆缺损。精神障碍也可能包括一些看起来更像"生理"而非"心理"的现象，如睡眠障碍、动作迟缓、疲倦和多动。其中一些症状是可以观察到的，但临床医生往往也依赖于患者告诉他们这些情况，把它们归为症状而非体征。遗憾的是，目前还没有实验室检测项目、脑部扫描或其他客观测试可以准确诊断任何精神障碍。

精神病学的诊断都是基于综合征的概念。综合征是一组通常一起出现的体征和症状，其原因尚不清楚。一个始于 20 世纪 80 年代的医学案例是不寻常感染和罕见癌症的综合征，我们称之为艾滋病，即获得性免疫缺陷综合征。在我们了解艾滋病由病毒引起之前，它是一种综合征。在精神病学中，每种疾病都是一种综合征，这是精神障碍的固有定义。当精神症状由一种病症或神经系统疾病引起时，仅凭这一点就能将其排除在精神障碍之外。神经系统疾病、癌症、感染和自身免疫性疾病都会影响大脑。当这些疾病的患者出现精神症状时，其诊断不一定是患有精神障碍。如果一个患者易怒、抑郁且记忆力减退，而进一步的评估显示这些症状是由感染或癌症引起的，他们就会得到相应疾病的诊断，并且由精神病学以外的医学专家进行治疗，即使他们的精神症状与那些"仅仅"身患抑郁症的患者没有什么区别。精神病学家和其他精神健康专家的治疗对象是其他人——那些我们不知道确切病因的人。

这正是我们在精神健康护理方面难以取得进展的核心所在。如果不了解确切的病因，我们最终只能治标不治本。

有些治疗方法的目的就是治本，最好的例子是传染病。细菌感染会导致出现许多体征和症状——发烧、血细胞计数变化、发冷、疼痛、咳嗽和疲劳等。感染的最终治疗方法是使用抗生素，将细菌从体内清除。这种类型的治疗方法有时被称为疾病修正疗法。在这种情况下，所采用的疗法将治愈疾病，抗生素疗程结束后，患者将不会再感染。但是医学领域还有一种常用的治疗方法，被称为对症疗法。这一疗法旨在减轻症状，帮助患者好起来，但它们并不会直接改变疾病的进程。例如，细菌性感染的患者通常会通过服用泰诺等药物来退烧，以减轻症状。对症疗法可以减少痛苦，帮助人们正常工作和活动，但它们不能治本。最后，不管是否服用泰诺，患者要么凭借其免疫力自己打败感染，要么接受抗生素治疗，要么感染继续恶化，患者死亡。泰诺对以上三种结果并没有太大的影响。

在精神健康领域，现实情况是我们的大部分治疗都是对症治疗。对大多数人来说，抗精神病药物、电休克疗法和经颅磁刺激通常都是对症治疗。这些似乎并没有从根本上治愈疾病。对一些人来说，这些疗法可以显著减轻症状；对另一些人来说，它们可以使病痛得到缓解，这意味着所有症状都会好转。有些人，例如约翰，可以服用抗抑郁药或其他药物一两年，停药后从此过上幸福的生活。这是否意味着这些药物是修正疾病的？在某些情况下，比如约翰的情况，有可能就是这样。然而，考虑到大多数精神障碍患者的持续症状和极高的复发率，我们的治疗似乎并没有治本。

至于心理治疗和社会干预，有些人认为这些治疗是在治本。在某些情况下，确实如此。例如，如果一名女性处于一段身体受到虐待的关系中并因此确诊抑郁症，那么帮助她摆脱这段关系并建立一种更美好的新生活可能会治愈她的抑郁症。许多心理治疗师认为，这名女性患上抑郁症的根本原因是处于虐待关系中。然而，我们知道，由于她经历了一段虐待关系并患上抑郁症，目前这名女性在未来的某个时间点再次患上抑郁症的风险增加了，即便她从未陷入第二段虐待关系，也是如此。鉴于这一事实，似乎抑郁症的病因不仅是虐待，而且仅针对这一因素治疗并不能完全治本。是什么导致她未来仍然面临更高的抑郁风险？如果我们真正了解精神疾病的病因，我们应该能够回答这个问题。

精神健康领域的人经常使用循环逻辑来支持他们关于精神疾病病因的理论。例如，他们可能会声称，如果某样东西可以缓解症状，那么它一定是最初的致病因素。在上述例子中，那位女性的境况发生变化时，她的症状得到了缓解，他们会以这一事实为依据，证明这种情况就是她被确诊为抑郁症的根本原因。许多抗精神病药物有助于缓解精神疾病的症状，这一事实被用于证明精神疾病的根本原因一定是化学失衡。尽管看起来合乎逻辑，但这并不总是正确的。

下述例子可以说明这种推理方式存在一些缺陷。我们回顾一下引起发烧的感染。如果我们对感染或发烧的原因一无所知，当我们试图弄清楚这一切时，我们可能会对发烧的患者进行脑部扫描，寻找线索。你猜我们会看到什么？我们会看到下丘脑过度活跃——那是大脑中控制发烧反应的部分。如果我们已经知道泰诺能有效退烧，那么我们就可以通过脑部扫描来研究泰诺是如何影响大脑的。你瞧，我们会发现泰诺能缓解下丘脑的这种过度活动！基于这一点，我们可以顺理成章地得出结论，发烧的原因是涉及下丘脑的大脑障碍。我们有证据表明，发烧患者的大脑活动是异常的，而泰诺能减少这种异常活动。但如果以此断定我们已经找到发烧的原因，那就大错特错了。实际上，我们所做的是确定了大脑中与发烧有关的部分，并证明退烧的治疗方法也会影响大脑的这一部分。但泰诺并不能治疗感染。用这种治疗方法退烧并不会改变疾病的进程。发烧和服用泰诺后对脑部扫描，只确定了身体对感染反应的一个方面，这项研究和由此产生的研究结果能帮助我们进一步了解疾病的一个症状，或其机制的一部分。这是有用的信息，但并不能帮助我们了解发烧的根本原因——感染。

寻找关联

要回答"精神疾病的病因是什么"这个问题，重要的是要思考我们如何提出这样一个问题，以及我们用来探索这一问题的工具和原则。当医学研究人员开展调查以确定病因时，他们经常会对比研究患病和未患病的人群，以寻找关联。关联是指两个事物或变量之间的关系或联系。如果两个变量是相关的，这可能意味着一种因果关系，而这正是研究人员最终要寻找的答案。许多类型的研究，其目的都是寻找关联。研究人员可能会对抑郁症患者和非抑郁症患者这两个人群进行脑部扫描，以寻找差异——前面提到的抑郁症与炎症的相关性就是一种关联，该研究结果表明，其中的两个变量（抑郁症和炎症）似乎更常同时出现，而这意味着两种变量间可能存在一种关系。一种常见的研究类型是流行病学研究，该类研究评估大量人群中的变量，并通过这种方式寻找关联。例如，研究人员可能会测量人们的体重，对参与者进行长达十年的跟踪调查，并记录这期间有多少人心脏病发作。然后，研究人员会根据不同人群的初始体重观察他们的心脏病发作率，以确定体重是否与心脏病发作存在关联。如果研究人员发现肥胖者比瘦的人心脏病发作率更高，他们就会得出结论：肥胖和心脏病发作之间是有关联的。注意，我说的是"关联"。仅凭这项研究，研究人员不能断定肥胖导致心脏病发作。这是关联研究面临的一个棘手问题，即人们经常误解研究结果，并做出毫无根据的假设。

关联不等于因果关系。几乎每个人都听说过这句话。这意味着仅由"关联"不能得出任何因果关系。可惜，尽管大多数人都知道这个原则，他们在解读研究结果时并没有应用这个原则。如果我上述例子中的研究在今天发布，标题很可能是"经证明，肥胖会导致心脏病发作"，而这会进一步加剧对此类研究的错误理解。这看起来像是个语义学问题，你可能会想："肥胖当然会导致心脏病发作。你到底想表达什么？"事实上，肥胖本身并不会导致心脏病发作。它是心脏病发作的一个很大的风险因素，但并不是一个明确的原因。这有什么区别？区别是，并非所有肥胖者都会心脏病发作。如果肥胖导致心脏病发作，那么所有肥胖者应该都会如此，而且可能经常心脏病发作。此外，有很多心脏病患者并不肥胖。如果肥胖是心脏病发作的原因，那为什么瘦子也会心脏病发作呢？显然，心脏病发作的原因不仅是肥胖。那么，是什么导致心脏病发作？正确的答案可能是"心脏动脉出现动脉粥样硬化（增厚或硬化），在某个时候，动脉阻塞，导致一些心肌死亡或因缺乏血液流动而受损"。上述这些过程的起因是什么？肥胖是其中一个风险因素，但其他风险因素也会导致上述过程，如基因、胆固醇和血脂水平高、高血压、缺乏锻炼、压力大、睡眠不佳和吸烟。一连串的事件会导致心脏病发作，而它们可能会在数年间发生。了解这一整串事件是很重要的，因为它能提供大量采用不同治疗方法进行干预的机会。如果我们假设病因是肥胖，并将所有的治疗集中在这一风险因素上，我们将无法预防许多人的心脏病发作。我们如何定义疾病的病因很重要。每个人都喜欢简单的答案。我刚才定义心脏病发作原因的方式，提供的是一个复杂的答案。正如你将看到的，在回答"精神疾病的病因是什么"这个问题时，也会如此。

关联，或两个变量之间的关系，存在的原因有多种。最常见的解释是二者间存在因果关系：一个变量导致另一个变量，或者是另一个变量的结果。换句话说，如果 A 和 B 关联，这可能是因为存在因果关系，即 A 导致 B 或 B 导致 A。但是，还有另外一种可能性——一种有些人难以理解的可能性。关联也可以揭示出一个共同的病理机制，或者有时是一个共同的根本原因。

假设我们对感冒病毒一无所知，我们知道的是很多人因为流鼻涕和咽痛去就诊。有些人除了流鼻涕和咽痛还出现了其他症状，如头痛或疲劳；有些人只有一种症状——流鼻涕或者咽痛，但很多人两者都有。研究人员注意到，流鼻涕和咽痛之间存在关联。既然存在关联，就一定有关系。这是什么关系呢？是因果关系吗？如果是的话，是哪个导致了哪个？许多人似乎是先出现咽痛症状，然后才流鼻涕，但并非所有情况都是如此，有时情况恰恰相反。那么，是咽痛导致流鼻涕吗？还是咽痛和流鼻涕都只是某种不明疾病的表现，这种疾病可以引起这两种症状，甚至可能引起其他症状？

尽管这是一个感冒病毒感染的简单例子，但其病因曾经非常令人费解。造成困惑的一个原因可能是过敏患者在花粉水平较高时会出现流鼻涕和咽痛的症状。过敏患者表现出相同或相似的症状，但其根本原因不同——是过敏，而不是感染了感冒病毒。研究人员必须努力区分这两种患者，试图以各种方式对他们进行分类。最终，这些症状可能难以区分：无论原因是过敏还是感冒，流鼻涕就是流鼻涕。如果研究人员更幸运一些的话，可能会注意到季节规律，或者一些人（携带感冒病毒的人）似乎会导致其他人出现相似症状，而其他人（过敏）则不会。寻找并结合规律，将为研究人员提供重要线索，帮助他们区分这两组患者。最终，他们必须解决这个重要的问题：这两组不同患者的流鼻涕和咽痛是否存在某种联系？毕竟两者的症状是相同的。病因不同，症状却相同的原因是什么呢？

答案是这两组症状有一个共同的病理机制——炎症。炎症是机体组织受损伤时发生的一系列保护性应答反应，每当免疫系统被激活，就会出现炎症。无论身体是在防御感冒病毒还是过敏原，炎症都会导致流鼻涕和咽痛。炎症是产生这两组患者症状的共同的病理机制或过程，但该机制是由根本原因引发的。为了找到根本原因，研究人员需要确定是什么导致了炎症。

研究人员探究流鼻涕和咽痛的症状及其原因的另一种方法可能是分别研究这两种症状。并非每个患者都出现这两种症状，一些出现两种症状的患者，主要症状只有其中一种。研究人员可能会将患者分为两组，一组主要或只流鼻涕，另一组则主要或只咽痛。此举有道理，毕竟鼻子和咽喉是不同的。针对这两种症状的治疗方法也不同。泰诺可能有助于舒缓咽痛，但对治疗流鼻涕没有帮助。治疗流鼻涕最有效的成分包括伪麻黄碱和去氧肾上腺素，这些成分常见于速达菲和感冒药中。可能有一些治疗方法可以缓解部分患者的两种症状，例如给过敏患者使用抗组胺药，但泰诺几乎可以缓解所有患者的咽痛，伪麻黄碱几乎对所有"流鼻涕症"都有效，而两者都不会对另一症状产生影响。治疗方法的显著差异，可能为将患者分为流鼻涕组或咽痛组提供支撑。研究人员可能会将这些不同的疾病标记为流鼻涕症和咽痛症。

鉴于这些疾病的治疗方法也各不相同，研究人员可能反而会认为，这些疾病与治疗方法有关。咽痛组可能被视为患有泰诺缺乏症：咽痛一定是由于人们体内没有足够的泰诺，因为纠正这种缺乏症似乎就可以纠正咽痛这个问题。另一组可能被称为伪麻黄碱缺乏症，因为治疗效果清楚地表明其体内伪麻黄碱失衡。

　　尽管看起来很滑稽，但这正是我们用来得出结论的逻辑，即抑郁症是由于缺乏血清素，而精神病是多巴胺过多造成的。上述结论有些道理，除非你用我们熟知的感冒病毒为例来看待它。在感冒病毒的情境中，这种结论十分荒谬。然而，今天我们在精神健康领域所做之事也是如此。我们研究有效的治疗方法，认为这些方法能告诉我们精神障碍的病因。实际上，精神障碍本身只是被我们贴上疾病标签的一系列症状罢了——诊断标签在因果关系、身体或大脑中发生的事情方面毫无意义。

　　让我们再回到上述假想研究人员，这些研究人员已经确定了两种不同的疾病——流鼻涕症和咽痛症。这两种疾病的症状和治疗方法各不相同，所以研究人员对这个分类系统非常自信。问题是，虽然有些人只患有其中一种疾病，但共病很常见。换句话说，就是有很多人同时患有两种疾病。确诊流鼻涕症的患者通常也会咽痛，反之亦然。流鼻涕和咽痛是双向关系的一个极佳例子。这意味着，如果你患有任何一种疾病，那么患另一种疾病的风险就会高很多。哪种先开始并不重要。双向关系往往意味着这两种疾病有一些共同的病理机制。对于流鼻涕和咽痛，正如我前面讨论过的，共同的病理机制是炎症。有时，除共同的病理机制外，双向关系可能还意味着相同的根本原因。在这个例子中，我们已知有一个共同的病理机制（炎症）和不同的根本原因（感冒病毒和过敏）。

　　撇开共病不谈，鉴于症状和治疗方法不同，研究人员和临床医生可能会主张将流鼻涕症和咽痛症作为单独的疾病。但是，一旦有人识别并确定了产生这两种疾病的共同的病理机制或根本原因，这种情况就应该改变。为什么？回到奥卡姆剃刀定律——简单性原则。如果医学上存在一个更简单的解释，这个解释就更有可能是真的。在这种情况下，感冒病毒（根本原因）引起两种疾病的解释，要比同时出现咽痛症（由于缺乏泰诺）和流鼻涕症（由于伪麻黄碱失衡）的解释简单得多。确定过敏（不同的根本原因）可以引发两种疾病同样可以被视为有效的理由，能改变医学领域基于这些症状的诊断方法。当然，确定共同的病理机制（炎症）意义重大，因为它将推动探索出更有效的治疗方法，也能够解释为什么两种不同根本原因的疾病，即感冒和过敏，其症状可以是相同的。

但同样的根本原因也可能导致不同的人出现不同的症状。当先存疾病发作时，尤其如此。流感就是一个很好的例子，感染这种病毒的人通常会出现一系列可预测的体征和症状——发烧、肌肉疼痛、昏昏欲睡等。然而，即使他们都患有同样的疾病，不同的人在不同程度上也会出现不同的症状。而对有先存疾病的患者来说，这种差异可能会放大：一位身体健康的 20 岁年轻人可能周末会难受（疼痛、发烧），然后迅速恢复；先前患有哮喘的孩子可能会出现严重的气道炎症，最终住进医院并戴上呼吸机；一位虚弱的 80 岁老人可能会遭受毁灭性影响，产生器官损伤甚至死亡。这些人的病痛都源于一个根本原因——感染了流感病毒，但这个原因导致了截然不同的后果。

说到这里，你也许能明白为什么确定精神疾病的病因十分重要，以及为什么这个问题一直难以回答。我们这些精神健康领域的工作者正在研究通过症状和对症治疗来定义的综合征。目前，我们正在"用泰诺治疗感染"。我们的目标是了解精神障碍的生理学根源，帮助我们开发有效的治疗方法，最好是在精神障碍出现之前就能对其加以预防。

因果关系证明的是一个事件导致另一事件，关联研究本身根本无法做到这一点。关联研究可以暗示存在因果关系，或至少提供线索，但证明因果关系需要更多证据。有一种能够证明因果关系的研究，被称为随机对照试验。例如，为了证明感冒病毒会导致流鼻涕，研究人员可以选取一组没有生病的人，向其中一半人的鼻腔内喷洒病毒，让这些人接触感冒病毒，另一半人则接触安慰剂（向他们的鼻腔内喷洒清水）。然后，研究人员可以记录在接下来的五天内，每组中出现流鼻涕症状的人数。如果感冒病毒导致流鼻涕，那么接触到感冒病毒的那组人中流鼻涕的概率应该比安慰剂组高得多。事实上，这些研究已经开展过了，感冒病毒会导致流鼻涕也是事实。

确定某种人类的严重疾病或某种危及生命的疾病的病因时面临的一个挑战是随机对照试验有违道德。因此，即使我们确实有一个关于癌症或精神疾病病因的合理理论，通过将人们暴露在这种病因下来验证该理论也是不道德的。在这种情况下，应该怎么办呢？研究人员有时能获得许可，在动物身上做同样的实验。在精神健康领域，此举也可以发挥作用，但鉴于精神障碍的性质，这种做法存在一些局限性。另一种选择是发展一种科学理论，解释身体或大脑从头到尾可能发生的事情，即导致精神疾病的一连串事件，就像我们前面讨论的导致心脏病发作的一连串事件。一旦确定，研究人员就可以研究那些暴露在不同风险因素下的人，并寻找在他们身上发生的这一连串事件的证据。正如你将看到的，所有这些研究早已开展，证据也已经被收集，只是没有人将这些研究和证据结合起来，而本书就是要将这些碎片拼凑起来。

第三章

探寻共同的病理机制

确定精神疾病的病因时，其中一个挑战在于首先要定义什么是精神疾病。字典和参考书在确切措辞上有所不同，但适当的通用版本可能是：精神疾病包括情绪、认知、动机和／或行为的变化或异常，导致生活中出现困扰或问题。不过，讨论的背景很重要。界定精神疾病的一个棘手之处在于，许多症状（甚至大多数）至少在某些情况下被认为是"正常"的。

例如，我们都有情绪，既有愉快的情绪，也有不愉快的情绪。当我们面对挑战或威胁时，我们可能会感到焦虑；当我们经历重大损失，如亲人去世时，我们可能会感到沮丧。即使是偏执狂，在某个时间和地点也会显得合理。你是否曾经看过恐怖电影——真正让你害怕的电影？如果看过，事后你很可能会有些妄想多疑。有些人在看完恐怖电影后，睡觉前会查看自己的衣橱，或者在听到外面的声音时会感到非常害怕，想象这是电影中的场景。所有这些都是正常的。然而，到了某一时刻，强烈不愉快的感觉和状态应该减少，让你能够像以前一样继续生活。因此，重要的是，无论如何，任何精神疾病的定义都要考虑到背景、持续时间和适当性。

举个例子，想一想"羞怯"。人们应该羞怯吗？这正常吗？大多数人会说正常。那么，在什么时候，羞怯会变成一种焦虑症，如社交恐惧症？划定这些界限是精神障碍领域中的一个争议性问题。最引人注目的一种争议与抑郁症有关——特别是在某些情况下，这些症状是否为"正常"现象，并非一种疾病。

《精神障碍诊断与统计手册》是精神病学的"圣经"。该手册定义了所有不同的精神障碍及其诊断标准，并提供了一些相关的信息与统计数据。目前的版本于 2022 年更新，称为《精神障碍诊断与统计手册（第五版，正文修订版）》（DSM-5-TR）。在《精神障碍诊断与统计手册（第四版）》（DSM-IV）中，抑郁症的诊断标准包括一项名为"丧亲例外"的注意事项。[1] 该事项表明，如果某人在丧亲的背景下出现抑郁症症状，临床医生应当暂不将其诊断为抑郁症。专业人士当然可以通过谈话治疗的形式提供帮助，但药物治疗暂且不必要。这种例外情况是有限制的：其中，抑郁症不能持续超过两个月，并且不能产生自杀的念头或精神病症状。然而，《精神障碍诊断与统计手册（第五版）》完全删除了丧亲例外这一注意事项。这将鼓励临床医生做出抑郁症的诊断，即使是在生活压力事件（如丧亲）的背景下出现的抑郁。许多临床医生和研究人员认为，负责编制《精神障碍诊断与统计手册（第五版）》的美国精神病学会在将悲伤等经历归为病态方面走了极端。支持取消例外情况的人引用的研究则表明，即使在悲伤的情况下，抗抑郁药也可以缓解抑郁症的症状。这些支持者认为，不做出抑郁症的诊断，也不为这类患者提供药物治疗，此举残忍且并无必要。[2]

尽管存在这样的争议，有许多情况似乎是明确的。当一个人出现严重的幻觉和妄想，或者每次离家时都会产生强烈的恐惧和焦虑，抑或因重度抑郁症连续几周不能下床，我们大多数人都会认同这已经成了一种精神疾病。他们症状的"异常"或"不适当"的性质或程度、他们痛苦的强度，以及他们的功能障碍，都表明存在应当被诊断为精神障碍的严重问题。

《精神障碍诊断与统计手册》，包括当前和以前的版本，前提都是有明确的标准可以用来区分不同的精神障碍。在某些情况下，这些区别十分明显。精神分裂症与焦虑症相差甚远。痴呆不同于注意缺陷多动障碍。这些区别应帮助指导治疗，预测被诊断患有特定疾病的人接下来会面临什么（预后），并充当临床医生和研究人员更有效沟通的工具，等等。

《精神障碍诊断与统计手册》中的诊断非常重要，这些诊断是临床护理和保险公司报销的依据。鉴于大多数精神疾病的研究一次只关注一种疾病，此类研究项目几乎都需要根据手册中的诊断来获得研究经费。这些诊断对治疗方法的开发和推广也至关重要，因为要想获得美国食品和药物管理局的批准，制药公司必须对特定疾病的特定药物进行大规模临床试验，表明药物效益。即使是心理治疗等干预措施，通常也是在围绕特定诊断的临床试验中进行研究。因此，很多时候，精神健康领域的工作完全围绕着这些诊断标签开展。

然而，精神健康领域一直被如何诊断不同精神障碍的争论所困扰，特别是因为没有客观的验证方式来明确诊断精神障碍（正如我们在上一章讨论的那样）。与此相反，我们使用的是症状和标准的检查清单。我们询问患者和家属的感受、目睹的真实情况，以及他们的经历，开展调查、对比参照并进行探索，然后根据最佳匹配结果做出诊断。

在某些情况下，这些诊断标签作用巨大。还记得患上重度抑郁症的约翰吗？他的诊断有助于为治疗提供参考，而治疗也很有效。约翰的病情好转了——一直在好转。经过一年的康复，约翰能够在停止治疗的情况下保持健康状态。诊断标准帮助约翰的精神科医生诊断出这种疾病，了解不同的治疗方案，选择可能有效的方案，然后在一段规定的时间后停止治疗。不幸的是，对其他人来说，事情并不是那么简单或顺利。

异质性和共病

精神健康领域的一个挑战是，没有两个精神障碍患者是完全相同的，即使诊断出他们患有相同的疾病。这有两个主要原因——异质性和共病。

异质性是指诊断为同一疾病的患者可能出现不同的症状，他们的症状严重程度、疾病对其身体功能的影响程度和病程也可能不同。没有一种诊断需要满足所有标准，相反，只需满足最低标准，例如重度抑郁症的诊断需要至少满足九项标准中的五项。这就造成了很大的差异性。一名重度抑郁症患者可能情绪低落、睡眠过多、注意力不集中、精力不足，而且吃得比平时多得多，导致体重增加。另一名重度抑郁症患者可能无法保证睡眠超过三个小时，食欲缺乏，体重下降20磅，而且情绪低落，精力不足，甚至想过自杀。这些患者的症状差别很大，需要不同的治疗方法。一名患者想过伤害自己，另一名则没有；一名患者无法入睡，吃安眠药可能会有帮助，另一名患者则睡得太多。尽管存在这些显著的差异，两人都可能从抗抑郁药或心理治疗中受益。

艾伦·沙茨伯格博士是著名的抑郁症研究者，也是斯坦福大学精神病学和行为科学教授，他呼吁重新思考重度抑郁症的诊断标准。[3]因为缺乏对这种常见疾病的了解且治疗效果一直不理想，这一领域的从业者感到十分沮丧——正如我前面提到的，患者第一次尝试抗抑郁药后，重度抑郁症症状完全、彻底缓解的可能性只有30%~40%。沙茨伯格指出，确诊重度抑郁症的患者的一些常见症状并没有被包括在核心诊断标准中。例如，焦虑是许多抑郁症患者的常见症状，但它不在《精神障碍诊断与统计手册》的九个症状之列。易怒也不在手册所列症状当中，但40%~50%的抑郁症患者都有易怒的经历。[4]疼痛也很常见，大约50%的重度抑郁症患者存在身体疼痛，而普通人群中这一比例仅为15%。[5] 我们的治疗结果如此之差，是否因为我们忽略了或未能对其他的诊断症状进行治疗？

不仅抑郁症引起了如此多的困惑和争论，所有的精神病学诊断都存在巨大的异质性。有时，这些差异十分显著、令人吃惊。一些确诊强迫症的患者仍然能够正常工作和生活，另一些患者的症状则导致他们完全丧失正常生活的能力。确诊为孤独症谱系障碍的患者，彼此之间可能存在巨大的差异：有些患者是高功能的亿万富翁商人，有些患者则生活在集体之家，无法自理。那么，这些奇特且不同的诊断是否真的是相同疾病？抑或它们只是处于同一病谱，有些人的症状很严重，而有些人只有轻微症状？不幸的是，情况的复杂程度远未止于此。

共病是造成相同诊断的患者之间存在差异的另一重要因素。确诊任意精神障碍的患者中，大约有一半人患有不止一种精神障碍。[6] 我们在上一章中谈到一些共病：还记得对流鼻涕症和咽痛症的讨论吗？虽然有些人只有其中一种症状，但很多人两者都有。精神健康领域也有类似的例子，即抑郁症和焦虑症。大多数确诊重度抑郁症的患者也患有焦虑症，而大多数确诊焦虑症的患者也有重度抑郁症。例如，在一项对9 000多个美国家庭的调查中，68%的重度抑郁症患者在生活中的某个阶段，也满足焦虑症的诊断标准。一些研究发现，50%~66.7%的成人焦虑症患者也符合重度抑郁症的诊断标准。[7] 抗抑郁药通常用于治疗抑郁症和焦虑症，而抗焦虑药也同时用于治疗焦虑症和抑郁症。那么，在诊断经常重叠、治疗方法有时相同的情况下，它们真的是不同的疾病吗？有没有可能它们只是同一种疾病的不同症状？焦虑症和抑郁症会不会像流鼻涕和咽痛一样，存在一个共同的病理机制？

最后，诊断会随着时间的推移而发生改变。症状可能反反复复，演变成差别很大的精神障碍，进一步使治疗和诊断复杂化，并困扰着研究这些精神障碍的性质和原因的相关工作。

让我们来看一个例子。

迈克是一名43岁的男性，患有慢性、致残性精神疾病，但究竟是哪一种呢？迈克还是个孩子时，就被诊断患有注意缺陷多动障碍，并开始服用兴奋剂药物。这些药物在一定程度上起了作用，但学校的日子依然很难熬，他经常被欺负、被戏弄。在这些社会应激源的影响下，迈克很焦虑，并接受了社交焦虑障碍的心理治疗。一些临床医生提出，迈克可能患有阿斯佩格综合征，那时这是孤独症谱系中的一种疾病，但医生没有正式做出诊断。到了青春期，迈克出现了严重的抑郁症症状——考虑到他面临的学业和社会压力，这并不奇怪。他开始服用抗抑郁药，效果不错。然而，几个月后，迈克开始出现躁狂症的症状，并很快被诊断出患有双相障碍。他还出现了幻觉和妄想，医生针对精神病症状和情绪症状对他进行了药物治疗，他曾多次入院。在接下来的一年中，迈克的精神病症状仍在持续，并且治疗没有什么效果，因此诊断更改为分裂情感障碍。同年，迈克开始出现强迫行为，因此被诊断为强迫症。接下来的几年，除了持续的精神症状，他开始吸烟和使用娱乐性药物。最终，迈克对阿片类药物长期成瘾。

那么，迈克到底得了什么病？根据《精神障碍诊断与统计手册（第五版）》，他目前可以诊断为分裂情感障碍、阿片类药物使用障碍、尼古丁使用障碍、强迫症和社交焦虑障碍。但之前，他还患有注意缺陷多动障碍、重度抑郁症、双相障碍，甚至可能还有阿斯佩格综合征。你可能会提出：重度抑郁症是一个错误的诊断，许多双相障碍患者在第一次躁狂发作之前就被诊断为抑郁症，从而可以厘清诊断。对于将诊断从双相障碍改为分裂情感障碍，也可能存在同样的争论。但是，即使你去掉上述可能性中的一两个，迈克确诊的病症清单仍然很长，这些都是不同的疾病——这些病症的病因可能不同，当然，治疗方法也不同。然而，迈克只有一个大脑。我们是否应该认为他特别不幸，患上了五六种不同的疾病？

虽然迈克的故事很极端，但确诊一种以上的疾病是很常见的，症状和诊断的变化也是如此。成瘾问题在精神障碍患者中也很常见。像迈克这样的病例，对我们诊断标签的有效性形成了严重的挑战。如果《精神障碍诊断与统计手册（第五版）》所列疾病真的是独立、不同的疾病，为什么这么多人患有不止一种疾病？为什么它们在患者的一生中会发生变化？一些精神障碍是否会导致其他精神障碍？如果会，哪些精神障碍先出现？究竟发生了什么，促使它们诱发其他障碍？或者有些疾病只是同一潜在问题的不同症状或不同病程的表现形式？是否就像流鼻涕症和咽痛症一样——两种看似不同的疾病，对不同的治疗方法有反应，却有共同的病理机制，即炎症？精神障碍是否存在一个共同的病理机制？即使是看起来彼此差异非常显著的精神障碍也有共同的病理机制吗？

精神分裂症、分裂情感障碍和双相障碍

几十年来，研究人员一直试图厘清个体疾病的生物表现彼此不同的原因。有趣的是，他们还没有找到明确的答案。事实上，正如我即将与你们分享的那样，目前的研究表明，不同疾病之间可能并没有那么大的不同，尽管它们的症状可能相差很大。

我们来看看三种精神病性障碍——精神分裂症、分裂情感障碍和双相障碍。

精神分裂症诊断的主要特征是慢性精神病症状，如幻觉或妄想。双相障碍的诊断针对那些主要有情绪症状的人，即出现躁狂和抑郁发作的患者。然而，双相障碍患者在躁狂发作时，也通常会出现精神病

症状，甚至有时在抑郁发作时也有精神病症状，但这些精神病症状在情绪症状改善后就会消失。分裂情感障碍是一种涉及精神分裂症和双相障碍特征的疾病，包括慢性精神病症状和突出的情绪症状。大多数人明确认为，这些疾病是"真实"存在的。在精神障碍领域中，许多人认为这些疾病与抑郁症和焦虑症等不同，有时将其称为"生物学"疾病。那么，我们对这些疾病了解多少？是什么导致它们彼此不同？

为了研究这个问题，人们已经投入了大量资金。美国国立精神卫生研究所资助了一项名为"双相障碍-精神分裂症中间表型网络"（B-SNIP）的多点研究，这项研究的参与者包括 2 400 多名精神分裂症、分裂情感障碍或双相障碍患者，他们的一级亲属，以及没有患病的人（正常对照组）。研究人员检查了关键的生物和行为指标，还检查了大脑扫描、基因测试、脑电图、血液参数、炎症水平及各种认知测试的表现。他们发现，患这些疾病的人与正常对照组不同，但他们无法将各诊断组彼此区分开。换句话说，这些患者大脑和身体都有异常，但双相障碍患者、分裂情感障碍患者或精神分裂症患者之间根本没有明显差异。如果它们确实是不同的疾病，这怎么可能呢？

当我们将更多信息纳入考量范围，也许这些发现就不那么令人惊讶了。首先，尽管精神分裂症不应该包括突出的情绪症状，但现实是精神分裂症的一个共同特征是一组称为"阴性症状"的症状。这些症状包括面部表情迟钝、言语和思维严重退化、对生活失去兴趣（情感淡漠）、从生活或活动中得不到乐趣（快感缺失）、与他人交往的动力减少、失去动力，以及不注意卫生。你可能会注意到，这些与抑郁症的症状有明显的重叠。有趣的是，《精神障碍诊断与统计手册（第五版）》特别提醒临床医生，不要对精神分裂症患者做出重度抑郁症的诊断，尽管这些"阴性症状"有许多与抑郁症的症状相同。相反，手册鼓励临床医生将其诊断为精神分裂症谱系障碍。其含义是即使这些症状可能重叠，我们也不应该认为它们是相同的。为什么呢？这一建议有科学依据吗？实际上，《精神障碍诊断与统计手册（第五版）》在其导言中承认，我们不知道是什么导致人们患上精神疾病。那么如果人们出现相同的症状，我们又凭什么认为这些症状不是由同一过程引起的呢？

这些疾病的治疗方法也有重叠，重叠之处比你想象的要多。情绪稳定剂，如锂盐、双丙戊酸钠和拉莫三嗪，通常用于治疗双相障碍，并已获得美国食品和药物管理局的批准。然而，医生给大约34%确诊精神分裂症的患者也开具了相同的情绪稳定剂，尽管根据定义，精神分裂症患者不应该有明显的情绪症状。[8]抗抑郁药也常用于治疗双相障碍和精神分裂症。研究表明，几乎所有双相障碍患者在患病期间的某个阶段都会服用抗抑郁药，大约40%的精神分裂症患者也是如此。[9]

还有抗精神病药物，这些药物用于治疗精神分裂症、双相障碍和分裂情感障碍，并可用于治疗上述疾病的所有症状，而不仅是精神病症状。美国食品和药物管理局甚至已批准许多这类药物既作为"抗精神病药物"，又作为用于治疗双相障碍的"情绪稳定剂"。

同时，虽然所有这些都表明双相障碍、分裂情感障碍和精神分裂症之间有相当多的重叠，但双相障碍和精神分裂症的症状也可能大不相同。许多双相障碍患者从未出现过精神病症状，许多人从未住过院，也有许多人在生活中身体功能相当好。同时，几乎所有精神分裂症患者都会经历严重的功能障碍，其中大多数人都被认定为残障。[10]这并不是说没有高功能的精神分裂症患者，也不是说双相障碍不会造成残疾。事实上，一项对146名双相障碍患者进行了近13年的跟踪研究发现，尽管接受了治疗，这些人仍有47%的时间出现症状。[11]如果你几乎一半的时间都在生病，就很难保住一份工作。但是，这些疾病通常的表现有明确的差异。会不会是精神分裂症患者的病情更严重，或者对我们目前的治疗方法反应较差，而双相障碍患者的病情和／或症状可能较轻，对我们的治疗方法反应较好，因此进入恢复期？

开展双相障碍–精神分裂症中间表型网络研究时，美国国立精神卫生研究所的时任代理主任布鲁斯·卡思伯特博士表示："正如发烧或感染可能有许多不同的原因一样，多种引起精神病的疾病过程通过不同的生物病理机制运作，可能引发类似的症状，阻碍了对更佳的治疗方案的探索。"[12] 然而，该研究未能找到标志性的生物标记来区分诊断。卡思伯特没有提到的是，我们知道发烧本身是一种症状，有一个明确的生物病理机制——炎症，而炎症会触发下丘脑让体温升高。然而，有许多情况可以引起炎症，如感染或过敏反应。即使感染源（细菌或病毒）不同，不同的感染经过共同的病理机制，也可能出现相同的症状。

双相障碍、分裂情感障碍和精神分裂症的症状也都存在一个共同的病理机制，这似乎非常合理。

症状重叠

现在我认为，双相障碍、精神分裂症和分裂情感障碍可能是同一种疾病，它们处于同一个症状谱系，只是对现有治疗的反应不同。在本章前面部分，我提出重度抑郁症和焦虑症可能有类似的联系，并存在共同的病理机制。对该领域的许多人来说，这两个论断都不难理解，也不难相信。几十年来，精神健康专业人士一直在为厘清个中区别而努力，他们都非常清楚这些疾病及其治疗方法的重叠之处。

然而，重叠并不止于此。

　　各种精神疾病之间的症状都有重叠，并且重叠并不仅限于你认为的那些相关症状。正如我提到的，许多不同的疾病，包括精神障碍和医学疾病，都可能导致精神病症状。事实上，大约 10% 确诊重度抑郁症的患者会出现精神病症状。[13]焦虑症状在多种疾病当中也很常见。在普通人群中，焦虑症的总体患病率是相当高的——每年都有大约 19% 的人会经历焦虑。从终生患病率来看，这一数字将上升至 33%，这意味着 1/3 的人在一生中的某个时刻会被诊断出患焦虑症。[14]抑郁症、双相障碍、精神分裂症和分裂精神障碍患者的患病率要高得多，大约是前者的两倍。有时，我们只是简单地将这些症状合理化："如果你患有精神分裂症，难道不会很焦虑吗？"尽管这听起来很有道理，也很直观，但事情并没有那么简单。精神分裂症和焦虑症之间存在很强的双向关联。换句话说，首先表现出焦虑症的人，其发展为精神分裂症或分裂情感障碍的风险会增加 8 到 13 倍不等。[15]但为什么会这样呢？

　　2005 年，罗纳德·凯斯勒博士及其同事报告了《美国国家共病调查》的结果。这是一项家庭调查，包括对美国各地 9 000 多名具有代表性的人进行的诊断性访谈。[16]整体来看，过去的 12 个月中，26% 的受访者可被诊断为精神障碍——这代表着 1/4 的美国人！在这些障碍中，22% 为严重障碍，37% 为中度障碍，40% 为轻度障碍。其中焦虑症最常见，其次是情绪障碍，接下来是冲动控制障碍，包括注意缺陷多动障碍等。值得注意的是，55% 的人只确诊了一种疾病，22% 的人确诊了两种疾病，其余的人患有三种（或以上）的精神疾病。这意味着几乎一半的人患有一种以上的精神障碍。

　　当我们谈论焦虑症时，诊断的重叠更容易被忽视，这也许是因为焦虑是我们都经历过的一种精神状态。我们来看看孤独症谱系障碍。大多数人并不认为孤独症是一种纯粹的"精神"疾病，而更像是一种生命早期开始的发育或神经障碍。然而，70% 的孤独症患者至少有一种其他精神障碍，近 50% 的患者有两种（或以上）的精神障碍。[17] 有趣的是，在孤独症谱系障碍的诊断标准中，包含许多强迫症的症状。

长期来看，孤独症患者身上会发生什么情况？他们患上其他精神障碍的风险会更高吗？答案往往是肯定的。孤独症的一个突出特点是社交技能障碍，因此，如果互动引起焦虑，那么就有理由将其诊断为社交焦虑障碍。在这种情况下，许多人会认为孤独症谱系障碍是首先出现的，而社交焦虑是孤独症的一个可以理解的后果。然而，现有充分证据表明，孤独症本身会使人更容易患上其他类型的精神障碍。[18] 这包括情绪障碍、精神障碍、行为障碍、饮食障碍和物质使用障碍。怎么会这样呢？难道仅仅是因为孤独症会让人产生压力吗？我们知道，压力会使人承受患各种精神障碍的风险，而身患孤独症无疑就是一种压力。但正如你将看到的，个中缘由要比这复杂得多。

这种现象也不仅限于焦虑症或孤独症谱系障碍。就饮食障碍而言，神经性贪食症患者约占总人口的 1%，神经性厌食症患者约占 0.6%，暴食症（该类别中最新的障碍）约占 3%。[19] 许多人认为这些属于社会性障碍，而不是生物性大脑障碍。然而，总体而言，56% 的厌食症患者、79% 的暴食症患者和 95% 的贪食症患者都至少患有一种其他精神障碍。[20] 那么问题又来了，是哪种障碍先出现？是饮食失调导致其他精神障碍，还是其他精神障碍导致饮食失调？两者都有可能：饮食障碍和其他精神障碍之间存在双向关系。你可能会问是哪些其他障碍？答案是，所有上述障碍。成瘾的情况也是如此。同样，这也是一种双向关系。患有物质使用障碍的人患精神障碍的风险更高，而患有精神障碍的人使用和滥用成瘾物质的风险也更高。这是为什么呢？

我还可以继续逐项列举，但我不会这样做，因为 2019 年的一项重要研究早已阐明更广泛的全局形势。在这项研究中，研究人员使用丹麦的健康登记册来分析 17 年来近 600 万人的精神疾病诊断。[21] 他们发现，精神障碍患者日后罹患另一种精神障碍的概率大幅增加。所有事情都存在很强的双向关系！即使是大多数人认为完全不相关的疾病——精神分裂症和饮食障碍、智力障碍和精神分裂症，也都存在这种关系。你可以随意组合、搭配。这项研究中的比值比① 在 2 和 30 之间。也就是说，如果你确诊了任何一种精神障碍，那么日后患另一种精神障碍的可能性会增加 2~30 倍。哪种精神障碍呢？任何一种！虽然有些非常高的比值比是不同精神障碍之间的症状重叠造成的，但问题是所有精神障碍在所有方向上的比值比均很高。

此外，这种双向关系也适用于精神障碍和所谓的"器质性"精神障碍。器质性精神障碍是指精神障碍的症状被认为是由疾病或药物引起的。我们前面简单地讨论过这个问题，例如，如果一名癌症患者食欲缺乏并伴有抑郁，他们往往不会被诊断为重度抑郁症。假设是，这些症状是由癌症引起的，而不是真正的"精神"障碍。然而，这项研究的证据现在表明，如果人们出现归因于医疗问题的"精神"症状，那么他们在未来更有可能发展成精神障碍，反之亦然。这一发现无疑提出了这样一个问题：将"器质性"精神障碍与其他疾病区分开来，是否真的有意义？

总而言之，这项研究提出了几个重要问题。存在双向关系，特别是那些两个方向联系都特别强的双向关系，表明确实存在共同的病理机制。虽然症状可能不同，但也许疾病远比我们长期以来想象的相似性更强。

---

① 比值比（odds ratio）是病例对照研究中的常用指标，比值比大于 1，表示一因素是疾病的危险因素。——编者注

丹麦的研究并不是第一项表明所有精神障碍可能有一个共同的病理机制的学术研究。2012 年，本杰明·莱希博士及其同事研究了 3 万人中 11 种不同精神障碍的症状和预后。[22] 他们研究了内化型和外化型障碍：内化型障碍是指痛苦向内发展的障碍，如抑郁症和焦虑症；外化型障碍是指痛苦向外发展的障碍，如物质使用障碍和反社会行为。他们发现这些不同的精神障碍存在巨大的重叠，并提出了一种"一般因素"诱发所有这些障碍的可能性。

2018 年，阿夫沙洛姆·卡斯皮和特里·墨菲特两位医生进一步推进了上述研究，在一篇名为"一即是全，全即是一：一维视角看精神障碍"的评论文章中论述了所有的精神障碍。[23] 他们回顾了大量研究，包括流行病学研究、脑成像研究，以及对基因和儿童创伤等已知精神障碍风险因素的研究。这些数据十分详尽，涵盖了不同年龄段，包括儿童、青少年和成年人，以及来自世界许多不同地区的人。在研究了这些数据后，他们发现所有精神障碍之间存在强烈的关联。研究精神障碍的风险因素时，他们发现并非一种风险因素只会导致某一特定的障碍，相反，每种风险因素都会诱发多种障碍。例如，他们考察的一项研究关注的是精神障碍的基因。[24] 该研究评估了 300 多万名兄弟姐妹，希望能找出哪些基因可能会导致抑郁症、焦虑症、注意缺陷多动障碍、酒精中毒、药物滥用、精神分裂症和分裂情感障碍。鉴于这些都是不同的疾病，有人会认为与它们相关的基因各不相同，然而研究人员发现大多数基因变异会导致出现一系列疾病的风险因素。没有任何基因是只与一种疾病相关的。即使是童年虐待，也会带来患大多数精神障碍的风险，包括创伤后应激障碍、抑郁症、焦虑症、物质使用障碍、饮食障碍、双相障碍和精神分裂症。

考虑到所有精神障碍及其所有风险因素之间的相关性存在无穷无尽的重叠，卡斯皮和墨菲特使用了一个复杂的数学模型来分析相关性，希望厘清个中关系。这个模型给出了一个令人震惊的结论，模型表明似乎所有精神疾病都有一个共同的病理机制。卡斯皮和墨菲特称其为 p 因素（p-factor），其中的 p 代表一般的精神病理学。他们认为，这个因素似乎可以预测一个人患上精神障碍、患上多种精神障碍和患上慢性精神障碍的可能性，它甚至可以预测症状的严重程度。这个 p 因素常见于数百种不同的精神症状和每一种精神疾病当中。后续的研究对不同人群、利用不同方法证实了这个 p 因素的存在。[25] 然而，这项研究的目的并非告诉我们 p 因素是什么，它只是表明 p 因素的存在——有一个未知的变量在所有精神障碍中起作用。

我们的工作就是弄清这个变量可能是什么。

第四章

一切是否都有关联？

如果我告诉你，我们正在探索的这种共同的病理机制可能不仅局限于精神健康障碍中呢？

正如我们所看到的，医学领域目前将精神障碍与其他医学疾病区分开，它们被看作彼此之间几乎没有任何关系的独立类别。

但是，许多医学疾病通常与精神障碍同时出现，反之亦然。是的，我们又开始讨论双向关系了：不仅精神障碍彼此之间存在显著的双向关系，许多代谢和神经系统疾病也与精神障碍有显著的双向关系。这些关系提供了关于共同的病理机制性质的重要线索，将帮助我们解决有关精神疾病的难题。

为了探讨这些关系，我将重点讨论三种代谢紊乱（肥胖、糖尿病、心血管疾病）和两种神经系统疾病（阿尔茨海默病和癫痫）。这五种疾病通常都伴随着精神症状，如抑郁、焦虑、失眠甚至精神病。反过来说，精神障碍患者患这五种疾病的风险也要高得多。显然，并不是这五种疾病的患者都有精神疾病，也不是所有精神疾病的患者都会患上这五种疾病。

当这些医学疾病的患者确实出现了精神疾病的症状时，这些症状有时会被当作对疑难疾病的正常反应而被忽视。心力衰竭患者经常会出现抑郁，鉴于心力衰竭的严重性，这是可以理解的。这些疾病的患者如果出现精神症状，是否会被诊断为精神障碍取决于临床医生，他们可以酌情将这些精神症状归咎于上述"器质性"疾病。但最终，无论病因怎样不同，这些症状都是一样的。抑郁是一样的，焦虑是一样的，妄想是一样的，治疗方法也是一样的：抗抑郁药、抗焦虑药和抗精神病药都常用于治疗这些"器质性"疾病。

更深入地观察这些疾病将阐明代谢、代谢紊乱和脑病之间的联系，无论它们是精神还是神经系统疾病。这些联系将帮助我们把拼图的最后一块拼凑起来。

糖尿病、肥胖和心血管疾病

让我们先来看看三种代谢紊乱：糖尿病、肥胖和心血管病。术语"代谢紊乱"实际上包括多种疾病，通常指的是与代谢综合征有关的病症。当人们出现包括但不限于以下三种情况时，就会确诊这种综合征：血压升高、血糖高、腰部脂肪过多、甘油三酯高、高密度脂蛋白（HDL，或"有益胆固醇"）低。患有代谢综合征的人患 2 型糖尿病、心脏病和脑卒中的风险更高。

糖尿病

糖尿病和精神疾病之间的联系一个多世纪前就已经为人所知。1879 年，亨利·莫兹利爵士写道："糖尿病是一种经常在精神错乱盛行的家庭中出现的疾病。"许多精神障碍都伴随着较高的糖尿病患病率，精神分裂症患者患糖尿病的可能性是其他人的 3 倍[1]，抑郁症患者患糖尿病的可能性要高出 60%。[2]

那么反过来呢？糖尿病患者会更容易出现精神障碍吗？是的。大部分研究都集中在抑郁症和糖尿病方面。糖尿病患者患重度抑郁症的可能性是其他人的两三倍。此外，若是糖尿病患者患上抑郁症，其抑郁症持续的时间比非糖尿病患者长 4 倍。大约 1/4 的糖尿病患者出现了临床意义上的明显抑郁。[3] 更重要的是，抑郁症似乎会影响血糖水平——患有抑郁症的糖尿病患者的血糖读数往往比没患抑郁症的患者高。然而，这不仅限于抑郁症。一项针对 130 万青少年的研究调查了随后 10 年的精神疾病患病率。患有糖尿病的青少年患上情绪障碍、企图自杀、看心理医生或患上其他精神障碍的可能性更大。[4]

肥胖

我们知道，精神障碍患者超重或肥胖的可能性更高。一项研究对确诊精神分裂症和双相障碍的患者进行了 20 年的跟踪调查。这些患者第一次确诊时，大多数人并不肥胖。20 年后，62% 的精神分裂症患者和 50% 的双相障碍患者出现肥胖。[5] 这项研究在纽约州开展，当时纽约州所有成年人的肥胖率为 27%。患有孤独症的儿童，肥胖的可能性要高出 40%。[6] 对 120 项研究进行的荟萃分析发现，严重精神疾病患者比非精神疾病患者肥胖的可能性高出 3 倍。[7]

许多人认为是我们的治疗方法导致了肥胖。虽然抗精神病药物的确与体重增加有关——这事实上是抗抑郁药和抗精神病药的常见副作用，但仅仅是治疗方法并不能提供完整的解释。例如，一项研究观察了接受过或未接受过药物治疗的注意缺陷多动障碍患者，然后评估了他们随后几年与非注意缺陷多动障碍患者相比的肥胖率。研究发现，无论是否接受过治疗，所有注意缺陷多动障碍患者都更有可能患上肥胖。尽管注意缺陷多动障碍的主要治疗方法通常是服用兴奋剂，而这通常会抑制食欲，但接受这些药物治疗的患者仍然比非注意缺陷多动障碍患者更容易患上肥胖。那些没有服用兴奋剂的患者，肥胖的可能性甚至更高。[8]

肥胖患者呢？他们是否更容易患上精神障碍？答案也是肯定的。肥胖患者患抑郁症或焦虑症的可能性要比其他人高 25%，患双相障碍的可能性也要高 50%。一项研究发现，青春期前后体重增加，24 岁时患抑郁症的风险会增加 4 倍。[9] 研究发现，肥胖会以某种方式影响大脑功能，而这种方式也会导致精神障碍。例如，肥胖患者大脑各区域之间的连接发生了变化，大脑中名为下丘脑的区域也发生了改变[10]，这在精神障碍患者中很常见。

心血管疾病

心血管疾病，尤其是心脏病和脑卒中，与精神障碍也存在双向关系。再看抑郁症，我们发现，20% 的心脏病患者、33% 的充血性心力衰竭患者和 31% 的脑卒中患者在病发后一年内都经历过重度抑郁症。[11] 这比美国总人口的患病率高 3 ~ 5 倍。

从表面上看，这似乎很容易理解。在经历了心脏病发作或脑卒中这样的创伤性事件后，大多数人都会感到担忧或抑郁。然而，我们发现了另一种双向关系，表明这不仅是一种心理反应。

我们知道抑郁症会影响心脏。对从未患过心脏病的人来说，经历重度抑郁症会导致未来患心脏病的风险增加 50% ~ 100%。[12] 对心脏病发作过的人来说，抑郁会使他们下一年再次发作的概率增加一倍。

这种情况也不仅限于抑郁症。精神分裂症和双相障碍患者出现早发性心血管疾病的可能性比其他人高 53%。[13] 即使在控制了肥胖和糖尿病等风险因素之后，情况也是如此。一项对近 100 万退伍军人进行的长达 13 年的研究发现，创伤后应激障碍患者发生短暂性脑缺血（脑卒中的暂时症状）的可能性是其他人的两倍，脑卒中的可能性也高出 62%。[14]

我们早就知道，患有精神分裂症、双相障碍和重度慢性抑郁症等严重精神障碍的人，其寿命将短于预期寿命。平均而言，这些患者的寿命比正常人的寿命短 13 ~ 30 年。[15] 最近，一项对丹麦 700 多万人的人口数据库进行的相关研究揭露出了更令人担忧的情况。[16] 导致寿命缩短的不仅是"严重"的精神障碍。所有的精神障碍——即使是焦虑症或注意缺陷多动障碍等轻微或常见的障碍，都伴随着寿命缩短。平均而言，患有精神障碍的男性寿命会缩短 10 年，女性寿命会缩短7 年。

这些患者早亡的原因是什么？大多数人认为是自杀造成的，但事实并非如此。虽然精神病患者的自杀率肯定更高，但这一群体早亡的主要原因是心脏病发作、脑卒中和糖尿病，即代谢紊乱。我们在上文中提到，精神障碍患者患这些疾病的概率高得多。

甚至在他们去世之前，慢性精神障碍患者似乎正在经历过早衰老，我们可以通过衰老过程中的各种指标看到这一点。其中一个指标是端粒的长度，端粒是染色体末端像帽子一样的特殊结构，它们往往随着人们的年龄增长而变短。研究发现肥胖、癌症、心血管疾病和糖尿病等与衰老有关的疾病患者的端粒缩短了。研究还发现，抑郁症、双相障碍、创伤后应激障碍和物质使用障碍患者的端粒更短。[17]

阿尔茨海默病和癫痫

尽管神经系统疾病和精神障碍都会影响大脑且通常包括"精神"症状，但两者有一个区别：神经系统疾病至少有一项客观的测试或病理结果，可用于诊断该疾病。这些测试或结果可能是大脑扫描或脑电图的异常，也可能是脑组织或大脑周围液体的具体病理结果。正如我在前文中与大家分享的那样，没有可用于诊断精神障碍的客观测试。

阿尔茨海默病

阿尔茨海默病是最常见的痴呆症，这是一组神经系统疾病，随着时间的推移会损害大脑功能。痴呆症的常见症状包括记忆障碍、性格改变和判断力下降。阿尔茨海默病的标志性发现是大脑中的斑块和缠结。随着年龄增长，人们患阿尔茨海默病的风险成倍增加，65 岁之后每五年翻一番，到 85 岁时，大约 33% 的人将患上阿尔茨海默病。[18]有几种早发性阿尔茨海默病可能是由罕见的基因突变或唐氏综合征引起的。然而，对其他类型的阿尔茨海默病来说，病因目前尚不清楚。除了年龄，一些已知的风险因素包括阿尔茨海默病的家族史、头部创伤，还有代谢紊乱。

中年肥胖、糖尿病和心脏病都会增加患阿尔茨海默病的风险。代谢紊乱的风险因素，如吸烟、高血压、高胆固醇和缺乏锻炼等，也会增加患病风险。有趣的是，其中一个基因风险因素涉及一种名为"载脂蛋白 E4"（APOE4）的基因变体——该基因负责编码一种与脂肪和胆固醇代谢有关的酶。

通常被视作"精神"相关的事物也是风险因素。早年患抑郁症的人患阿尔茨海默病的概率会增加一倍。[19]精神分裂症也极大地增加了这种可能性。一项针对 800 多万人的研究发现，如果精神分裂症患者活到 66 岁这个相对年轻的年龄，他们患阿尔茨海默病的可能性是非精神分裂症患者的 20 倍。[20]还记得针对丹麦人口的大型研究吗？该项研究发现，所有不同的精神障碍之间存在双向关系。阿尔茨海默病被列入器质性精神障碍的范畴，这个标签用于划分因疾病导致的精神症状，如谵妄和其他类型的痴呆症。在该研究中，每种精神障碍都会增加患器质性精神障碍的风险——从 50% 到 20 倍不等。遗憾的是，人们并没有将阿尔茨海默病与其他器质性精神疾病区分开，但最常见的两种器质性精神疾病是谵妄和阿尔茨海默病。

阿尔茨海默病的最初体征通常是健忘和"精神"症状，如抑郁、焦虑或人格改变。一旦确诊阿尔茨海默病，几乎所有患者都会出现精神症状——一项研究显示 97% 的患者会出现精神症状[21]，这些症状包括：焦虑、抑郁、人格改变、烦躁、失眠、不合群，凡你能想到的症状几乎都会出现。大约 50% 的阿尔茨海默病患者会出现幻觉和妄想等精神症状。[22]

因此，一旦确诊阿尔茨海默病，基本上每种精神症状都可能出现。如果是这样，到底是什么导致了这些症状？和那些在生命早期出现精神症状和障碍的患者是同一种病因吗？有一点是肯定的：这种相同症状的重叠意味着如果不研究阿尔茨海默病，我们就无法真正解决精神疾病病因的问题。

癫痫

癫痫是一种相对罕见的脑部疾病，与精神疾病之间也存在双向关系。癫痫可能在任何年龄发病，但最常发生在儿童时期。大约每 150 名儿童中就有 1 人发病。有时，病因是明显的大脑异常，如脑卒中、脑损伤、肿瘤或罕见的基因突变。然而，对大多数人来说，癫痫的病因尚不清楚。

癫痫患者常常出现精神症状，有时这些症状会导致精神障碍。在其他情况下，这些症状被视为癫痫发作本身所致。毫无疑问，癫痫发作会导致异常情绪、感觉或行为。然而，癫痫患者即使没有病发，出现精神症状的可能性也更大。

20%～40% 的癫痫患儿还患有智力障碍、注意缺陷多动症或孤独症。[23] 焦虑症在癫痫患者中也很常见，患病率比普通人群高 3～6 倍。[24] 一项研究发现，55% 的癫痫患者患有抑郁症，1/3 的癫痫患者称至少有过一次自杀企图。[25] 有趣的是，自杀企图往往出现在癫痫确诊之前。[26] 其他研究发现，癫痫患者患上双相障碍的概率增加了 6 倍，患上精神分裂症的概率增加了 9 倍。[27] 这些数据清楚地表明，所有的精神疾病在癫痫患者中都非常普遍。

那么反过来呢？事实上，一般而言，精神障碍患者患有癫痫或经历癫痫发作的可能性更高。6%～27%的孤独症患儿会患上癫痫。[28]16%的注意缺陷多动障碍患儿的脑电图都显示出癫痫的迹象。[29]此外，癫痫患儿诊断出注意缺陷多动障碍的可能性也是其他人的2.5倍。[30]重度抑郁症会导致日后无故癫痫发作的概率增加6倍。[31]

癫痫为我们提供了一条通往共同的病理机制的重要线索，进一步将代谢、精神和神经系统疾病联系起来：不仅癫痫和精神疾病之间存在关系，癫痫和代谢紊乱之间也存在关系。

我们早就知道，低血糖症可能引起癫痫发作。这在1型和2型糖尿病患者中都很常见。糖尿病患者的低血糖可能是用药过量或饮食不足造成的。然而，糖尿病患者是否更容易出现与严重低血糖症无关的癫痫发作？答案是肯定的。患有1型糖尿病的儿童患癫痫的可能性是其他人的3倍[32]，如果6岁之前就确诊了糖尿病，则患癫痫的可能性是其他人的6倍。[33]研究发现，65岁及以上患有2型糖尿病的成年人患癫痫的概率比其他人高50%。[34]

肥胖的情况如何？你可能认为体重与癫痫无关，但一项大型研究显示，体重严重不足或超重的人患癫痫的可能性比体重正常的人高60%～70%。[35]超重和体重过轻都是危险因素，这一点可能令人惊讶，但正如我即将解释的那样，这两个极端都会对代谢造成压力。此外，怀孕期间肥胖的女性更有可能生下日后患癫痫的孩子，而且随着母亲孕期体重的增加，孩子患癫痫的概率也会增加。身体质量指数（BMI）大于40的女性，其子女患癫痫的风险高于正常值82%——这几乎是普通人群的两倍。[36]

代谢紊乱和缺乏动力

因此，此时我们面临一个奇怪的事实，各种精神障碍之间存在双向关系，而且与那些看似迥异的疾病间也有双向关系。回顾一下，双向关系表明可能存在一个共同的病理机制——导致或促成所有这些障碍和疾病的共同之处。这可能吗？

许多人认为，自己已经了解其中一些联系的原因，尤其是代谢紊乱和精神障碍之间的联系。我们已经讨论过精神障碍带来的耻辱感，但谈及代谢紊乱，人们往往会轻易下结论，他们认为那些肥胖、糖尿病或心脏病患者只是没有好好照顾自己，他们过度饮食、吸烟和/或锻炼不足。总的来说，许多人认为这些疾病是个人疏忽引起的，认为这是患者自己的错。同样，在许多人看来，精神障碍导致患者不能很好地照顾自己。例如，抑郁症导致患者丧失精力和动力。每当如此，他们就整天坐着、看电视、吃东西，也不运动，于是他们的体重增加了。大家都知道，"压力"会引发不健康的习惯。从定义上看，几乎可以判断精神障碍患者的压力比大多数人更大，或者至少他们感觉如此。有这些压力症状的患者不注意饮食，还缺乏运动，难怪精神障碍患者的代谢紊乱患病率更高。在许多人看来，真正的病因很简单，就是意志力和自律的问题。

然而，我们还面临一个难题：过去50年来，所有这些疾病的患病率一直在飙升。肥胖、糖尿病、心血管疾病和精神障碍都是如此。这是为什么呢？当今社会，懒惰或自毁健康的行为是否很普遍？人们不再自律了吗？他们都不关心自己的健康吗？如果你对这些问题的回答是肯定的——很多人都会这样回答，那么还有一个问题：为什么？是什么造成了这种"懒惰流行病"？

正如我们在第一章中提到的，有些人可能认为这是社会造成的：

万事万物的快节奏，以及这种快节奏提出的要求；现代生活的压力；源源不断的邮件需要处理；社交媒体上的帖子堆积如山，争相吸引我们的注意力；人们还总是忍不住拿起手机，观看、搜索、滑动或查看。有些人可能认为是食品供应导致的，即罪魁祸首是人工添加剂和加工食品。

事实证明，这些可能是促成因素，但它们是真正的病因吗？我们是如何从上述某一个"病因"发展到懒惰、冷漠和倦怠，进而暴饮暴食和不运动，然后患上精神障碍或代谢紊乱的？这一切在身体和大脑中究竟是如何运作的？为何并不是每个受到这些因素影响的人最后都患上糖尿病和抑郁症呢？神经系统疾病被公认为生理上的脑部疾病，而上述障碍与神经系统疾病之间的联系在所有这些现代生活和不良健康习惯中又是如何体现的？虽然大多数人认为，这些精神障碍和代谢紊乱的关系很容易理解，但是，一旦深入人类生理学的细节，事情就变得非常模糊了。

当医生建议患者改变健康行为，让患者少吃或多运动时，他们经常得到类似的回答："这太难了"或者"我没有那么多的精力"。这些回答几乎总是会引起强烈的不满，被视为懒惰的借口，抑或对问题不够重视或缺乏自律的表现。但是，像"这太难了"和"我没有那么多的精力"这样的回答，有没有可能并非借口，而是给我们提供重要信息的线索？惰性和缺乏动力会不会是代谢紊乱的症状？有没有可能这些患者真的没有足够的精力？

事实证明，这不仅是"有可能"，有大量的证据表明事实确实如此。代谢包括细胞内能量的产生。正如你将在接下来的章节中看到的，研究发现，代谢紊乱或精神疾病患者在细胞内能量产生方面存在缺陷。患者说的是实话，他们真的没有足够的精力。

这不是动力问题，这是一个代谢问题。

我们一直在忽略这个显而易见的事实。

――――――――

让我们快速回顾一下。

○　我描述了精神健康研究领域的现状，以及为什么我们当前的路走不通。

○　我探讨了精神障碍之间的重叠和共性的证据，以及我们当前的疾病区分方法的局限性。我们已经看到，确诊每种精神障碍都会导致另外一种精神障碍出现的概率大增。这些双向关系表明所有的精神障碍存在一个共同的病理机制。

○　我还探讨了精神障碍与至少三种代谢紊乱（肥胖、糖尿病、心血管疾病）和至少两种神经系统疾病（阿尔茨海默病和癫痫）之间存在双向关系的证据。这就提出了一种可能性，即不仅是精神障碍，而是所有这些疾病都存在共同的病理机制。

这似乎已经无法辩解。你可能会大喊："但这些都是不同的疾病啊！"精神分裂症与饮食障碍或轻度焦虑症根本不是一回事。心血管疾病、双相障碍、癫痫、糖尿病和抑郁症全都不一样，它们的症状不同，影响身体的不同部位，在不同的年龄段出现。其中一些疾病，如脑卒中，会迅速致死。其他的疾病，比如只持续几个月的轻度抑郁症，可能在没有任何干预的情况下出现又消失。

很难想象所有这些疾病都有一个共同的病理机制，如果真有，它将必须参与身体运作的许多不同方面，还需要将我们已知的、关于这些不同疾病的一切联系起来，包括疾病的风险因素和症状，有效的治疗方法等。对任何生理过程或功能来说，它都扮演着极其重要的角色。

正如你将在第二部分看到的，代谢能扛起这一角色。

是的，我们已经找到共同的线索，这个支撑因素让我们能够回答关于病因和治疗、症状和重叠的复杂问题。

精神障碍——所有的精神障碍，都是大脑的代谢紊乱。

大脑能量：

精神障碍是大脑的代谢紊乱

第五章
精神障碍即代谢紊乱

物理学家阿尔伯特·爱因斯坦和利奥波德·因费尔德1938年提出的以下言论至关重要：

> 创造新理论并不像是摧毁旧谷仓后在原地建一座摩天大楼，而是像攀登一座山，（让研究者）拥有了新的、更广阔的视野，发现我们的起点与它四周繁杂的环境之间存在意料之外的联系。但是我们的出发点仍在那里，而且可以看到，尽管它看起来比较小，只是我们在冒险攀登过程中克服障碍后所获的广阔视野中的一小部分。[1]

任何新理论要想被认真对待，就必须把我们已知的真实情况纳入其中。新理论不能只是取代已知的事实，它必须把我们现有的知识和经验结合起来，形成更广泛的理解——这将拓宽我们的视野，提供新的见解。

在爱因斯坦和因费尔德口中的山脚下，心理健康专家的营地各式各样。有些人认为，精神疾病是生物学性质的，起因是化学失衡，他们开出药物，并看到药物起效。其他专家则侧重疾病背后的心理和社会问题，他们通过心理治疗和社会干预来帮助患者，也看到了这些治疗的效果。他们很肯定，至少有些精神障碍涉及心理和社会问题，在无须服用任何药物的情况下纠正这些问题就能治愈，至少对一些患者来说是如此。实际上，所有这些观点都是正确的。从我们的新理论——

大脑能量理论的角度来看，我们可以清楚地发现这一点，以及为何如此。大脑能量理论基于"精神障碍是大脑的代谢紊乱"这一总体概念。

在医学界，新理论能帮助我们更好地理解目前无法解释的治疗方法与疾病之间的联系，更好地预测未来的研究结果，也能帮助我们开发更有效的治疗方法，以应对未来的疾病。对精神障碍而言，大脑能量理论能够实现上述一切内容，并且其影响也能惠及精神健康以外的领域。大脑能量理论将大多数人认为不相关的医学学科——精神病学、神经病学、心脏病学和内分泌学——联系在一起。这一理论还能串联其他学科，所有这些学科在山脚下也都设有自己的营地。有时各学科相互合作，从业者看到了学科之间的联系，但很多时候，学科之间并未开展合作，从业者也没有看到其中的关联。患者可能会去找心脏病专家看病，开治疗心脏病的药；找内分泌医生，开治疗糖尿病的药；或是找精神科医生，开治疗双相障碍的药，而这些医生彼此从不交流。我希望大脑能量理论能改变这一现状，促进跨学科合作，推动开展更有效、更全面的治疗。鉴于我们已经看到这些疾病之间的关联，这种交流与合作似乎非常合理。我们也许很快就能实现用一项综合治疗方案来治疗或预防所有这些疾病。

为了证明大脑能量理论，或至少为其提供有力支持，接下来的章节将阐明：

○ 总有精神障碍患者出现代谢异常，即便是那些尚未患肥胖、糖尿病或心血管疾病等已知代谢紊乱的患者也存在代谢异常。

○ 精神障碍和代谢紊乱的所有风险因素基本都是一样的。这些因素包括生物、心理和社会因素，从饮食和运动、吸烟、药物和酒精使用、睡眠……到激素、炎症、基因、表观遗传和肠道微生物组。此类因素还包括人际关系、爱情、生活的意义和目的，以及压力

水平。你可以单独考虑这些因素中的任何一个，然后就会发现每
种因素都会加剧代谢紊乱和精神障碍的风险。

○ 这些风险因素中的每一个都与代谢直接相关。

○ 精神障碍的所有症状都与代谢直接相关，或者更具体地说，与线
粒体直接相关，线粒体是代谢的主要调节因子。

○ 目前精神健康领域的所有治疗方法，包括生物、心理和社会干预，
都可能通过影响代谢来发挥作用。

在探索这些证据的过程中，我们不仅可以清楚地看到精神障碍确
实是大脑的代谢紊乱，还可以清楚地了解这一点为何重要，以及它对
治疗的重要意义。

代谢连锁反应

这么多不同的精神障碍都源于代谢问题，这听起来可能有些牵强。
有趣的是，虽然当前医学领域将肥胖、糖尿病和心血管疾病统一归为
代谢紊乱，但情况并非总是如此。毕竟这些疾病症状迥异，需要不同
的药物和不同的治疗方法。针对这些不同的疾病，仍存在不同的专业
学科——肥胖医学（针对肥胖）、内分泌学（针对糖尿病）、心脏病学
（针对心脏病）和神经病学（针对脑卒中）。然而，这些疾病都会影响
整个身体，确诊其中一种疾病的患者患另一种疾病的风险更高。并非
每个肥胖患者都有心脏病或糖尿病，并非所有糖尿病患者都肥胖，并
非所有脑卒中患者都有糖尿病。然而，虽然不同患者的体征和症状各
异，但这些体征和症状都是相互关联的。

代谢紊乱对身体的影响并不仅限于增加肥胖、糖尿病、心脏病
和脑卒中等代谢紊乱的风险。正如我们前面讨论的，这些人患阿尔茨

海默病、癫痫和精神障碍的概率也在增加。但代谢紊乱患者也更容易罹患其他无数通常不被视为代谢紊乱的疾病。这些疾病包括肝脏问题、肾脏问题、神经问题、大脑问题、激素问题、关节问题、肠胃问题及自身免疫问题，甚至癌症。

大多数人认为代谢紊乱是简单的问题，解决办法也简单。他们自认为了解这些疾病的"根本原因"，比如过度饮食、锻炼不足和 / 或吸烟等。只要人们不暴饮暴食，不缺乏锻炼，也不吸烟，那么从代谢的角度来看，他们就会非常健康。看到了吗？就是这么简单。

但是谈及代谢，就没有简单一说。

让我们来看一个例子。马克 45 岁，看起来健康、瘦弱、硬朗。他患上了多发性硬化症，这是一种自身免疫性疾病。为了治疗他的多发性硬化症，医生给他开了一种名为"泼尼松"的药物，属于皮质类固醇。几周内，他开始浮肿，体重也增加了。不到一个月，他出现了糖尿病前期的症状，医生给他开了一种治疗糖尿病的药物。不幸的是，体重增加和高血糖都是泼尼松的已知副作用。

接下来的 6 个月，马克的体重增加了 40 磅。体重的变化并不是凭空出现的。他的行为——确切地说，是他的饮食和锻炼习惯——发生了巨大的变化。确诊之前，马克的饮食一直很合理，每周进行几次高强度锻炼。但是像泼尼松这样的皮质类固醇药物会增加食欲，他开始食欲过盛，吃很多垃圾食品，以前他从未如此。他试图坚持自己的锻炼计划，但随着体重增加，这变得越来越困难。他仍设法进行一些锻炼，但与以前完全不同。马克的心血管疾病风险指标恶化，血压和血脂升高。现在，他很可能会心脏病发作或出现脑卒中。此外，他还出现了焦虑和轻度抑郁。但置身这样的处境，谁能不抑郁、不焦虑呢？医生建议马克尝试瑜伽并节食。遗憾的是，这些建议并没有什么帮助。

马克出现代谢紊乱的根本原因是什么？在开始使用皮质类固醇的 6

个月内，他就患上了糖尿病和肥胖症。证据非常明确，罪魁祸首是药物治疗，而不是马克的意志力或自律性差。食欲过盛和缺乏精力都是代谢功能障碍的症状。抑郁和焦虑也是这类药物的已知副作用。在某种程度上，他很幸运，并没有出现躁狂或精神病——这也是药物的潜在副作用。

像马克这样的反应，在服用泼尼松等药物时经常出现。其他药物也可能引发此类代谢问题，包括许多抗精神病药物。但此处的结论并非千万不要服用这些药物：像马克所患的自身免疫性疾病可能会造成永久性器官损伤，与疾病的严重程度相比，治疗的副作用往往是值得付出的代价。关键是代谢问题并不简单，也不是单靠意志力就能避免的。药物治疗只是众多潜在原因之一。例如，一个人在童年时期经历过可怕的虐待，其皮质醇水平很可能会改变，皮质醇是人体内相当于泼尼松的激素。有创伤史的人更容易患代谢紊乱，也许还有精神障碍，而这并不奇怪。一旦人们出现代谢问题，症状和生活方式变得像马克这样也就一点也不奇怪了。

何为代谢？

大多数人听到"代谢"一词，就会想到我们的身体在燃烧脂肪和卡路里。人们普遍认为，"代谢水平高"的人很瘦且很难长胖，而"代谢水平低"的人很胖且很容易发胖，即便吃得不多也是如此。这就是大多数人对代谢的全部理解。

代谢的含义远不止燃烧卡路里，那只是代谢的一部分。代谢影响着我们身体机能的方方面面。

为了制造能量，我们的身体需要食物、水、维生素和矿物质，以及氧气——我们吸入氧气，呼出二氧化碳，这是代谢产生的一种废物。我们吃东西时，食物会被分解成碳水化合物、脂肪和氨基酸，应该还有维生素和矿物质。这一切都被吸收到我们的血液中，并随着血液的流动在身体各部位"穿梭"。一旦营养物质到达并进入细胞，就会被用于构建蛋白质或细胞膜等物质。有些可以转化为脂肪储存起来，以备不时之需。但这些营养物质中的大部分将被转化为三磷酸腺苷（ATP），这是驱动细胞生命活动的直接能源物质。

　　这就是基本的、高中生物课版本的代谢。用一句话概括：代谢是将食物转化为生长和维持细胞活性所需的能量或基本要素的过程，也是对废物的适当且有效的管理。代谢是细胞的工作方式，决定我们的细胞健康状况、我们的身体和大脑如何发育和运作，以及我们如何在不同时间将资源分配给不同的细胞以优化个人生存。代谢促使一些细胞生长并繁殖，让另一些细胞萎缩死亡——这是一种复杂的成本效益分析，优先考虑健康和对身体有利的细胞，而不是那些可能更老、更虚弱或更容易消耗的细胞。作为人体的资源管理系统，代谢的关键在于适应。我们所处的环境不断变化，我们在环境中的境况也是如此。因此，我们的代谢水平也在不断变化以跟上周围的变化。代谢中的这些适应帮助我们在最佳环境中茁壮成长，或者在生存条件恶劣的情况下，如食物匮乏时，得以生存。但是，食物摄入并不是代谢做出反应的唯一变化，其他因素也在发挥作用，如心理压力、光照、温度、睡眠时间、激素水平和细胞可用的氧含量。归根结底，代谢是身体为了生存而进行的战斗。许多生物学权威人士会说，代谢决定了生命本身。

能量失衡

　　代谢是我们的身体制造和使用能量的方式。我们可以将代谢问题看作能量失衡。

　　代谢问题会导致细胞功能问题，这一点适用于人体的所有细胞。

例如，心脏细胞代谢受损时，它们的泵血功能就会受到影响。脑细胞需要受到精确的控制，需要在适当的时候"打开"，再在适当的时候"关闭"。脑细胞代谢受损时，这些开关的过程就会被扰乱。论及大脑功能，精确性意味着一切，正如我们将看到的那样，这种扰乱会引发我们所知的精神疾病症状。

大脑是人体中最复杂的器官。事实上，成年人的大脑中大约有1 000亿个神经元。除此之外，每个神经元还有10～50个胶质细胞。神经元就是"神经细胞"，而胶质细胞通常被认为是神经元的支持细胞。总的来说，人脑中大约有1万亿到5万亿个细胞。一群研究人员对这一估计提出疑问，认为数字应该更接近于860亿个神经元细胞和840亿个胶质细胞，或总共1 700亿个细胞。[2] 无论如何，细胞数量非常庞大！

是什么负责协调这些细胞的功能？许多人会说是神经递质，即细胞的信使化学物质。我们通常可以将神经递质视为"前进"（兴奋性）信号或"停止"（抑制性）信号。当然还存在其他变化，但目前了解这些区别足矣。几十年来，神经递质一直是神经科学家和生物精神病学家的主要关注点。但是什么控制着神经递质呢？细胞如何知道何时释放神经递质？许多人会说，神经递质的释放是由其他细胞的神经递质触发的。我相信你会看到这个答案存在的问题——这一答案部分正确。然而，正如我将在本书的剩余部分讨论的那样，还有许多因素决定着脑细胞的活动。

我们已经了解，细胞需要能量才能工作。这种能量被用于全身各种不同的活动，包括让肌肉发挥作用、产生和调节激素，以及制造和释放神经递质。身体中最需要能量的部位往往是受代谢问题影响最大的部位。正如你想的那样，排在前列的是大脑和心脏。

虽然大脑只占身体重量的2%左右，但它在静止状态下消耗的能量约占身体总能量的20%。脑细胞对能量供应的中断非常敏感，当身体某处出现代谢问题时，大脑通常会知道。鉴于大脑是身体的控制中心，它最终控制着我们对现实的感知。身体某处一出现代谢问题，我们可能就会感到疼痛、呼吸短促，或感到疲劳、头晕。如果大脑本身存在代谢问题，体征和症状可能会以任何形式出现。有时症状很明显，如意识错乱、幻觉或完全失去意识；其他时候则不易察觉，如疲劳、注意力不集中或轻度抑郁。

有时代谢问题是急性的，这意味着这些问题是突然出现且十分严重的，可能会以心脏病发作、脑卒中甚至死亡的形式出现。例如，心脏病发作通常是由于供养心脏的一条动脉中出现血凝块，一些心脏细胞无法获得足够的血液和氧气，从而无法产生足够的能量。如果血液流动不能迅速恢复，心脏细胞就会死亡，这就是心脏的代谢危机。脑卒中是大脑的急性代谢危机。而终极代谢危机是死亡本身，即整个身体的细胞停止产生能量。导致这种全身性的能量衰竭的原因有很多——心脏病发作、脑卒中、中毒、严重事故、癌症等，这些都会导致身体细胞无法产生足够的能量，而能量缺乏导致了死亡。

心脏病发作、脑卒中和死亡都是绝对和急性能量问题导致细胞死亡的例子。然而，也存在一些并不是十分严重的情况，其中，细胞的能量供应受到损害：细胞没有完全停止产生能量，只是没有获得足够的能量；细胞并没有死亡，只是无法正常工作。在这些代谢问题中，有些可能只持续几分钟，有些则可能持续数小时。低血糖症就是一个很好的例子。通常，人们一段时间没有进食就会出现低血糖。轻微低血糖会引起饥饿感、易怒、疲劳或难以集中注意力；中度低血糖可能导致头痛或沮丧；严重时，低血糖会引发幻觉、癫痫或昏迷。如果病情进一步恶化，可能导致绝对的代谢衰竭——死亡。然而，在事情恶化到这一程度之前，大多数人都采取了显而易见的解决方案——进食。这会提高血糖水平，身体机能开始恢复正常。即使不进食，身体也有适当的应对机制，通常可以防止出现严重低血糖症。然而，对需要注射胰岛素或服用药物强行降低血糖的糖尿病患者来说，这些严重后果确实会发生。你可能会注意到，尽管低血糖影响整个身体，但大脑症状尤其明显。

其他代谢问题不是急性问题，而是具有长期症状的慢性疾病，例如糖尿病。很多人认为糖尿病就是高血糖，然而看待糖尿病的一种矛盾而有趣的方式是将其视为能量短缺或能量产生不足。葡萄糖是细胞的主要燃料来源。对糖尿病患者来说，细胞很难将葡萄糖转化为能量。血液中的葡萄糖水平可能很高，有时甚至非常高，但这些葡萄糖难以进入细胞，进而也就无法为身体所用。血液中的葡萄糖进入细胞需要胰岛素，这是一种由胰腺产生的激素。糖尿病患者要么缺乏胰岛素，要么胰岛素抵抗，即身体对胰岛素反应不灵敏。细胞没有足够的葡萄糖，就不能产生足够的能量，不能产生足够的能量，细胞就不能正常工作。

由于葡萄糖是体内大多数细胞的主要燃料来源，糖尿病会影响身体的许多不同部位，但并非每个人都会出现相同的问题。糖尿病的症状很多样，并且会随着时间的推移而改变。刚开始时，症状通常比较轻微，可能包括尿频或消瘦，也可能出现精神症状，如疲劳或注意力不集中。随着病情的发展，不同的器官可能会受影响。有些人的眼睛、神经或大脑会出现问题，有些人会心脏病发作或脑卒中，其他人则可能出现肾衰竭或难以治疗的严重感染。

为什么糖尿病对人的影响差异如此之大？为什么不是所有的糖尿病患者最终都表现出相同的症状，并且在同样的身体部位出现故障？答案很复杂，往往与代谢有关。

代谢受许多因素影响，总是在变化。在不同的时间，身体不同细胞的代谢也是不同的。一些细胞可以正常工作，而另一些细胞则走向凋亡。由于长期能量缺乏，一些细胞可能逐渐出现功能障碍。代谢不会走要么完美进行要么彻底瘫痪的极端路线，而是被控制在不同的水平。一些影响代谢的因素作用范围十分宽泛，另一些因素则是针对身体的个别部位。有些因素针对特定的器官，有些因素针对特定的细胞。

代谢就像交通流

　　可以这样想：身体就像一座大城市，有许多道路和高速路，交通量大，每辆车就像一个人体细胞，在高峰期，交通会很繁忙。如果你在车里，你可能会感觉很混乱，需要注意的事情太多了：交通信号灯、汽车变道、一边开车一边打电话的人突然驶入你行驶的车道等。然而，如果你从上方看，比如从摩天大楼的楼顶往下看，交通看起来相当有序，道路组织有条理，轿车和卡车都在向前行驶。有的车前进，有的车停下，等待绿灯亮起，然后继续前进。车辆在某些道路上行驶缓慢，但在高速公路上则会以较快的速度前进。有车变道时，周围的车不得不减速，让它们加进来。一些车可能出现故障，被困在路边。交通事故则会导致其他车绕道。如果你想同时了解每辆车的具体情况，则任务艰巨、难以应对——车辆、交通信号灯和其他需要牢记的因素实在太多了。但如果你从整体来看，车辆正在向前移动，整座城市正在运转，人们正前往他们该去的地方。这座城市充满活力和能量，你可以看到它在"流动"。思考人体代谢的方法也是如此。

　　回到我之前提出的问题：为什么糖尿病患者会出现不同的症状？对大脑能量理论来说，更重要的是，如果一切精神障碍都是代谢紊乱，为什么不是每个精神障碍患者都出现相同的症状？

　　疾病和症状就好比交通堵塞，要么行驶缓慢，要么完全停止。其中一条高速路可能代表胰腺，而一条通路可能代表着控制注意力和专注力的特定大脑区域。

是什么导致某条道路或高速路出现交通堵塞？答案是有无数种可能：车祸、道路施工、道路坑洼或交通信号灯失灵。道路的设计和维护起一定的作用，车辆和司机本身也会产生影响。这座城市的部分地区会更频繁地出现交通问题。这可能是由于设计不当、维护不善，或者是，这些道路上驾车的司机比较好斗或粗心。城市中交通问题频发的地区代表"症状"或"疾病"，即交通不能正常"运转"的地方。

谈及人类的疾病和症状时，我们谈论的是身体或大脑的某些部位不能正常工作。这通常是以下三个方面的其中一个出现问题造成的：人体细胞的发育、功能或维持。细胞必须正常发育才能满足身体的需要；功能是确保所有身体部位在正确的时间、以正确的方式履行职责；维护就是确保一切保持良好状态。这就好比顺畅的交通需要有设计合理、建造质量合格的道路和桥梁（发育），所有车辆、司机和交通信号灯正常工作（功能），以及对整个系统的定期维修——车辆保养、道路修补、交通信号灯测试等（维持）。

在人体中，细胞的发育、功能和维持这三者最终取决于一件事——代谢。如果代谢出问题，上述三个方面的一个或多个就会出现问题，问题严重到一定程度，就会出现"症状"。

那么是什么影响了代谢？就像城市交通一样，影响因素众多！饮食、光线、睡眠、锻炼、致幻剂和酒精、基因、激素、压力、神经递质和炎症等。然而，每种物质都以不同的方式影响着不同的细胞。根据个人接触的多种因素，不同的细胞和器官将受到影响，引发不同的症状和疾病。就像一些道路更容易发生交通堵塞一样，有些细胞更容易受到代谢紊乱的影响。有时，身体的某些部位在需求低的时候能正常工作，但需求增加时就会开始出现故障，就像在城市高速路上，高峰期时会出现交通瘫痪一样。

———————

　　我们已经确认，代谢决定了生命本身；它决定细胞的功能，影响无数因素，也被无数因素影响。在某种程度上，精神障碍当然与代谢有关。从本质上讲，一切都与代谢有关！那接下来又如何呢？

　　在接下来的章节中我将展示代谢实际上是将精神疾病联系起来的唯一线索，它是所有精神障碍、精神障碍的所有风险因素，甚至是目前使用的一切治疗方法的最小公分母。而且，也许最重要的是，尽管代谢很复杂，但解决代谢问题往往是可行的，常常可以通过直接干预来解决问题。

　　然而，在我深入探讨这些证据之前，首先需要厘清什么是精神障碍。这个问题长期以来一直困扰着精神健康研究领域，并且集中在一个特别的问题上——正常的精神状态（尤其是紧张和不良的精神状态）和精神障碍之间的区别。

第六章
精神状态与精神障碍

正如我在第一部分讨论的，精神健康领域面临的一个难题是区分正常的人类情感和精神障碍，特别是两者症状可能是相同的。我们都会时不时地感到焦虑或轻微抑郁。如果我们经历了毁灭性的打击，如配偶的意外离世，我们可能会在一段时间内严重抑郁，这些都是正常反应，根植在我们的大脑中。

然而，当人们同时暴露在众多的应激源之下，或者面对极端或难以承受的应激源（如遭受暴力攻击），这些正常、可以理解的初始反应会很快导致我们所说的"精神疾病"，精神疾病的诊断五花八门，创伤或极端压力会导致焦虑症、抑郁症、创伤后应激障碍、饮食障碍、物质使用障碍、人格障碍甚至精神病。压力和创伤如何导致这些不同的疾病呢？对逆境的正常反应和精神障碍之间的界限在哪里？

有两个问题导致这些问题特别难回答：（1）症状是相同的；（2）精神状态和精神障碍都可能导致健康状况不佳。尽管如此，区分正常的精神状态和精神障碍仍然至关重要。精神状态是对逆境的适应性反应，而精神障碍代表大脑的功能障碍。这些区别对治疗有直接影响，毕竟帮助人们应对逆境与治疗大脑功能障碍完全不同。

应激反应

应激源是生物-心理-社会模型中的心理和社会因素——人们通常认为是精神疾病的"心理"因素。

许多临床医生和研究人员仍然将生物因素与心理和社会因素分开看待。例如，他们可能认为幻觉是生物化学失衡造成的，但某位精神分裂症患者也可能自卑，这是一个心理问题。临床医生和研究人员或许会试图解决这两个问题，但他们往往认为两者互不相关，即一个需要药物治疗，另一个则需要谈话治疗。我不同意这种二元对立的观点。我认为生物、心理和社会因素三者相互关联、不可分割。生物因素影响着我们的心理以及我们与他人相处的方式，反之亦然。这些联系可以影响所有的精神和代谢症状。为了解读这些联系，我先对人类这个物种做一些总体性探讨。

人类注定要群居。我们找寻并依附于他人——父母、恋人、孩子、朋友、老师和社区成员，这些联系在我们的生活中形成了一个安全和支持网络。生物因素驱使我们想要甚至需要这些人，然而此处有一个难题：虽然我们必须与他人一起生活，但他人实际上是心理和社会压力的主要来源。这些应激源大多围绕着人际关系、角色、资源和责任，人们可能因为他人对自己的期望、财务问题、表现问题、关系问题或社会地位而感受到压力。由于社会经济地位、虐待、忽视、种族、民族、宗教信仰、身体能力、认知能力、性别认同、性取向、年龄和其他许多因素，一些人会承受慢性压力。人们会受到其他人的伤害或威胁，我们有时会让彼此感到不安全，有时会让别人觉得他们自己不够好。人类给他人带来压力的原因不计其数。有趣的是，其他人的缺席，或者孤独，本身也是一个强大的应激源。

所有这些应激源都会导致应激反应，即大脑和身体中一系列复杂的生物变化。应激反应包括四个方面的变化：

1. 下丘脑－垂体－肾上腺（HPA）轴，导致皮质醇在血液中流动；
2. 交感－肾上腺－髓质（SAM）轴，导致肾上腺素（肾上腺素和去甲肾上腺素）在血液中流动；
3. 炎症；
4. 基因表达的变化，特别是海马中的变化。[1]

　　这些变化反过来又影响代谢，两者构成一个人对逆境的反应。这些不是疾病，它们为"战斗或逃跑"机制铺平了道路。然而，在大多数日常的压力情境中，我们不会战斗或逃跑。相反，我们什么也不做，但我们会生气，或焦虑、易怒、不知所措、困惑、恐惧、受伤、伤心。然而，这些核心变化仍在我们的身体和大脑中不断上演。

　　不同的压力情景会导致不同的行为和情绪。有些应激源让你想对别人大吼大叫，比如开车时强行加塞儿后又无端强行超车的司机。其他应激源可能会让你反复纠结，睡不好觉，例如感觉对第二天的重要考试毫无准备。还有一些可能会让你想缩成一团大哭，比如被你的挚爱抛弃。上述所有情况都涉及应激反应，尽管涉及的机制类似，但明显的（压力情景）差异会触发不同的大脑区域，产生不同的反应。

　　虽然这些都是正常的，但应激反应需要付出代价——代谢损失。身体使用能量来产生这些变化，意味着可用于其他功能的能量减少。在这些反应中，有许多会使人处于高度戒备的状态。在某些情况下，面临压力的人会觉得受到威胁，准备与人打架或争吵。在其他情况下，他可能会觉得受伤、脆弱或无力，并试图逃避这个世界。无论哪种情况，都在调动代谢资源，心脏加速跳动、血压升高、血糖上升、激素流动、炎症细胞因子释放，身体正积攒资源和能量以进行自我防御。

若是轻微压力，有适应力、代谢健康的人就能妥善应对。压力可以在几秒或几分钟内消失。

然而，如果身体代谢受损，或者压力极大，人们可能会被逼到崩溃的边缘，很快就会出现新的精神障碍或代谢紊乱。那些先存疾病的症状可能会更加严重。没错，压力会导致所有已知的精神障碍和代谢紊乱的症状恶化：抑郁症患者可能抑郁加重，酗酒患者可能旧瘾复发，精神分裂症患者可能产生幻觉，阿尔茨海默病患者可能情绪激动、好斗，癫痫患者可能会癫痫发作，糖尿病患者可能出现血糖飙升，心血管疾病患者可能出现胸痛或心脏病发作。有些人可能仅仅因为压力过大就不幸死亡。这些都是众所周知的。

一个独立的医学领域试图解释这一切——心身医学，医护人员观察到影响身体健康的心理和社会因素之间的关系。心身医学领域的从业人员发现，所有这些风险因素都在人体生理学中发挥作用。这些因素通常称为健康的社会决定因素。许多社会因素，如贫困、虐待或生活在犯罪率高的社区，都会对健康和寿命产生巨大影响。

关于这一点，最令人信服的数据来自 1995 年至 1997 年开展的童年逆境经历研究。该研究着眼于儿童和青少年遭遇的逆境经历次数，及其对身体和心理长期健康结果的影响。这些仍在进行中的研究观察了生命早期的应激源，如身体和性虐待、忽视、家庭药物滥用、家族遗传精神疾病、家庭暴力和父母离异等，然后确定这些早期经历是否与后来的健康结果有关。2017 年，针对 37 项此类研究的荟萃分析对超过 25 万人的 23 项健康结果进行了研究，发现两者确实相关。[2] 一个孩子的逆境经历越多，出现不良健康结果的可能性就越大。童年逆境经历会导致缺乏锻炼、肥胖和糖尿病的概率增加 25%～52%。吸烟、自测健康不佳、癌症、心脏病和呼吸系统疾病的概率增加 2～3 倍，也与这些经历有关。童年逆境经历导致性冒险、精神健康状况不

佳、酗酒和滥用非法药物的概率增加 3 ~ 6 倍。这些经历还导致暴力
受害者或施暴者的人数增加 7 倍以上、药物滥用增加 10 倍、自杀企
图增加 30 倍。童年逆境经历明显影响死亡率，一项针对 1.7 万人的
研究专门探究了死亡率数据。据估计，与没有童年逆境经历的人相比，
经历 6 次或以上童年逆境经历的人寿命缩减了 20 年。[3]

这些研究让许多人认为，童年逆境经历会导致身体和精神疾病。
一些专家甚至提出，童年逆境经历，特别是童年创伤和虐待，很可能是
所有精神疾病共同的病理机制。但我要提醒大家，这些都是相关关系，
并不能证明因果关系的存在。更重要的是，并不是每个经历可怕童年的
人都会患上精神障碍，许多最终患上精神障碍的人的童年都非常美好。
尽管如此，如果逆境经历的确在这些不同的疾病中发挥一定的作用，那
它是如何起作用的呢？身体和大脑中发生了什么，才导致了这一切？

压力、自噬和睡眠中断

几十年来，研究人员一直在研究压力对大脑和身体在生物学层面
上的影响，试图进一步理解这些关系，希望能确定生活压力事件与不
良健康状况之间的因果机制。

我们知道，当身体感受到压力时，代谢资源将转移到战斗或逃跑
系统，使得可用于其他功能的能量减少。任何已经在挣扎的细胞都可
能开始衰竭，而这会引发代谢和精神方面的症状。

压力也会损害身体的自我维护能力。细胞每天都在进行"内
务整理"，清除受损的细胞组分、各种废物分子和错误折叠的蛋白
质，并制造新的蛋白质来取代它们的位置，这一过程通常被称为自噬
（autophagy）。auto 即"自我"，而 phagy 意为"吃"，所以 autophagy
一词的字面意思为"吃自己"，即"自噬"。我们的细胞在被称为"溶

酶体"的废物处理系统中降解这些旧的部分，其中一些材料被回收并用于制造新的部分。研究发现，高水平的皮质醇会抑制自噬，减缓或停止这一维护过程。[4] 人们发现，很多种疾病的患者体内的自噬过程都存在问题，这些疾病包括神经退行性疾病、神经发育疾病、自身免疫性疾病、炎症、癌症、精神分裂症、双相障碍、孤独症、酒精中毒和重度抑郁症。[5] 自噬紊乱会影响神经可塑性和脑细胞的维持。[6]

除了自噬的问题，当细胞感受到压力时，它们也会减缓制造新蛋白质的过程。这似乎是为身体的防御系统保存代谢资源。它们延迟制造这些蛋白质的一种方式是，将信使 RNA 分子（指导新蛋白质的合成）封存在被称为"应激颗粒"的小气泡中。[7] 这些气泡与神经退行性疾病有关，而高水平的皮质醇会刺激它们的产生。[8]

压力引起维护过程出现问题的另一种方式是睡眠中断。众所周知，压力会导致失眠，睡眠对身体和精神健康都至关重要。睡眠时，身体会优先维护自身功能，如果睡眠不好，身体就无法开展这种维护工作。除此之外，睡眠不足本身就会产生压力，导致皮质醇水平升高，这可能使得问题更加严重。

所有这些压力，无论何时出现，都会导致早衰。我已经提到，所有的精神障碍都伴随着早衰，仅仅是压力本身也会导致早衰。一项研究试图量化压力对衰老的影响[9]，这项研究招募了 58 名健康的绝经前女性，她们中一部分人的孩子是健康的，另一部分人的孩子则患有慢性病，这些女性的平均年龄为 38 岁。研究人员选择了与衰老相关的三个指标以评估这些女性的衰老情况，并要求她们对自己感受到的压力水平打分。与压力最小的女性相比，在最长时间内压力水平最高的女性显示出加速衰老的迹象。平均而言，压力水平较高的女性的衰老速度加快了 10 年。

压力显然在人类健康中扮演着重要角色，会对代谢造成严重影响。压力消耗的能量本来可以用于维持正常的细胞功能。面临极端压力或压力时间过长时，人们的身体会被磨损并出现故障，引发各种身体和精神障碍，或只是单纯的衰老。如果大脑或身体已经受到损害、变得脆弱，压力会导致症状恶化，因为应激反应所需的能量正在占用这些脆弱细胞的能量。

减压练习，如正念、冥想或瑜伽，可以在治疗中发挥强大的作用（详见本书第三部分）。然而，它们并不适用于所有人。如果一个人身处不利环境，"关闭"应激反应不太可能，甚至不可取。在战争中，作战的士兵身处险境。虽然应激反应会直接带来更大的精神障碍和代谢紊乱风险，但这种高强度的压力反应也正在保护他们。生活在危险环境中的人也是如此，建议身处危险环境的人们深呼吸并保持良好心态并不能彻底解决问题。等他们到达安全的地方，这些建议可能会起到一定的作用，但那时损害可能已经出现。

此外，压力可能根本就不是一个人精神疾病的病因。在这种情况下，减压技巧可能就发挥不了什么作用。

大脑工作异常

正如我在前几章中讨论的，目前对精神障碍的分类存在很多问题——异质性、共病，以及有效性缺乏。没有一种诊断本身就是真实、确切的疾病。

美国国立卫生研究院早已认识到这一点，并开发了一个思考精神疾病的新框架——研究领域标准（Research Domain Criteria，RDoC）。研究领域标准从头开始，完全放弃现有的诊断标签和分类。该框架侧重于功能领域——情感、认知、动机和社会行为，假设这些功能的范围从正常到异常，并鼓励研究人员从诊断标签以外的角度探索这些功能。研究领域标准的支持者曾一度呼吁对我们目前的精神病学诊断标准进行全面改革。然而，变革精神病学和精神健康领域并非易事，因此，尽管当前的诊断标准存在很多已知缺陷，仍然被继续使用。研究领域标准目前还停留在研究领域。然而，在本书中，我将在大脑能量理论的背景下使用这一模型来定义精神疾病。

首先，研究领域标准暂且搁置《精神障碍诊断与统计手册（第五版）》的诊断标签，重点关注症状。这并不意味着其中的诊断毫无用处，许多诊断是有意义的。我们目前的诊断标签只是描述了大脑功能故障的一些更常见的方式。毕竟，大脑以可预测的方式工作或发生故障，而我们可以利用这些常见叙述来使我们的工作更加方便。

人类的大脑就像一台机器——一台相当精密、复杂的机器，但它毕竟是一台机器，有许多部件都用于特定功能。有些部件的用途相当简单直接，如控制我们的肌肉运动，或感知我们所感、所见之物。大脑的其他功能则更为复杂，就像在某些情况下会触发的复杂计算机算法。在某种程度上，所有这些大脑功能都是为了帮助我们生存、适应环境或繁衍。

鉴于人类大脑有数十亿甚至数万亿细胞，而且每个细胞本身就是一台复杂的机器，我们面临一个潜在的严峻问题：细胞数目之众，所有这些"部件"发生故障的方式似乎存在无数种可能。无论如何，这就是精神健康领域一直关注的重点，研究人员试图一步步了解这台机器的工作原理。这是一项艰巨的任务：完全描绘出人脑这一复杂机器的工作原理，以及等待这项工作完成的想法限制了我们在进一步理解和治疗精神疾病方面的进展。

但事情也没必要这么复杂。事实证明，一切精神疾病的症状实际上都与正常的精神状态或大脑功能相对应，只是出现了偏差：不该出现时出现，该出现时消失，活跃程度或持续时间异常。这些大脑功能包括与情绪、认知、行为和动机有关的内容。正如我接下来讨论的那样，即使是一些看起来比较怪异的精神疾病症状，如妄想和幻觉，也可以与正常的大脑功能联系起来。虽然还未确切了解所有这些功能如何工作，但我们知道它们是存在的，这就足够了。

那么，让我们从一个简单的定义开始：精神疾病是指大脑工作异常。正常的大脑功能要么过度活跃，要么欠活跃，要么缺失。无缘无故的惊恐发作就是一个简单的例子。面对危险时，惊恐机制是有益的，能促使我们采取行动。而当它无缘无故被触发时，就会功能失调和适应不良。有时也会出现相反的情况，即大脑功能无法在适当的时候被激活。可以想一想痴呆患者的记忆障碍，或者孤独症患者的社交能力不足。

谈及精神疾病的症状，很多人会说，它们不可能与正常的大脑功能相对应。这听起来就像大脑会无缘无故地做出极为异常的特别举动。对此，我的看法不同。就像任何机器的部件一样，大脑的部件要么工作正常，要么工作异常。如果大脑部件的功能正常，但在错误的时间运转，就会导致看似很奇怪的症状。当正常的大脑功能无法激活，或者两种不相关的大脑功能错误地在同一时间出现，情况也是如此。

精神障碍和正常应激

让我用一个比喻来解释自己如何看待精神疾病患者与那些出现"正常"应激反应之人的不同之处——尽管两者症状可能相同，并且都会引发不良的健康结果。我将谈到三辆汽车，三辆汽车的品牌和型号相同，因此从理论上来看，它们的寿命和整体"健康"程度应该也相同。每辆车代表一个人。

A车在加利福尼亚，那里的天空很蓝，路况很好。车主不常开车，可能每周只开两次。A车停在车库里，定期保养。A车目前过着美好的生活。

　　B车在新罕布什尔州的山区，那里的冬天非常寒冷，山区小路坑坑洼洼。车主每天都开车，但没有车库可以停放车辆。冬天来临，B车换上了雪地轮胎，有时甚至还要装上雪地防滑链。在暴风雪中，B车启用大灯、雨刷器、双闪灯、雪地轮胎和防滑链，以及四轮驱动系统。为了确保车辆不失控，司机经常踩刹车。在这样的情况下，与A车相比，B车的油耗非常高。考虑到恶劣的冬季环境和驾驶条件，B车的维修问题也更多。最终，由于B车"健康问题"更多，故而比A车使用寿命更短。

　　A车和B车都"正常"，考虑其所处的环境，它们都在做分内之事，两者都没有障碍。B车的健康问题更多，最终寿命更短，但考虑到它所面临的逆境，这很正常。B车采取的适应性措施，如雪地轮胎和防滑链、四轮驱动和频繁刹车等，相当于应激反应——抑郁、焦虑、恐惧、愤怒，这些措施帮助B车在艰难的环境中行驶，而且它们各司其职，发挥了巨大的作用。如果没有它们，B车的情况会更糟糕。

　　现在我来介绍一下第三辆车的情况。C车在印第安纳州，那里的天气没有新罕布什尔州那么恶劣，路况也不错。它每周行驶五天，天气时好时坏。但是C车有问题，即使是晴天，它也会打开雨刷和大灯。由于雨刷使用频繁，严重磨损，最后还刮伤了挡风玻璃。C车有时使用四轮驱动，尽管天气晴朗，它在高速路上的时速也只能达到25英里[①]，而其他车辆的时速都能达到60英里。C车在夜间行驶时，车灯经常出现故障，无法打开。C车有一种类似于精神疾病的障碍。尽管它与A车和B车的功能完全相同，但它在错误的时间和情况下使用了它们。此外，C车未能利用本该使用的适应策略。最终，C车也需要进行相当多的维修，还会发生交通事故。C车的障碍严重影响了

---

① 1英里约等于1.609千米。——编者注

它的健康和安全，并影响了它与道路上其他汽车相处的能力。C 车最终早逝。

综上，A 车和 B 车正常，而 C 车有障碍。

那些在逆境中挣扎的人即使大脑没有出现故障，往往也需要帮助，就像 B 车一样。他们的生物机制正在以"正常"、可预测和适应性的方式对其逆境经历做出反应。为了帮助他们，我们需要改变他们所处的环境，或帮助他们对恶劣环境做出最佳反应。在大多数情况下，这些逆境都是社会因素，如战争、贫困、食品不安全、虐待、系统性种族主义、恐同症、厌女症、性骚扰、反犹太主义，以及许多其他社会"暴风雪"。改变社会，消除这些"暴风雪"，是处理这些问题的理想方式。同时，尽可能地帮助人们应对逆境也会有所帮助。

精神障碍患者的大脑出现了故障，在错误的时间或以错误的强度工作，抑或没有完成分内的工作——就像 C 车的情况一样。要确定是否存在问题并不需要准确地了解这些工作如何进行，就像判断一辆车是否有问题，你也不需要完全了解一辆汽车的内部工作原理和雨刷系统一样。我猜你在想，C 车的问题不在于汽车本身，而在于 C 车的司机。事实上，你是对的。这一点我很快就会讲到。

需要指出的是，长期或极端的压力也会引发疾病。某些时候，B 车很容易出现需要维修的问题，导致适应策略不再起作用——可能是大灯停止工作，或雨刷磨损变薄、失效（功能欠活跃），或者双闪灯无法关闭（功能过度活跃）。此时，B 车也会出现障碍。

疼痛

现在，我将通过一个简单明了的例子——疼痛，向你们展示人体中确实也会出现这些情况。疼痛是由神经细胞和大脑区域控制的，因此它可以作为我将要讨论的大多数精神症状的一个绝佳例子。

疼痛对人类来说是一种正常、健康的经历——尽管这种经历相当不愉快。疼痛能拯救我们的生命，保护我们免于自我伤害。疼痛由疼痛感受器控制：一条通向脊髓的神经，另一条通向大脑的神经和大脑中感知和处理疼痛的区域。这些神经元和大脑区域的功能和功能障碍为我们提供了一个简单的框架，帮助我们更好地理解精神障碍。

广义上讲，根据疼痛系统中细胞的功能，疼痛系统障碍可分为三类：功能过度活跃、功能欠活跃和功能缺失。

1. 疼痛系统功能过度活跃是指人们感受到的疼痛比正常情况更频繁或更剧烈。临床医生和研究人员常常将其描述为疼痛系统的过度兴奋。例如，糖尿病患者会出现神经病变，处理疼痛的神经细胞或大脑区域无法适时放电或关闭。即使原本并未出现疼痛，这一情况也会引起疼痛。对一些人来说，它会导致令人衰弱的慢性疼痛。

2. 当人们感受到的疼痛信号比正常情况少时，就会出现功能欠活跃的情况，糖尿病患者也可能出现这种情况。除了过度兴奋，糖尿病患者的神经病变还可能导致知觉减弱，特别是脚部知觉。神经无法正常工作，导致疼痛系统功能欠活跃。我们知道神经仍在那里，并且还活着，因为有时人们会对某些事物产生感觉。

3. 长期、严重的糖尿病可能导致疼痛功能缺失，脊髓损伤或脑卒中等其他疾病也可能出现此种情况。患者完全感觉不到任何东西，因为细胞已经死亡或严重受伤，停止工作。

这三种情况——功能过度活跃、功能欠活跃、功能缺失——都属于疾病，疼痛系统无法正常工作。

在某些情况下，正常疼痛和疼痛障碍之间的界限可能很难划清。

例如，下背部的椎间盘突出导致疼痛。刚开始出现椎间盘突出时，疼痛还不是一种疾病，疼痛系统正在做分内之事。然而，如果疼痛持续了很长一段时间，甚至在经历手术和多种药物治疗之后依然疼痛，此时我们会将其称为疼痛障碍。是什么让它成为一种疾病？受椎间盘突出的压力影响，神经可能会受伤，这些受伤的神经会变得过度兴奋，并过于频繁或过于强烈地发送疼痛信号。根据目前的诊断测试，疼痛从正常反应转为疾病的时间点很难区分，甚至不可能区分。某些情况下，并不清楚疼痛是正常反应还是疼痛障碍。然而，当它演变为无缘无故发作的慢性、剧烈疼痛时，我们就称之为"疼痛障碍"。

不管疼痛是受伤后的正常反应还是疼痛障碍，都应该采取治疗措施。例如，众所周知，人们在接受手术时会感到疼痛。这是正常现象，也在意料之中。然而，我们仍然会对其进行处理以减轻痛苦。

正常和异常之间的区分非常重要。治疗疼痛的医生需要具备良好的临床技能，需要了解患者出现疼痛的许多原因。在做出患者患有疼痛障碍的假设之前，医生需要评估患者为何会出现疼痛。如果患者因足部疼痛来就诊，那么他可能是扭伤、肌肉痉挛、骨折或一块玻璃刺进了皮肤。每种情况所需的治疗差别很大。将疼痛视为一种"障碍"并进行治疗可能会缓解疼痛，但并不能解决问题，甚至可能会导致病情恶化。然而，如果没有明显的足部疼痛原因，医生可能就会做出疼痛障碍的诊断。在评估患者的精神障碍时，也有必要进行此类详细的因果关系评估。再次强调，帮助人们应对逆境与治疗大脑功能障碍完全不同。

精神疾病的四个特征

下面是我们对精神疾病新的简化定义：精神疾病是指大脑工作异

常。现在我们来扩展一下这个定义：精神病是指大脑在一段时间内无法正常工作，从而引发精神症状，导致痛苦或功能受损。

虽然这是一个相当简短的定义，但每一部分都很关键，不可断章取义。这个定义包括四个必要的组成部分：

1. 大脑无法正常工作；
2. 大脑工作异常引发了精神症状；
3. 这种故障持续了一段时间；
4. 症状导致痛苦或功能受损。

这些概念看起来或许很简单，但它们很快就会变得复杂起来。

这个定义的第一个组成部分——大脑无法正常工作——听起来很简单，但实际上就像疼痛那样，基于现有技术很难对此进行衡量和评估。我们有许多可以衡量大脑健康和功能的测试，如脑电图和神经影像研究。然而，这些测试都不够灵敏和具体，无法准确诊断精神障碍。微观大脑区域的功能很难衡量。那么，在现实世界中，我们如何知道大脑是否正常工作？

这引领我们进入定义的第二个组成部分——大脑工作异常引发了精神症状。症状是大脑功能异常最清晰的标志。然而，就像疼痛一样，当我们论及精神疾病的症状，在很多情况下，出现大多数症状可能是大脑功能正常、健康的表现，甚至出现幻觉也是如此。我们做梦时都会产生幻觉，在梦中我们的所见所听都是不存在的。当这些事情发生在错误的时间或未能适时被激活时，则可能代表一种障碍。我们可以将这些症状分为上文用于疼痛的三个基本类别——功能过度活跃、功能欠活跃和功能缺失。

定义的第三个组成部分，即这种故障持续了一段时间，强调了症状持续时间的重要性。所有人的大脑都不能尽善尽美地工作，至少在某些时候如此，这就导致了我们可能出现所谓的症状。大多数人都会偶尔出现记忆缺失。有时，我们以为自己听到了一个声音，但别人没有听到。有时，我们一大早就无缘无故地感到沮丧。这些都是大脑工作异常的例子，但并不属于精神疾病，而是因各种情况而出现的常见现象，比如晚上睡得不好、压力过大，或者只是一天过得不太顺。这些通常是短暂的经历（也与代谢有关），大脑和身体可轻易将其修复。精神疾病必须是大脑功能出现了持续性问题并导致症状出现，症状的持续性目前也是精神健康领域诊断过程的一环，但疾病不同，持续时间长短也各异。

接下来是定义的第四个组成部分：症状导致痛苦或功能受损。在我们的一生中，都会经历情绪、认知、动机和行为的变化。我们学习、成长，我们遇到新朋友并做出改变，我们经历各种挑战，遭受损失和挫折。这些波动本身并不是精神疾病。只有当一个人因这些变化感到痛苦并以异常的方式体现出来，或者这些变化妨碍了他们的生活，我们才开始考虑精神疾病的可能性。毫无疑问，定义的这个部分很棘手，围绕痛苦和功能受损问题的争论也很复杂。有两个问题特别重要：

1. 人们有权成为独特、有创造力、在生活中做出改变、与主流文化相悖的人。与众不同并不是一种精神疾病。然而，其他人对独特性的排斥可能会造成痛苦。例如，许多青少年会经历叛逆期，这通常是成长和与父母分离的正常部分，这本身通常不是一种精神疾病。许多人节食并经常称体重，他们开始更频繁地考虑吃什么，以及自己身材如何，这并不一定是饮食障碍。这两种情况都涉及情绪、认知、动机和行为的变化，但异常痛苦和无法正常工作并不属于这些情况。

2. 有些精神障碍患者缺乏自知。他们没有意识到自己的症状有些不正常，也没有发现这些症状如何影响自己的行为和功能。他们很难理解为何他人会认为这些变化是异常的，并声称自己完全正常。然而，如果这些症状严重损害了他们在社会中正常工作的能力，那就需要考虑精神疾病的可能。

有幻觉和妄想的人对自己的疾病缺乏自知是很常见的。例如，偏执狂患者表示自己真的遭受了迫害——并非"精神上"的迫害，而是真实的迫害。饮食障碍患者有时会说，能减掉这么多体重，看起来更苗条，别提多高兴了。他们将功能上的任何变化，如减少花在学业或朋友身上的时间，视为减肥和身材苗条所需的牺牲。他们可能会忽视对其他人来说显而易见的严重健康问题。上述两类患者都会声称，他们在情绪、认知、动机和行为方面的变化是正常的，认为每个人都会经历他们这种情况。他们往往会否认存在任何功能损害。那么，这些属于精神障碍吗？答案是肯定的。即便患者未意识到或不承认这些情况，它们都会导致严重痛苦和／或功能损害（包括健康问题）。

这些存在细微差别的两难情况有时会让人很难区分——甚至无法区分——与众不同且生活在一个不宽容的僵化社会中与患有精神疾病之间的区别。多年来，精神健康领域已经改变自己在这样的问题上的立场，例如在某个时间节点，将同性恋视为一种疾病，而后又推翻了这一决定。

三种症状

既然我们已经得出并阐释了精神疾病的新定义，让我通过概述三种可能产生精神疾病症状的情况将这一定义付诸实践。这三种情况遵循上文概述的疼痛系统障碍模式——大脑功能过度活跃、功能欠活跃或功能缺失。

大脑功能过度活跃

经证实，许多精神障碍中都存在大脑细胞和网络过度活跃或过度兴奋的情况。当我们思考这一现象时，我们是在寻找比正常情况更频繁或更剧烈，或者在错误的时间出现的症状或大脑功能。

恐惧和焦虑症状可能是由杏仁核的过度兴奋造成的，杏仁核是大脑中与恐惧反应有关的区域之一。这些神经元可能会乱放电或不停放电，导致焦虑症状在不恰当的时间出现，或引起过度的恐惧反应。

强迫症状可能是大脑区域中与梳理和检查行为相关的细胞和网络过度兴奋引起的。我们通常都会进行自我梳理、检查一些事情。当这些系统过度活跃时，就会出现强迫症。

幻觉和妄想等精神症状常见于许多精神和神经系统障碍。许多从未确诊任何疾病的人也会出现这种情况。

虽然经过了数十年的深入研究，但是导致精神症状的确切的脑细胞和区域到底是哪些目前尚不清楚。尽管如此，还是存在一些方法可以思考大脑中可能发生的事情。

理解精神病症状最简单的途径是研究处理感知的脑细胞的过度兴奋性。例如，若感知声音的脑细胞和网络过度兴奋，人们就会听到不存在的声音，即幻听。神经外科医生可以用电极刺激大脑区域，使人产生"幻觉"。过度兴奋的细胞也会做同样的事情。

问题可能不在于感知声音的神经元，而在于能调节并减缓声音感知的其他神经元。有一组神经元叫作"皮质中间神经元"。这些神经元被称为"抑制性神经元"，因为它们分泌 γ-氨基丁酸（GABA），这是一种减缓靶细胞活动的神经递质。在许多疾病中，包括精神分裂症、阿尔茨海默病、癫痫和孤独症，都发现了这些神经元功能异常。缺乏这种抑制过程，将导致本应被抑制的神经元过度活跃。

另一种可能性是精神症状与大脑中的睡眠系统有关。正如我提到的那样，我们每天睡觉时都会产生幻觉和妄想。当我们做梦时，我们的所听所见都是不存在的，但我们会相信这些疯狂、古怪的事情。许多人都做过被追赶或被迫害的噩梦，如果这些经历发生在睡梦中，它们只是噩梦，而不是精神障碍。而在精神障碍患者身上，夜间产生这些体验的脑细胞和网络可能会在白天过度兴奋并异常放电。

对于一些看起来很怪异的妄想——如患者认为自己所爱之人被冒名顶替的卡普格拉综合征，实际上我们确实了解这一过程涉及的一些特定的大脑网络。[10] 大脑的这些区域似乎过度活跃和／或欠活跃。

一个重要的结果是，幻觉并不像大多数人想象的那样罕见。研究人员发现，12%～17% 的 9～12 岁儿童和 5.8% 的成年人白天会出现幻觉。[11] 此外，37% 的成年人在入睡时会出现幻觉，即"入睡前幻觉"。[12] 这些人中的大多数没有被确诊为精神障碍。

大脑功能欠活跃

许多精神障碍中都存在脑细胞和大脑网络功能欠活跃。利用这个概念，很容易就能解释我们看到的一些症状。我将功能欠活跃与功能缺失区分开，因为功能欠活跃意味着细胞仍然活着，至少在某些时候能够工作。这一点很重要，因为这意味着症状时好时坏。有时患者看起来很正常，但有时会出现症状。下面是一些例子：

○ 注意缺陷多动障碍患者的蓝斑核中的去甲肾上腺素神经元活动可能会减少。这些神经元有助于集中注意力、制订计划和坚持完成任务，因此其活动减少会诱发注意缺陷多动障碍的症状。

○　记忆障碍等认知问题可能由参与记忆存储和检索的神经元功能下
　　降引起。在阿尔茨海默病中，这些神经元明显受到影响，在大多
　　数慢性精神障碍中也是如此。慢性精神障碍患者通常也面临认知
　　功能损害，虽然这并不是其精神障碍诊断标准的一部分。

○　抑郁症至少有一个方面可能伴随着大脑系统活动的减少，这一系
　　统名为"默认模式网络"。[13] 这会导致正常的大脑功能活动减缓或
　　出现障碍。

○　"情绪调节"这个术语用于描述许多不同障碍的症状，包括情绪障
　　碍、人格障碍和焦虑症。有一些大脑系统的设计是为了帮助我们
　　控制情绪反应、调节情绪。对一些人来说，大脑的这些区域似乎
　　欠活跃，导致出现情绪不稳定和勃然大怒等症状。

特定大脑功能缺失

　　一些精神障碍还涉及大脑细胞及其连接的永久性变化。造成这种
情况的主要原因有两个——发育问题和细胞死亡。这两个问题通常与
神经发育疾病和神经退行性疾病有关。细胞死亡也可能由脑卒中或脑
损伤等疾病引起，这些疾病不同于神经退行性疾病，但也可能导致精
神症状。

　　神经发育疾病有很多，孤独症就是其中之一。孤独症患者的神经
元和/或神经元之间的连接出现缺失，或至少产生异样。

　　神经退行性疾病，如阿尔茨海默病，与大脑萎缩和神经元死亡有
关。神经元一旦死亡，通常无法复活。

　　在这两种情况下，本应发挥作用的细胞或连接均不存在，所以大
脑无法实现这些功能。由这些永久性变化引起的症状无法消退，也不
会时好时坏。孤独症的社交障碍是永久性的，阿尔茨海默病的一些认
知缺陷也是如此。这些症状不会每天发生变化。然而，孤独症和阿尔

茨海默病也伴随着持续的精神症状，这些症状确实会时好时坏，包括焦虑、精神病和情绪变化等。

这三种情况——大脑功能过度活跃、欠活跃和缺失——可以解释所有精神障碍的症状。然而，还有两种情况值得一提，因为乍一看，它们似乎并不完全属于这些类别：多重大脑适应和行为障碍。

多重大脑适应

大脑有时会对涉及多种症状的情况做出复杂的反应，其中一些症状代表某些大脑功能的激活和其他功能的失活。接下来将讨论抑郁、轻躁狂和创伤反应。如果这些反应发生在正确的时间和正确的环境中，那么它们都可以被视为正常的适应性反应。这些反应类似于交感神经系统和副交感神经系统的激活，涉及一系列复杂的大脑和身体功能，一些功能被"打开"，另一些功能被"关闭"。

抑郁是对许多应激源、逆境和损失的一种正常反应，几乎每个人都至少经历过一次抑郁。通常这种抑郁不会持续超过两周，这是一种正常的大脑反应。虽然抑郁通常包括情绪、精力、食欲和睡眠的变化，但在不同的人身上，这些变化可能差异巨大。有些人似乎食欲系统过度活跃，另一些人的食欲系统则似乎欠活跃，这将分别导致吃得太多或太少。同样，有些人睡得太多，有些人却睡眠不足。将抑郁按症状分类——其中一些症状代表大脑的某些区域过度活跃或欠活跃——可能是理解抑郁最有效、最准确的方法。

在很多方面，轻躁狂与抑郁相反：人们会感觉非常好或十分兴奋，精力充沛，工作效率更高，甚至睡眠不足也没关系。这也可能是正常的。事实上，根据《精神障碍诊断与统计手册（第五版）》，如果轻躁狂单独发生，就不必诊断为一种疾病。大多数人在生活中的某个阶段都出现过轻躁狂的症状。这种情况通常发生在人们坠入爱河的时候，但也可能发生在人们对一个项目或一项成就感到兴奋的时候，或是在人们精神觉醒的时候。同样，轻躁狂可能不会持续超过五天，但是它的出现表明这些大脑功能根植在我们所有人的大脑中。

创伤反应也是正常的，症状包括场景重现和噩梦、回避让人想起创伤事件的场景、对情绪和思维产生负面影响（类似于抑郁）、睡眠困难、紧张和过度警觉等。一个研究小组对被强奸后不久的女性进行了研究，发现94%的女性在被强奸后的前几周都出现了这些症状。[14]因此，所有这些创伤反应都可以是"正常"的。

这些多重大脑适应一旦过度活跃，就会发展为障碍。它们可能在错误的时间被激活，持续时间过长，或导致过度或夸张的症状。在某些情况下，多重大脑适应可能突然被没有明确原因的系统的过度兴奋激活。而在其他情况下，它们可能因为一个明确的原因被激活——比如生活中的一个主要应激源，但在适当时间后未能归于平静。在它们应该关闭时，"开关"却"卡"在了"打开"的位置。这与许多疼痛障碍中过度兴奋的疼痛细胞相似，有时疼痛细胞会无缘无故地放电，但也有时，最轻微的伤害或错误的移动方式都可能引发疼痛。

行为障碍

有些障碍主要被视为行为障碍，特别是物质使用障碍和饮食障碍，值得特别关注。回顾一下，它们与所有的精神障碍都有强烈的双向关系。前文提到过，精神障碍可以被宽泛地理解为大脑功能过度活跃、欠活跃或缺失。但这些行为是人们"选择"参与的行为，它们与大脑功能故障有什么关系？

可以通过三种可能性来思考这个问题。第一种可能性是，进食和使用成瘾物质是由大脑控制的行为。存在控制渴望、食欲、动机、自我控制、冲动和寻求新鲜事物的明确机制。因此，在某些情况下，如果大脑的这些部分过度活跃或欠活跃，就可能驱使人们做出这些行为，从而引发问题。第二种可能性是，人们可能存在其他精神障碍的症状（原因是大脑区域过度活跃或欠活跃），并通过酒精、致幻剂或改变饮食行为来应对这些症状，这通常被称为自我治疗假说（self-medication hypothesis）。第三种可能性是，有些人可能完全没问题、完全"正常"，但也开始出现这些行为。有些人开始使用药物或酒精可能仅仅是因为来自同伴的压力，一个人可能只因为来自同伴的压力就开始节食。正如我稍后将讨论的那样，所有这些行为都会对代谢和大脑产生巨大影响。它们会导致代谢异常，从而引起特定的大脑功能过度活跃或欠活跃，然后使人们陷入恶性循环——饮食障碍和物质使用障碍。

挑战和谜题

确定精神疾病病因的一项挑战是，我在这里提到的研究发现——例如默认模式网络活动的减少会导致抑郁——在患相同疾病的人群中结果并不一致，甚至在不同时期的同一个人身上的结果也不一致。不仅是在发育异常或细胞死亡的情况下症状时好时坏，神经科学的发现同样存在矛盾。这就是我们还未建立诊断性测试的原因。对特定的疾病来说，发育异常表现也不一致。它们可以影响不同人的多种细胞和大脑区域，甚至是确诊同一疾病的人，发育异常的影响也不一样。研究精神疾病的大脑变化和大脑功能时，异质性和不一致的研究发现才是问题所在。

需要解释的东西太多了，难怪精神疾病的谜题一直如此难以解开。

是什么促使大脑的不同部分过度活跃或欠活跃，从而引发精神疾病的症状？是什么让这些症状时好时坏？究竟是什么导致了这些发育异常或不同区域的细胞萎缩和死亡？为什么它们在不同的人身上的表现不同？所有这些问题，任何试图解释所有精神障碍的理论都需要一一解决。我可以很高兴地告诉大家，大脑能量理论就能做到这一点。所有这些都存在一个共同的病理机制。

第七章

神奇的线粒体

现在回到对代谢的讨论，继续将谜题的碎片串联起来。回顾第五章中的交通比喻，即把每个人体的细胞比作一辆车。我认为代谢非常复杂，它是不断变化的，在不同的细胞中，不同的时间，代谢可能不同。坦白地说，这并不是真正的共同病理机制，更像是数百种不同的代谢机制。

但到底是什么控制着代谢？食物和氧气如何知道自己该去哪里？是什么改变了不同细胞的代谢速率？是什么让一些细胞代谢变慢，而其他细胞代谢变快？是什么在驱动着人体这个错综复杂的网络？

有人认为，答案是大脑。虽然大脑在代谢中起着关键作用，但它无法在正确的时间控制身体所有不同细胞的代谢。就像城市交通一样，每辆车都必须受到某种程度的控制；就人体而言，每个细胞都受到一定程度的控制。细胞接收来自其他细胞有关停止或前进的信号输入，距离极近的细胞也会携带使邻近细胞停止或前进的信号（就像汽车上的刹车灯）。但有些信号会传递到全身，这些信号可能起源于脑细胞或肝细胞，但它们随后会长途跋涉，影响全身的细胞。这些过程都会促成代谢的协调，就像城市交通一样，很多时候也需要经过协调。

很多因素可以促使城市交通流动起来，不同类型的道路和高速公路，不同道路上的不同限速、停车标志和交通信号灯等，这些对城市交通的组织和流动都很重要。但最终控制车流的主要力量其实是司机，他们了解并遵守交通规则，驾驶汽车前进，控制汽车停下。司机使用转向灯，观察四周，绕过路障，把车开到目的地。尽管司机不知道其他道路或高速公路的其他车辆发生了什么，但一切都在正常进行。

人体细胞中有没有"司机"驱使细胞停止或前进？事实证明，有。人体细胞和代谢的"司机"被称为线粒体，而它们是导致精神障碍和代谢紊乱的共同的病理机制。

―――――――

如果你上过生物课，你可能会记得线粒体是"细胞的动力源"。线粒体通过将食物和氧气转化为 ATP，为细胞制造能量。毫无疑问，线粒体在能量生产中的作用至关重要，但线粒体远不止是细胞的动力源。没有线粒体，我们所知的生命就不会存在。

在 2005 年出版的《能量，性，自杀：线粒体与生命的意义》一书中，尼克·莱恩博士对线粒体及其在人类进化中的作用进行了深入浅出、引人入胜的讲述。[1]虽然书名可能让人联想到一种流行文化，但莱恩对线粒体及其在人类健康和生命本身中扮演的角色进行了严谨的科学阐述。

第一个线粒体

很久以前，第一个线粒体是一种细菌。研究人员估计，线粒体是在 10 亿到 40 亿年前的某个时候从一个独立的有机体进化而来的。1998 年发表在《自然》杂志上的一篇论文表明，线粒体与现在的普氏立克次体（一种导致斑疹伤寒的细菌）存在许多相同的基因。[2]数十亿年前，另一种单细胞生物——古核生物——吞噬了这个始祖线粒体。被吞噬后，线粒体并没有像通常那样死去，而是与古核生物双双存活了下来。人们认为，这一新的有机体已经进化成第一个真核细胞（有细胞核的细胞）。内部的细菌开始专注于制造能量，外部的有机体则可以侧重于摄入食物。要知道，这一点非常重要，这不是一个微不足道的事实。

因此，早在容纳人类 DNA 的细胞核与其他细胞器出现之前，就有了线粒体，即一个线粒体和一个宿主细胞。它们决心一同生存。事实上，它们不仅存活了下来，还茁壮成长。就像所有形式的生命一样，它们（选择共生）是为了赢得这场生死较量，也确实赢得了胜利。

随着时间的推移，正是这种共生造就了多细胞生命——基本上是我们如今双眼可见的所有生命。在所有真核生物中，这些内部的细菌进化成了线粒体。在植物和藻类（也是真核生物）中，其中一些内部的细菌进化成我们现在所说的叶绿体。虽然线粒体和叶绿体名称不同，但它们的外观和功能相似，而且两者被认为是数十亿年前同一种细菌的后代。此外，人们认为这种合并共生只发生过一次，今天存在的一切植物、动物、藻类和真菌都是从同一种有机体进化而来的。对那些相信上帝的人来说，我们所知道的生命始于单一事件的概念可能会令人安心。对那些不相信上帝的人来说，这只是那些塑造未来数十亿年进化的不寻常、不可能的事件之一。不管你信仰什么，这都是生命历程中的一个重大事件。

在进化论中，"第一"是很重要的。例如，当不同有机体之间的基因重叠时，人们通常认为这些基因比特定物种的特有基因更为重要。人们认为，特有基因在进化的时间轴上出现得更晚，共同基因则出现得更早。人们认为存在时间很长的东西对生命更重要。人们持有这种看法的原因至少有两个。第一，进化倾向于摒弃那些不重要或者对生存或繁殖没有益处的东西。如果有机体进化到不再需要某种特征，那么这种特征将不再被选择，并且往往最终会消失。第二，新的基因和特征必须与早已存在的基因和特征一起发展并适应它们。线粒体首先出现在真核细胞中。最初，它只是一个细菌加上一个外部细胞。随着时间的推移，细胞核和其他细胞器逐渐发展。尽管"其他细胞器"很重要，但线粒体是最先出现的，它们可能影响了"其他细胞部位"的发展，并成为不可或缺的部位。事实上，没有线粒体，"其他细胞部位"就不能正常工作。

线粒体和人体细胞

线粒体无法再在真核细胞之外自我复制。在人体内，线粒体将其大部分的 DNA 转移到人类 DNA 所在的细胞核中。现在大约有 1 500 个线粒体基因嵌入了人类 DNA 中。这 1 500 个基因生产了制造或维持线粒体所需的蛋白质，细胞内的所有线粒体共享这些蛋白质。然而，线粒体并没有放弃它们所有的 DNA。每个线粒体仍然有 37 个基因。各线粒体可以自己使用这些 DNA，因此，线粒体保持了一定程度的独立性，既可以相互独立，也可以独立于其所在的细胞。这在生物学中是极不寻常的，其目的也一直是争论的焦点。然而，关键是：现在线粒体和人体细胞完全相互依赖，谁也离不开谁。

线粒体很微小。平均而言，每个人体细胞大约有 300～400 个线粒体。[3] 这意味着人体中大约有 1 千万亿个线粒体。尽管它们的体积很小，却占我们体重的 10% 左右。在脑细胞等代谢要求高的细胞中，单个细胞可以包含数千个线粒体，线粒体占细胞体积的 40% 以上。

线粒体很忙碌。虽然在没有线粒体的情况下，可以通过糖酵解过程产生少量的 ATP，但线粒体产生的 ATP 占绝大部分，脑细胞尤其如此。成年人平均每秒制造 9×10^{20} 个 ATP 分子。[4] 一组研究人员使用专门的成像技术观察脑细胞，发现人类大脑中的单个神经元每秒使用约

47 亿个 ATP 分子。[5] 这是一个相当大的数字！

线粒体会移动。这是基于研究活细胞所用的新技术的一个最新发现。[6] 用显微镜观察死亡的细胞时，看不到任何东西移动，所以很容易理解为什么研究人员认为线粒体不会移动。其他细胞器通常不会移动。实际上线粒体在活细胞周围移动——这是一个出人意料的研究发现。如果你想看线粒体移动的视频，可以在《公共科学图书馆·生物学》文章的尾注中了解。[7] 网上还有许多其他视频。整个细胞中有一个微管和微丝的网络，通常被称为"细胞骨架"，线粒体利用它移动。有许多机制参与其中，这超出了我们的研究范围，但此处的重点很简单——一些线粒体四处移动。[8] 然而，似乎并非所有线粒体都在移动，一些线粒体停留在一个地方，另一些则在移动。

为什么线粒体在移动？一个原因是它们似乎要去往细胞中有事发生和需要能量的地方。能量需要在正确的时间、正确的地点以正确的数量被制造出来，并且能量制造会经历一个难以想象的快速循环过程，其中涉及线粒体。不移动的线粒体似乎停留在事情发生频率高的地方——要么靠近制造蛋白质的工厂（核糖体），要么靠近活动频繁的突触，这是一个与大脑运作方式相关的重要事实。几十年来，在显微镜下观察脑细胞的研究人员一直知道如何找到突触的位置——寻找线粒体即可。

线粒体是一个快速循环器。ATP 是人体细胞的能量货币，被用作能量时，一个磷酸基团被移除，从而变成二磷酸腺苷（ADP）。这种 ADP 无法再提供太多能量，但如果再加上一个磷酸基团，它就会像新的 ATP 那样正常工作。这就是线粒体的作用，它们吸收 ADP，并通过增加一个磷酸基团将其变回 ATP，然后将其转移到需要它的细胞质中。线粒体提供一个 ATP 的同时，回收一个 ADP。如果细胞的某一特定部位发生大量活动，就会在那里发现线粒体。线粒体负责提供

ATP，但它们也吸收所有的 ADP 并将其循环利用。你可以把线粒体想象成一个小吸尘器，在细胞里四处走动，吸收 ADP，并产生 ATP。

我提到过，每个脑细胞一秒就要使用数十亿个 ATP 分子，还记得吗？如果有一两个线粒体（或许不止一两个）没在正确的时间和地点提供 ATP 并回收所有的 ADP，这个过程就会迅速拥堵，要么放缓，要么停止工作。

然而，比起确保在正确的时间和地点提供足够的能量，线粒体的移动更为重要。这种移动还跟线粒体与其他细胞器及线粒体彼此之间的相互作用有关。这些相互作用对几乎所有细胞功能甚至是基因表达都至关重要。

为了彰显线粒体的作用，我首先需要回顾一下关于神经元如何工作的基本信息。尽管任何细胞的功能都很复杂，脑细胞更是如此，但有一些基础功能是由线粒体直接调节的。更深入地了解线粒体有助于将代谢和线粒体与脑细胞的不同功能联系起来。在下一章中，我将解释精神疾病的所有症状是如何与线粒体和代谢直接相关的。

神经元有一个静息膜电位。基本上，这意味着与细胞外部相比，细胞内部带有负电荷。这种电荷对细胞的功能至关重要。电荷是由离子泵产生的，离子泵将钠、钾、钙和其他离子泵入细胞内部或外部，或细胞内的隔室之间。这些泵都需要能量。

细胞进行大量的离子泵送，以此做好发电的准备。细胞被触发时，会引发一连串的事件，细胞会各尽其职，无论是释放神经递质或激素，还是其他事情。这就像一排多米诺骨牌，摆放它们需要花时间和精力，但只需轻推其中一个，就很容易把它们全部推倒。一旦它们全部倒下，就得重新摆放，这需要开展更多的工作。线粒体几乎提供了这一切所需的所有能量。

线粒体的不同角色

钙水平在细胞的功能中发挥着重要作用。细胞质中的钙水平高，就会引发各种各样的问题。在许多方面，钙就像一个开关。钙水平高时，细胞就会"打开"；钙水平低时，细胞就会"关闭"。线粒体直接参与钙的调节。当线粒体无法正常工作时，钙的调节就会中断，这个重要的"关闭"按键也会遭到破坏。[9]因此，线粒体对于打开和关闭细胞都是必不可少的。它们提供离子泵所需的能量，同时调节作为重要开／关信号的钙水平。

细胞的打开和关闭都需要能量和线粒体。这看似矛盾，但如果你把"关闭"按键想象成需要能量才能工作的汽车电子刹车，就很容易理解了。如果没有足够的能量在适当的时间充分且迅速地刹车，汽车可能会失控，并造成重大交通中断。了解代谢和线粒体功能障碍的这些二元对立后果很重要。能量被剥夺时，一些细胞会停止增殖甚至死亡，另一些细胞则无法工作。我很快就会讨论到这一点。

打开和关闭细胞极其重要。了解这一功能将有助于我们解释精神疾病的大部分症状。然而，线粒体的作用实际上远不止此。它们在人类健康中的作用是一个充满活力的前沿研究领域，几乎涵盖医学的每个方面。

下面概述一下线粒体发挥的其他作用，这些作用对线粒体与精神健康之间的关系很重要。

线粒体有助于广泛调节代谢

2001 年首次报道，一种名为 humanin 的肽会对代谢和健康产生广泛的影响。[10]这种肽的基因似乎存在于线粒体 DNA 和核 DNA 中。在对阿尔茨海默病的研究中首次发现了这种肽。此后，又发现了另外两种肽——MOTS-c 和 SHLP1-6。它们被纳入线粒体衍生肽的新分子类别中。这些肽的基因在线粒体 DNA 上，且由线粒体产生。它们现在引起了研究人员的极大兴趣。经证明，这些肽对阿尔茨海默病、脑卒中、糖尿病、心脏病和某些类型的癌症等疾病产生了有益的影响。它们对新陈代谢、细胞存活和炎症也有广泛的影响。[11] 这些肽的存在表明线粒体能够通过这些肽信号相互沟通，以调节整个身体的代谢。

线粒体有助于产生和调节神经递质

神经递质一直是精神健康领域的主要焦点。事实证明，线粒体在神经递质的产生、分泌和整体调节方面发挥着关键作用。

神经元通常会专门制造一种特定的神经递质。有些神经元产生血清素，其他神经元则制造多巴胺。制造神经递质的过程需要能量和一些基本要素，而线粒体两者都能提供。它们在乙酰胆碱、谷氨酸、去甲肾上腺素、多巴胺、γ-氨基丁酸和血清素的产生中发挥着直接作用。[12] 神经递质一旦被制成，就被储存在囊泡或小气泡中，直到它们被使用。装满神经递质的囊泡沿着轴突移动，到达其最终的释放点。这一过程需要能量。释放神经递质的信号取决于前文讨论过的静息膜电位和钙水平。信号出现后，神经递质的实际释放也需要能量。有趣的是，一旦神经递质在某个位置释放，线粒体就会移动到细胞膜的另一个位置，释放新的一批神经递质。[13] 一经释放，神经递质就会对靶组织产生影响，这些组织包括另一条神经、肌肉或腺体细胞。从靶细胞的受体中释放出来后，神经递质又被吸回轴突末梢（这个过程被称为再吸收）。没错，这也需要能量。然后，神经递质又被重新装入囊泡中，进行下一轮释放——这需要更多能量。

通常，线粒体大量存在于突触处。当它们无法进入突触时，即使有 ATP，神经递质也不会被释放。[14] 线粒体不能正常工作时，神经递质就会失衡。鉴于神经递质是神经细胞相互沟通的重要方式，失衡会破坏正常的大脑功能。

线粒体在调节神经递质方面的作用远不止参与合成、释放和再吸收。线粒体中实际上有一些神经递质的受体，这表明神经递质和线粒体之间存在反馈循环。线粒体还含有一些参与神经递质分解的酶，如单胺氧化酶。线粒体也参与调节 γ-氨基丁酸的释放，并且它们体内实际上也储存着 γ-氨基丁酸。[15] 最后，已知几种神经递质可调节线粒体的功能、产生和生长。显然，神经递质不仅是细胞之间影响情绪的信使，也是代谢和线粒体本身的重要调节因子。稍后会再讨论这一问题。

线粒体有助于调节免疫系统功能

线粒体在免疫系统功能中也发挥着至关重要的作用。[16] 其作用包括抵御病毒和细菌，也包括轻度炎症——在某种程度上，大多数代谢紊乱和精神障碍中都发现了轻度炎症。线粒体有助于调节免疫细胞与免疫受体的接触方式。当细胞高度紧张时，它们通常会释放线粒体的成分，发出危险信号通知身体的其他部位，这一信号会引起慢性、轻度炎症。[17]

一项研究观察了被称为巨噬细胞的特定类型免疫细胞，以了解这些细胞如何协调伤口愈合中的复杂修复过程。这些免疫细胞在愈合的不同阶段作用不同。在这项研究之前，人们还不了解这些细胞是如何知道何时及如何在不同阶段之间变化的。研究人员发现，线粒体专门控制这些过程。[18]

线粒体有助于调节应激反应

我们现在已经知道，线粒体有助于控制和协调人体的应激反应，包括生理和心理应激。生理应激源包括饥饿、感染或缺氧，心理应激源是指任何威胁或挑战我们的东西（内容如上一章所述）。

当细胞受到物理压力时，它们会启动一个被称为综合应激反应的过程。这是细胞通过代谢、基因表达和其他适应性变化来适应和度过不利环境的协调努力。许多研究表明，线粒体压力本身会引起综合应激反应。[19] 如果细胞无法应对压力，就会发生下述两种情况：要么触发自身死亡，这一过程称为细胞凋亡；要么进入"僵尸"状态，称为衰老（senescence），这与衰老（aging）和癌症等健康问题有关。

直到最近，人们还不知道心理应激反应的不同方面是如何在身体和大脑中进行协调的。事实证明，线粒体发挥着极其重要的作用！马丁·皮卡德博士及其同事的一项杰出研究证明了这一点，其标题说明了一切："线粒体功能调节神经内分泌、代谢、炎症和转录对急性心理压力的反应"。[20] 这些研究人员对小鼠进行了研究，并对它们的线粒体进行基因操作，以观察这些操作对应激反应的影响。他们只操作了四个不同的基因——两个位于线粒体内、两个位于细胞核内，它们为线粒体中专用的蛋白质编码。每个基因操作都导致线粒体功能出现不同的问题。然而，即使只进行了四项操作，所有的应激反应因素都受到了影响，包括皮质醇水平、交感神经系统、肾上腺素水平、炎症、代谢标志物和海马中基因表达的变化。研究人员的结论是线粒体直接参与控制所有这些应激反应，如果线粒体功能不正常，这些应激反应就会随之改变。

线粒体参与产生、释放激素并对激素做出反应

线粒体是激素的关键调节因子。产生激素的细胞比大多数细胞需要的能量更多。这些细胞合成激素，将它们打包，然后释放激素，就像上文对神经递质的描述那样。这个过程需要大量的 ATP，线粒体则负责传送这些 ATP。

对某些激素来说，线粒体甚至更为重要，这些激素包括众所周知的皮质醇、雌激素和睾酮。启动这些激素产生所需的酶只见于线粒体中。没有线粒体，这些激素就无法产生。但线粒体的重要性不止于此，其他细胞中的线粒体有时含有这些激素的受体。因此，在某些情况下，这些激素可以从一种细胞的线粒体中产生，并在另一种细胞的线粒体中终结。

线粒体产生活性氧类并有助于将其清除

线粒体消耗燃料，包括碳水化合物、脂肪和蛋白质。消耗燃料有时会产生废物。当线粒体消耗燃料时，电子沿着电子传递链流动。这些电子是一种能量来源，通常用于制造 ATP 或热量。然而，有时这些电子会泄漏到通常的系统之外，此时就会形成所谓的活性氧类（ROS）。[21] 活性氧类包括超氧阴离子（O_2^-）、过氧化氢（H_2O_2）、羟自由基（·OH）和有机过氧化物。研究人员一度认为活性氧类只是有毒的废物。我们现在知道，少量的活性氧类实际上可促进细胞内有用的信号传递过程。例如，2016 年发表在《自然》杂志上的一篇论文发现，活性氧类是产热和能量消耗的主要调节因子——这是代谢率的广泛衡量标准。[22] 然而，大量的活性氧类是有毒的，会导致炎症。[23] 你可能听说过氧化应激——此处讨论的就是氧化应激！众所周知，活性氧类会对线粒体和细胞造成损害。它们与衰老和许多疾病有关。鉴于活性氧类就在线粒体中产生，并且具有高度活性，它们往往首先损害的是线粒体。线粒体 DNA 没有受到保护，因此，大量的活性氧类会导致线粒体 DNA 突变。这些活性氧类还会损害线粒体机制本身。如果活性氧类泄漏到线粒体之外，它们会损害细胞的许多不同部位。

此外，线粒体还是活性氧类的管理员。除了产生活性氧类，线粒体还通过一个复杂的酶系统和其他因子来清除其中的一些活性氧类，起到解毒的作用。[24] 细胞具有其他抗氧化系统，但线粒体也发挥作用。一旦这个解毒系统失效，这些活性氧类废物就会堆积起来并造成损害。这可能会导致细胞功能障碍，也就是所谓的衰老、细胞死亡和疾病。

线粒体会变形

线粒体会根据不同的环境因素改变形状。有时它们又长又细，有时又短又胖，有时又是圆形的。除了改变形状，线粒体还深入地相互作用。它们可以合并成一个线粒体——这个过程被称为融合，它们也可以分裂并形成两个线粒体——这一过程被称为裂变。这些形状的变化对细胞功能非常重要。2013 年，发表在《细胞》杂志上的两篇文章表明，线粒体相互融合的过程对脂肪储存、饮食行为和肥胖有显著影响。[25] 线粒体形状的变化和它们彼此之间的融合似乎会产生信号，影响整个人体。当线粒体无法变形时，代谢问题就会随之而来，不仅是受影响的细胞，有时整个身体都会出现代谢问题。

线粒体在基因表达中发挥主要作用

核 DNA 是人类基因组所在之处，它存在于细胞核内。研究人员曾经认为基因控制着人体的一切，细胞核是细胞的控制中心。现在我们知道，这并不总是关于基因本身，更多的是关于什么导致某些基因打开或关闭。这属于表观遗传学领域。

线粒体是表观遗传的主要调节因子，它们以几种不同的方式向核 DNA 发送信号，这有时被称为"逆行反应"。

我们早就知道，ATP 与 ADP 的比例、活性氧类水平和钙水平都会影响基因的表达。如你现在所知，这些都与线粒体的功能直接相关。然而，鉴于这些也是一般细胞健康和功能的标志，并没有人对此深究。大家当然没有想到，这是线粒体直接控制细胞核中基因表达的一种方式。

2002 年，研究发现核蛋白——组蛋白 H1 这种重要表观遗传因子的运输需要线粒体。[26]组蛋白 H1 有助于调节基因表达，它被从细胞质运输到细胞核，这个过程需要 ATP。然而，研究人员发现，光有 ATP 还不够，实现这种运输必须要有线粒体。

2013 年，人们发现线粒体活性氧类可以直接使一种名为"组蛋白去甲基化酶 Rph1p"的酶失活，这种酶能调节细胞核中表观遗传基因的表达。[27]研究发现，这一过程在延长酵母的寿命方面发挥作用，并且该过程可能在人类身上也起作用。

2018 年，另外两项研究表明，线粒体在基因表达中的作用更为显著。第一项研究是分子生物学家玛丽亚·达夫内·卡达蒙及其同事的报告。报告显示，线粒体在应对代谢压力时会释放出一种名为 GPS2 的蛋白质。[28]代谢压力的起因有很多，饥饿是其中一个明显的例子。线粒体释放 GPS2 后，该蛋白质进入细胞核，并调节与线粒体生物发生和代谢压力有关的一些基因。

另一组研究人员金京花（音）博士及其同事发现了另一种线粒体蛋白 MOTS-c，它由线粒体 DNA 编码，并在基因表达中发挥作用。[29]这非常出人意料，直到大约 20 年前，所有人都认为线粒体 DNA 只是生产 ATP 所需的机制，MOTS-c 也是为了应对代谢压力而产生的。MOTS-c 在线粒体中产生后，进入细胞核并与核 DNA 结合，这引起了对应激反应、代谢和抗氧化作用相关基因的调节。

最后，也是最引人注目的研究是，马丁·皮卡德博士及其同事在实验中操纵细胞中带有突变的线粒体数量，发现随着功能障碍的线粒体数量增加，会出现更多的表观遗传问题和变化。[30]这几乎影响了细胞中表达的所有基因。最终，在几乎所有线粒体都出现功能障碍的情况下，细胞死亡。这项研究提供的证据表明，线粒体不仅参与能量代谢相关基因的表达，而且可能参与所有基因的表达。

线粒体可以增殖

在适当的条件下，细胞会产生更多的线粒体，这一过程被称为"线粒体生物合成"。一些细胞最终会包含大量的线粒体，这些细胞可以产生更多的能量，并以更高的容量运行。人们普遍认为，细胞中健康线粒体的数量越多，细胞越健康。我们知道，线粒体的数量随着年龄的增长而减少。我们也知道，线粒体的数量会因患病而减少。那些被认为"更健康"的人——体育项目冠军——拥有的线粒体比大多数人更多，并且他们的线粒体似乎也更健康。

线粒体参与细胞的生长和分化

细胞的生长和分化是一个复杂的过程，在这个过程中，普通的干细胞会变成一个特化细胞。分化意味着细胞变得彼此不同，并承担起专门的角色。有些成为心脏细胞，有些则成为脑细胞。在大脑中，不同的细胞承担着不同的角色。脑细胞在整个生命过程中不断变化，有些形成新的突触，有些修剪不必要的部分，有些则在需要时生长和扩张。这就是神经可塑性。

这个生长和分化的过程包括在正确的时间激活正确细胞中的特定基因，还涉及许多信号通路。最后，这个过程还涉及生产新细胞和新细胞部件，并与能量需求保持平衡。

我们早就知道，线粒体对细胞的生长和分化至关重要。大多数研究人员认为，这只是线粒体作为动力源的功能，因为细胞生长和分化需要能量。然而，近期的研究非常清晰地表明，线粒体具有更积极的作用。它们对钙水平和其他信号通路的调节，以及对细胞的生长和分化过程十分关键。[31] 线粒体彼此融合似乎能发出激活细胞核中基因的信号。当线粒体无法相互融合时，细胞就不能正常发育。[32] 其他研究表明，线粒体的生长和成熟对细胞正常分化来说也十分重要。[33] 还有一些研究表明，线粒体在脑细胞的发育中起着直接且重要的作用。[34] 最重要的是，如果线粒体不能正常工作，细胞就不能正常发育。

线粒体有助于维持现有细胞

在前一章中，我讨论了自噬和细胞维持。事实证明，线粒体也直接参与了这个过程。它们产生的许多信号，如活性氧类和其他代谢因子，在自噬中起着关键作用。线粒体还与细胞的其他部分相互作用，如参与自噬过程的溶酶体。细胞维持工作也需要能量和基本要素，而线粒体两者均能提供。

线粒体似乎与自噬处于一个复杂的反馈循环中，因为在一个名为"线粒体自噬"的过程中，功能障碍的线粒体会被清除，并被健康的线粒体取代。线粒体可以成为自噬的受益者，但它们也在更广泛地刺激整个细胞的自噬方面发挥作用。[35]

线粒体消除老化和受损的细胞

细胞每天都在死去。有两种众所周知的细胞死亡类型——坏死和细胞凋亡。细胞突然被动死亡即坏死，如心脏病发作时心脏细胞死亡。细胞坏死是不利的。细胞变老或受损时，细胞会凋亡。细胞凋亡是一个有计划的过程，通常被称为"细胞程序性死亡"——死亡的信号实际上来自细胞本身。总的来说，细胞凋亡被视为对人类健康和生存非常有利的事情，它能促进新细胞取代老细胞，消除可能癌变的受损细胞。每天，人体中大约有 100 亿个细胞死亡并被新的细胞取代。[36]

人们曾经认为，细胞核中的基因控制着细胞凋亡。我们现在知道事实并非如此，控制细胞凋亡的是线粒体。当线粒体经历高水平的压力并积累大量的活性氧类时，它们就会开始降解。当这种情况发生时，线粒体会释放一种叫作"细胞色素 c"的蛋白质，然后激活所谓的"杀灭酶"——胱天蛋白酶。这些酶会降解细胞中的一切物质，直到细胞死亡。细胞的许多部分被循环利用。

自噬和细胞凋亡存在一定关联，但它们是不同的过程。自噬通常是指修复和替换细胞内的部分，但细胞通常还活着。细胞凋亡是整个细胞的死亡。尽管如此，两者都是健康和长寿所需要的过程，线粒体在两者中都发挥着作用。

还有更多类型的细胞死亡，超出了本书讨论的范围。然而，一份综述能够将所有细胞死亡类型与线粒体的功能联系起来。[37]

人体的工人

改变很难，模式、实践和概念框架都很难改变。但是，如果我们关于细胞的控制的想法都是错的呢？

回到汽车的比喻，我认为每个细胞就像大城市拥挤交通中的一辆汽车。如果我们看一下汽车的内部，会看到许多司机——所有的线粒体。此处改变比喻，将每个细胞的内部看作一个工厂可能会更容易一些。工厂接收葡萄糖、氨基酸和氧气等供应，并实现相关功能。有些产生神经递质，有些则制造激素，还有些制造肌肉细胞，使身体移动。线粒体是这些工厂内的工人（尼克·莱恩在他的书中也将线粒体比喻为工人[38]），它们有许多不同的角色和任务。有些线粒体有助于产生和释放激素或神经递质。其他线粒体充当管理员，帮助清理活性氧类和其他杂物。一些线粒体发送信号以打开或关闭基因，帮助与细胞核进行交流，它们是钙、活性氧类和细胞内其他重要信号的调节因子。

线粒体一起工作并相互交流——它们相互融合，在细胞周围移动，并通过激素（如皮质醇）和其他机制（如线粒体衍生肽）与其他细胞中的线粒体交流。当然，它们还提供了工厂运作所需的大部分能量，即ATP。如果一个细胞中的工人做得不好，它不仅会影响该细胞中的其他工人，还会影响其他细胞中的工人。

在过去的20年里，关于线粒体在细胞中的作用的许多新证据令人震惊、出乎意料。几乎没有人想过线粒体可以控制细胞核中基因的调节——无论是日常调节还是在细胞生长和分化过程中的调节。它们与内质网和溶酶体等其他细胞器的相互作用，以及对这些细胞器的调节同样令人惊讶。线粒体通常被视为相对不起眼、非常小的ATP工厂。它们有时被称为"小电池"。许多研究人员仍然这样看待它们。

几个世纪以来，研究人员一直在试图弄清楚细胞是如何工作的。直到最近，他们仍主要关注细胞中所有体积较大的部位，在很大程度上忽略了微小的线粒体。一些人仍然认为拥有令人垂涎的人类基因组的细胞核是控制中心，另一些人则认为这一切都与外部细胞膜和嵌入其中的不同受体有关。不同的神经递质或激素使细胞发挥作用。虽然这两种观点都有一定道理，但万一真正的主体是线粒体，即工厂的工人呢？鉴于线粒体在细胞功能的许多不同方面扮演的角色，它们是否可能是理解细胞如何工作的真正答案？会不会细胞中所有不同的细胞器都只是一些大型机器或储存场所，被线粒体用来执行细胞中的不同任务呢？细胞核会不会只是一个大型的DNA储存中心，即细胞的基因图谱，供线粒体使用？其他细胞器会不会是制造蛋白质（核糖体）或处理废物（溶酶体）的大型机器，供线粒体用于这些不同的目的？毕竟，线粒体是唯一在细胞内移动、相互作用并与其他细胞器相互作用的细胞器。线粒体首先进入细胞，是第一个细胞器，它们也曾是独立的生物体。从许多方面来看，现有证据并不能排除这种可能性。

需要明确的是，我并不是说线粒体拥有大脑，可以对所有这些功能做出独立决定。相反，我认为它们就像小机械工人，按照编程的设定做着分内之事，它们一直是人体细胞的忠实仆人。但就像许多不受重视的仆人和工人一样，也许它们所做的一切应该得到更多的尊重和认可。

无论你是否喜欢这个比喻，或即便你继续坚持认为线粒体只不过是一些小电池，以下这一点都非常明确且无可争议：如果线粒体无法工作，人体或大脑也无法运转。

第八章

大脑能量失衡

在前一章中，我回顾了线粒体的重要作用。它们的功能影响着人体的每一个细胞，参与细胞功能、神经递质、激素、炎症、免疫系统功能、基因表达调节、发育及细胞的维持和健康等各个方面，对整个身体和大脑产生广泛的影响。线粒体是细胞和代谢的驱动力，是人体内的工人。

但问题仍未解决：是否有证据表明代谢问题与精神障碍相关？两者又是如何关联的？

有！有大量证据表明，代谢问题与精神障碍有关。

正如我在第五章讨论的那样，一个多世纪前，医生和研究人员就已经知道精神障碍似乎与代谢紊乱有关，例如糖尿病。精神障碍患者——甚至是那些尚未患上肥胖、糖尿病或心血管疾病的人——代谢异常的直接证据至少可以追溯到 20 世纪 50 年代。在代谢标志物中发现的异常包括：ATP、氧化还原标志物（活性氧类等氧化剂和抗氧化剂之间的平衡）、激素、神经递质和乳酸（代谢应激的标志）水平的差异。20 世纪 80 年代，人们发现给惊恐障碍患者的静脉注射乳酸，通常会立即引起惊恐发作。[1] 正如我讨论过的那样，皮质醇失调似乎也会产生影响，至少对某些人来说如此，而皮质醇是一种代谢激素。

神经影像学研究提供了大量证据，证明精神障碍患者的大脑存在代谢差异。功能性磁共振成像和近红外光谱成像可以测量与神经活动相关的脑血流局部变化，这是代谢和大脑活动的间接标志物。正电子发射体层摄影、血氧水平依赖脑功能成像和单光子发射计算机断层成像都可以测量一些代谢标志物，如葡萄糖、氧气或研究人员注射到人体静脉中的放射性分子水平。所有这些成像研究都在测量大脑的代谢，因为代谢是大脑活动的一个标志。大脑神经元活跃时，消耗的能量更多；神经元休息时，消耗的能量较少。

这些研究为我们提供了大量数据，证明精神障碍患者的大脑与健康对照组的大脑相比存在差异。一些大脑区域过度活跃，而另一些大脑区域欠活跃。最近，研究人员转向了脑功能连接研究，探索两个或多个大脑区域的相互作用，试图确定哪些区域相互沟通以执行特定任务。然而，即使开展了所有这些研究，异质性和相互矛盾的研究发现一直都是问题所在。如果你不相信我，美国精神病学会 2018 年发表了一份"神经成像资源文件"。该学会从中得出以下结论："目前还没有脑成像生物标志物能对精神病学的任何一种诊断疾病发挥临床作用"。2

然而，从事这项神经成像工作的研究人员几十年来一直知道，精神障碍患者的大脑中存在代谢差异。乍一看，他们可能认为大脑能量理论没有什么新意。"很明显，精神障碍与代谢有关！我们一直都知道！代谢是生物学的一切。这有什么新鲜的？"

我希望你能看到，这个理论中有一些新东西。不仅新，还具有变革性意义。这些研究人员在代谢和大脑工作方式的巨大复杂性中找不到方向。他们试图弄清楚是什么导致一些大脑区域过度活跃，而一些大脑区域欠活跃，却没有考虑代谢这个大局。最重要的是，他们没有看到线粒体在这一切中起的作用。退一步观察大局（即使是在微观层面看大局），我们可以找到探究代谢和精神健康之间关联的新途径，并找到解决这些问题的新方法。

线粒体和精神障碍

但我们是否有证据表明，精神障碍患者的线粒体功能不正常？

有！我们现在掌握了充足的证据。

过去的几十年，人们已经清楚地认识到，线粒体在人体健康中发挥的作用比想象中要大得多。当线粒体不能正常工作时，人体就不能正常运转。线粒体功能障碍是最常用于描述线粒体功能受损的术语。与线粒体功能障碍有关的疾病非常多，几乎所有的精神障碍都包括在内。此外，还包括上文讨论过的代谢和神经系统疾病——肥胖、糖尿病、心血管疾病、阿尔茨海默病和癫痫。实际上，线粒体障碍相关疾病的范围甚至更加广泛，许多癌症和帕金森病都在其列。我无法详细介绍所有这些不同的疾病。然而，我目前创建的理论框架也将适用于这些疾病。

已确认的线粒体功能障碍的相关精神障碍具体包括：精神分裂症、分裂情感障碍、双相障碍、重度抑郁症、孤独症、焦虑症、强迫症、创伤后应激障碍、注意缺陷多动障碍、神经性厌食症、酒精使用障碍（又名酒精中毒）、大麻使用障碍、阿片类药物使用障碍和边缘型人格障碍。通常被视为神经系统疾病的痴呆和谵妄也包括在内。

这份清单并未涵盖《精神障碍诊断与统计手册（第五版）》中的每一种精神疾病诊断。然而，这并不一定是因为其他疾病中不存在线粒体功能障碍，只是还未对它们进行研究。尽管如此，这份疾病清单覆盖范围足够广泛，足以说明各种不同的诊断背后都存在线粒体功能障碍，这些诊断包括精神病学发现的几乎所有症状。

如果所有这些证据早已存在一段时日，为什么没有人提出线粒体功能障碍是代谢紊乱或精神障碍共同的病理机制？

其实有人提出过！对阅读本书的大多数人来说，这似乎是一个新的信息。然而，本书并不是第一本主张线粒体在人类健康和疾病中扮演重要角色的书。

1928 年，雷蒙德·珀尔博士出版了一本关于生存速率理论（the rate of living theory）的书。他在书中提出，影响寿命和衰老的疾病，包括大多数代谢性疾病，都与代谢率有关。1954 年，德纳姆·哈曼博士提出了衰老自由基理论（free radical theory of aging），重点探讨活性氧类，认为活性氧类是与年龄相关的疾病的病因。1972 年，他进一步发展这一理论，提出了线粒体老化理论（mitochondrial theory of aging），承认线粒体在活性氧类的产生中的核心作用。近年来，关于线粒体及其与肥胖、糖尿病、心血管疾病和衰老本身关系的研究呈爆炸式增长，发表在医学文献上的研究文章有数万篇。

在精神病学文献中，不乏受人尊敬的科学家强调线粒体在精神障碍中扮演重要角色的文章。在 2021 年的医学文献搜索中，有 400 多篇文章与精神分裂症和双相障碍有关、3 000 多篇与抑郁症有关、4 000 多篇与阿尔茨海默病有关、超过 1.1 万篇与酒精使用障碍有关。其中，对于一些开创性的研究我深表赞同，它们出自受人尊敬、享誉国际的同事，如麦克莱恩医院和哈佛大学医学院的布鲁斯·科恩教授和多斯特·温吉尔教授，我在这两个机构工作的时间超过 25 年。

2017 年，线粒体遗传学领域的奠基人道格拉斯·华莱士博士在《美国医学会杂志-精神病学》（*JAMA Psychiatry*）这一领先的精神病学杂志上发表了一篇文章，大胆声称（正如我在本书中所做的那样）所有精神障碍都是线粒体功能障碍导致的。[3] 作为一名遗传学家，华莱士专注于研究线粒体基因。由于活性氧类的存在和线粒体 DNA 缺乏保护，线粒体基因经常发生突变。华莱士认为，大脑是受线粒体的能量产生问题影响最大的器官。他认为，大脑的一些部位可能首先失灵，这或许是因为相比其他部位，它们对能量缺失更为敏感。此话有理，因为大多数机器确实都存在"最薄弱的环节"，大脑可能也是如此。因此，少量的能量缺失可能导致注意缺陷多动障碍或抑郁症，而大量的能量缺失可能导致其他精神障碍，如精神分裂症。

上述理论很快便招致反驳。陶马什·科齐茨博士及其同事认为，虽然人们喜欢"简单"的解释，但精神障碍并不适合这样简单的解释。[4] 他们承认，"线粒体功能欠佳"似乎确实在大多数精神障碍中起作用。然而，仅仅关注线粒体的能量产生并不能解释我们在数十亿精神障碍患者身上看到的多样症状。此外，这甚至不能解释我们在罕见遗传性线粒体疾病患者身上看到的多样症状。即使是相同线粒体基因突变的患者，他们的症状也不相同。他们认为，精神障碍太过复杂且因人而异，不能用单一的因素来解释。

这些研究人员并没有考虑除产生能量之外，线粒体在细胞中还发挥多少其他作用。他们也未能认识到，究竟有多少不同的因素影响线粒体的功能和健康。如果线粒体不能正常工作，大脑也不能正常工作。如果大脑的代谢没有得到适当控制，大脑就不能正常工作。或许症状千变万化，但线粒体功能障碍对于解释精神疾病的所有症状是必要且充分的。

界定根本原因

正如我刚才在上一章中讨论的，线粒体发挥的作用有很多。明确线粒体功能障碍的定义很困难，对科学家来说是一项挑战。在不同的研究中，线粒体功能障碍的定义可能迥然不同。

汽车也是如此，如果一辆汽车存在"功能障碍"，意味着什么？它可能意味着在高速公路上行驶时发动机噼啪作响；可能意味着车胎瘪了，汽车难以继续行驶；也可能意味着车灯和转向灯损坏了。这些都是汽车的不同问题，由不同原因造成。但此处有一点很重要：无论汽车存在什么问题，它在高速公路上出现这些问题中的任何一个，都会影响同路行驶的其他车辆，这可能会阻碍交通或导致事故。车辆的通行可能会放慢或完全停滞，高速公路可能因为一辆车而陷入"瘫痪"。在现实中，绝大多数的车祸并非汽车本身造成的，而是汽车司机造成的。司机也可能存在"功能障碍"，他们可能在驾驶时睡着了、喝醉了、吸毒了，也可能犯"路怒症"了。无论功能障碍的原因是什么，是汽车还是司机，这些失控的汽车和司机都以类似的方式影响着交通。

线粒体功能障碍也是如此，障碍可能由许多不同的原因引起，并可致线粒体及其所在的细胞出现不同的问题。[5] 衡量线粒体的功能相当困难。还记得它们有多小吗？一个细胞中通常有数百个，有时甚至有数千个线粒体，而细胞本身也非常小。

线粒体功能障碍可能源于线粒体本身的问题。这包括基因突变或细胞中线粒体的短缺。正如我前面提到的，线粒体有自己的DNA，但并没有像人类基因组那样受到保护。因此，它很容易发生突变，线粒体产生活性氧类，如果它们产生的活性氧类过多，就会损坏线粒体的DNA或其他部分，这会导致线粒体缺陷。当线粒体出现缺陷时，应该被处理和回收，由新的线粒体替代。如果替代没有发生，细胞可能会出现"工人"不足的状况。众所周知，随着年龄的增长，人体细胞中的线粒体数量会减少，导致细胞的代谢能力下降。

"工人"减少时，无论是由于衰老还是线粒体功能障碍，生产力都会下降。随着线粒体的持续减少，细胞通常会死亡，导致器官和组织萎缩。伴随着细胞的死亡，器官变得更弱，更容易受到压力的影响。大脑萎缩、肌肉流失，心脏也没有那么强壮了。这种现象也见于慢性精神障碍患者。正如我前面提到的那样，所有精神障碍患者都出现了加速衰老的现象。

　　导致线粒体损伤更重要的原因，我称之为"线粒体失调"。许多影响线粒体功能的因素来自细胞外，包括神经递质、激素、肽、炎症信号，甚至还有像酒精这样的东西。是的！酒精会影响线粒体功能。我把这些称为失调，而不是功能障碍。因为在某些情况下，线粒体的功能正常，但其所处的环境迅速变得恶劣并造成损害——类似于人们在高度紧张时竭尽全力应对的情况。

　　确定需要重点研究哪些线粒体功能至关重要，而且在不同的研究中重点也有所不同。其中一些研究是线粒体仍在活细胞中（体内）时进行的，另一些则是在实验室培养皿中裸露的线粒体（体外）上进行的。[6]

　　许多研究人员关注 ATP 的产生，他们可以测量细胞质中 ATP 相对于 ADP 的数量，并对线粒体的功能进行假设。这项研究的意义显而易见：ATP 为细胞工作提供能量，如果其水平降低，细胞就不能正常工作。ATP 相对于 ADP 的数量水平也是细胞内的重要信号。这一比例影响到细胞功能的诸多方面，包括基因表达。我们在多种疾病中都发现了 ATP 水平的降低，包括精神分裂症、双相障碍、重度抑郁症、酒精中毒、创伤后应激障碍、孤独症、强迫症、阿尔茨海默病、癫痫、心血管疾病、2 型糖尿病和肥胖等。尽管大多数人认为肥胖就是能量过剩，但由于线粒体功能障碍，肥胖患者身体和大脑中的许多细胞实际上都流失了 ATP。[7]

　　其他研究人员则关注氧化应激。记住，这是一个用来描述活性氧类累积的术语。让我们回想一下，线粒体产生活性氧类，但也利用抗氧化剂对活性氧类进行解毒。当线粒体不能正常工作时，活性氧类就会积累，一般会对细胞造成损害，但更常见的是对线粒体本身造成损害，从而导致恶性反馈循环。大量研究发现，在我一直讨论的所有代谢紊乱、神经系统疾病和精神障碍中，氧化应激水平都比较高。这会导致细胞损伤和加速衰老。

迄今为止，关于线粒体在健康和疾病中的作用的研究存在三大不足。

1. 只关注一种功能。大多数研究都只关注线粒体的一种功能或一个方面，往往没有考虑所有不同的功能。一些线粒体功能可能是正常的，另一些则是异常的。此外，一些功能会影响其他功能。例如，关注线粒体ATP产生的研究通常认为这是线粒体的主要作用，有时甚至认为这是唯一的作用。他们将在所研究细胞中看到的不良结果都归因于ATP的产生受损。实际上，不能产生足够ATP的线粒体也可能难以相互融合，或泄露出大量的活性氧类，或难以管理细胞内的钙水平。这些功能对研究人员观察到的细胞缺陷的影响可能更为突出，却没有得到探究。在某些情况下，可能ATP的产生正常，上述这些其他功能异常，研究人员或许会得出"线粒体功能正常"的结论，但事实并非如此。

2. 细胞之间的差异。线粒体受到细胞内和细胞外众多因素的影响。线粒体的数量和健康状况在身体和大脑的所有细胞中并不一致。一些细胞可能拥有大量完全健康的线粒体，而其他细胞可能线粒体存在缺陷或不足。研究人员必须研究特定的细胞，以确定这些细胞中的线粒体是否在某种疾病中扮演了角色。研究一个健康的免疫细胞可能无法提供关于功能故障的脑细胞中所发生之事的信息。

3. 反馈回路的作用。先有鸡还是先有蛋的问题将许多研究人员引入歧途。是线粒体功能障碍导致疾病，还是疾病导致线粒体功能障碍？线粒体只是无辜的旁观者和其他破坏性过程的受害者吗？

如果考虑因果关系，事情可能就会显得混乱。导致线粒体功能障碍的原因有很多，结果也各异，我很快就会讨论到这一点。然而，令人困惑的是，原因可能导致结果，反之亦然。涉及这种模式时，我们就需要考虑反馈回路。谈到代谢和线粒体，几乎所有事情都在反馈循环中进行调节。

阿尔茨海默病研究中就有一个例子。我们知道阿尔茨海默病患者的大脑中会积聚异常的蛋白质 β - 淀粉样蛋白，这种蛋白质一直是研究的主要目标。我们知道，β - 淀粉样蛋白含量越多，患阿尔茨海默病的可能性就越大。我们还知道，它对线粒体有毒性，会导致线粒体功能障碍。[8] 研究人员认为自己有足够的证据表明线粒体是这种破坏性蛋白质的无辜旁观者。是什么导致 β - 淀粉样蛋白积聚？研究人员并不知道，且仍在寻找原因。然而，他们忽略了这一点：线粒体功能障碍很可能是导致 β - 淀粉样蛋白累积的原因。有证据表明，线粒体功能障碍甚至在 β - 淀粉样蛋白开始积聚之前就已经出现了。[9] 这有可能是一个正反馈回路。线粒体功能障碍引起细胞维持问题，进而造成 β - 淀粉样蛋白（一种应该被处理和回收的蛋白质）累积。而后，这种 β - 淀粉样蛋白的累积又导致线粒体功能障碍进一步恶化。这种反馈回路形成了恶性循环，我们称其导致的后果为 "阿尔茨海默病"。

幸运的是，过去二十年，关于线粒体功能范围的研究已经大大拓宽了——前一章提到的线粒体所有不同作用都来自不同的研究对于线粒体不同功能的探究。

线粒体功能障碍或失调将我们已知的精神障碍和代谢紊乱的一切信息串联起来。线粒体就是共同的病理机制。对科学家或纯粹主义者来说，将这一理论称为 "精神疾病的代谢和线粒体理论" 更合适，因为这将包括线粒体的无数任务，以及线粒体如何被影响代谢的所有事物影响。（我将在本书第三部分讨论这些问题。）然而，由于能量失调似乎确实是精神疾病大部分症状的原因，所以简短且容易记忆的"大脑能量理论"对我来说很适用。

线粒体功能障碍和失调

现在我将展示线粒体功能障碍如何导致我们在精神障碍中看到的所有大脑变化和症状。线粒体影响大脑的发育、不同基因的表达、突触的形成和破坏、大脑活动。线粒体还影响结构问题和功能问题。线粒体将我们已知的诸多信息串联在一起，并将其纳入一个共同的病理机制。让我们来看看其中的一些科学原理。

回顾上文，为了理解当下许多与精神障碍相关的神经科学知识，我需要解释为什么一些大脑区域可能过度活跃，另一些区域可能欠活跃，从而导致症状。我也在探寻细胞发育异常的原因，以及为什么一些细胞最终会萎缩和死亡，导致某些大脑功能永久缺失。这些具体的作用机制将帮助我们理解精神疾病的症状，而这些与我在第六章中概述的框架一致。

大家可能还记得我在第五章中说过，人类疾病通常是由以下三方面问题的其中一个引起的：细胞的发育、功能或维持。

事实证明，线粒体在这三个方面都发挥着作用。

现在我将带领大家了解线粒体功能障碍和失调的五个广泛结果，它们可以解决所有这些问题：细胞维持能力下降、大脑功能过度活跃、大脑功能欠活跃、发育问题，以及细胞萎缩和细胞死亡。

细胞维持能力下降

与汽车等非生物机器不同，活细胞的独特之处在于它们需要能量和代谢资源来维持自身的存活。细胞的不同部位需要在持续不断、永不停息的周转中修复和更替。所有这些都需要能量和代谢要素。一项研究估计，大脑产生的 ATP 有大约 1/3 用于细胞维持或基本代谢功能调节。[10] 我已经描述了压力、皮质醇和线粒体本身在自噬过程中的作用，这对细胞维持至关重要。但一如既往，这个过程远不止于此。

线粒体与其他细胞器相互作用，促进日常维持功能。例如，线粒体与溶酶体间存在相互作用。当实验阻止两者相互作用时，废物就会积聚在溶酶体中。[11] 线粒体还与内质网相互作用，内质网的作用很多，包括蛋白质的折叠。许多神经退行性疾病都与内质网中错误折叠的蛋白质有关。当这些错误折叠的蛋白质积累时，一种被称为未折叠蛋白反应（UPR）的过程会试图减轻损害。一组研究人员发现，线粒体外膜上有一种微蛋白（PIGBOS）在未折叠蛋白反应中起关键作用。这种蛋白质被移除后，细胞更容易死亡[12]，这有力地表明线粒体在这一过程中也发挥着关键作用。这些只是线粒体功能障碍导致细胞维持问题的一些方式，它们或将造成精神障碍患者身上出现的维持问题和结构缺陷。

在某些情况下，细胞的结构缺陷会形成影响代谢的正反馈回路，导致细胞更难工作。一个具体的例子是髓磷脂，这是由一种名为少突胶质细胞的支持细胞组成的神经元外部保护层。髓磷脂使神经元更易发送电信号。如果神经元的髓磷脂层有缺陷，神经元就需要更多能量才能工作。一个较极端的例子是多发性硬化，其中，髓磷脂被自身免疫过程破坏。线粒体功能障碍会引发髓磷脂的产生和维持问题。与大脑能量理论一致，在精神分裂症、重度抑郁症、双相障碍、酒精中毒、癫痫、阿尔茨海默病、糖尿病甚至肥胖患者的大脑中都发现了髓磷脂缺陷。[13]

细胞中的废弃物是另一个结构缺陷和维持问题，它会损害线粒体的移动。例如，除了前文描述的 β - 淀粉样蛋白，阿尔茨海默病还与一种名为 τ 蛋白的蛋白质积累有关。研究人员在研究 τ 蛋白对线粒体的影响时发现，它严重限制了线粒体在细胞内移动的能力。[14] 线粒体的移动路径被这些废弃物阻塞，τ 蛋白干扰了线粒体用于移动的细胞骨架。当线粒体在细胞内移动受阻时，细胞就难以正常工作，甚至可能会萎缩和 / 或死亡。

大脑功能过度活跃

还记得第六章中关于大脑功能过度活跃或过度兴奋的讨论吗？线粒体功能障碍或失调就会导致这种情况！这可能是线粒体功能障碍最矛盾的地方。有时，如果线粒体不能正常工作，大脑的某些部位实际上会过度活跃，而不是欠活跃——尽管这些部位可能存在 ATP 不足。

在现实情况中，细胞过度兴奋实际上相当常见。有许多病症都是细胞过度兴奋的反映。癫痫就是大脑细胞过度兴奋的一个明显且极端的例子，心律失常可能是心脏细胞过度兴奋所致，肌肉痉挛的起因是肌肉细胞过度兴奋，慢性疼痛由神经细胞过度兴奋造成。这些都是细胞不能适时放电或停止放电的例子。

线粒体功能障碍可导致过度活跃和过度兴奋，途径至少有三种：

1. 回顾上文，线粒体参与离子泵和钙调节，这两者都是细胞"关闭"需要的元素。如果线粒体功能异常，这些过程将耗费更长的时间，细胞就会变得过度兴奋。

2. 有时，过度活跃或过度兴奋可能是由于旨在减缓其他细胞活动的细胞出现了功能障碍，如 γ - 氨基丁酸细胞。如果 γ - 氨基丁酸细胞不能正常工作，那么它们本应抑制的细胞就会不受控制和过度兴奋。回顾第六章，皮质中间神经元就是这样的一个例子，其功能障碍在许多精神障碍和神经系统疾病中可见。

3. 我讨论了维持问题如何改变细胞结构，如髓磷脂或 β - 淀粉样蛋白的相关问题。这些维持问题可导致细胞过度兴奋，例如：缺乏髓磷脂会造成离子渗入细胞，导致细胞在不该放电时放电。

一个研究小组通过移除小鼠体内一种已知对线粒体健康至关重要的蛋白质——sirtuin 3 蛋白，直接证明了线粒体功能障碍会导致过度兴奋。被移除 sirtuin 3 蛋白的小鼠出现线粒体功能障碍、过度兴奋和癫痫，并过早死亡。[15] 另一研究小组将双相障碍患者和健康对照组的干细胞转化为神经元，发现双相障碍患者的神经元出现线粒体异常，细胞过度兴奋。[16] 有趣的是，锂盐降低了这种过度兴奋。

神经元过度兴奋见于多种精神障碍和代谢紊乱。神经元过度兴奋会引起癫痫发作，可在癫痫患者的大脑中检测到。在谵妄、创伤后应激障碍、精神分裂症、双相障碍、孤独症、强迫症和阿尔茨海默病患者的大脑中也发现了神经元过度兴奋的现象。健康的啮齿动物身上甚至也出现了神经元过度兴奋，而这些啮齿动物只是面临一些长期压力罢了。[17] 过度兴奋很难衡量，但实际上我们并不需要衡量它。人们通常知道何时出现了过度兴奋，因为身体或大脑会出现异常。疼痛细胞的过度兴奋引起疼痛，大脑中焦虑机制的过度兴奋会导致焦虑。任何产生人类情感、感知、认知或行为的大脑区域过度兴奋都会导致这种异常的体验。

大脑功能欠活跃

线粒体功能障碍（或失调）会减缓或降低细胞的功能。细胞需要能量才能工作，而线粒体负责提供这种能量。它们也是细胞的"打开 / 关闭"开关，还控制着钙水平和其他信号。脑细胞需要能量来制造和

释放神经递质和激素并正常运作。仅仅是细胞功能减弱就可以解释在
精神障碍患者身上看到的许多神经递质和激素水平变化。此外，线粒
体直接参与制造一些激素，如皮质醇、雌激素和睾酮，所以如果线粒
体功能障碍或失调，这些激素也可能失调。

发育问题

从子宫内开始，一直到成年早期，人类的大脑迅速成长，并在
神经元和其他脑细胞之间形成连接。这些连接非常重要，为生命奠定
了基础，或称"硬连接"。在一些发育窗口期，大脑的硬连接需要明
确形成。一旦发育不正常，这个窗口就会关闭，大脑就再也没有机
会"正常"发育。线粒体对所有这些任务都至关重要。正如我讨论的
那样，线粒体在细胞生长、分化和突触形成的过程中发挥着关键作用。
线粒体功能障碍或失调时，大脑就不能正常发育。对孤独症等始于婴
儿期或儿童期的神经发育障碍来说，这一点很重要，要牢记在心。即
使在生命的最后阶段，我们的大脑也会以可预测的方式发生变化。细
胞生长和分化、神经可塑性，或神经元的变化和适应性在整个生命中
都很重要。当线粒体不能正常工作时，上述这些过程都会出现问题。
细胞或细胞之间的连接缺失可能导致永久性的大脑功能缺失。这些症
状不会时好时坏，因为执行这些功能所需的细胞或连接根本不存在。

细胞萎缩和细胞死亡

线粒体功能障碍可能导致细胞萎缩。如果线粒体的数量或健康状
况下降，细胞会受到压力。前文提到，线粒体分布在整个细胞中，有
些总是在四处移动，找事做。如果这些"工人"减少，线粒体就无法
维持整个细胞的工作。在某些情况下，线粒体停止向细胞的外围部位
移动，如轴突末梢或树突。如果线粒体停止向细胞的这些部位移动，

这些细胞部位就会死亡，炎症也会随之而来。小胶质细胞，即大脑的免疫细胞会开始工作并吸收这些死亡的细胞部位。[18] 随着越来越多的线粒体受损，越来越多的细胞会萎缩。如果这个过程继续，细胞就会死亡。

有充分的证据表明，随着时间的推移，慢性精神障碍患者的大脑会出现细胞萎缩的迹象。前文提到，这些患者正在经历早衰。不同的人受影响的大脑区域不同。海马等部分区域更容易受到影响，但即使被确诊患上同一疾病（如精神分裂症）的患者，受影响的大脑区域也会存在许多差异。[19] 此处又回到了异质性。线粒体功能障碍和失调解释了这种异质性。鉴于许多因素会影响线粒体功能（我将在第三部分进行讨论），它们同样也会影响大脑的不同区域。因此，根据不同的风险因素或原因，人们的大脑将受到不同的影响。如前文所述，时机和发育也很重要。14 岁就受影响的人与 39 岁才受影响的人，他们的大脑存在差异。

我们用汽车的比喻把这一切串联起来。一辆汽车有许多部件——油箱、油箱里的燃料（汽油）、发动机、用于发电的电池、转向系统和用于停车的制动系统，问题可能出现在不同的部件并导致不同的症状。在某些情况下，如果油箱进水或火花塞损坏，汽车可能会噼啪作响或速度变慢（功能欠活跃）。如果电池电量低，结果可能是灯光变暗、雨刷摆动速度变慢、收音机停止工作或汽车根本无法启动（所有功能都欠活跃）。这些症状差别很大，但它们都与能量有关，并且通常只有一个原因。现在让我们把汽车看作一个活细胞，突然间，细胞需要能量才能工作、维持自身。没有充足的能量，轮胎胎压

低，车轮摇摇晃晃，车门出现锈蚀和孔洞（维持问题）。发动机和电池老化，电池的酸液开始泄漏，蔓延到整个发动机（活性氧类）。机油有一段时间没换了，发动机零件也陆续损坏。维修不善会导致发动机每况愈下（正反馈回路）。到某个时间点，这辆车将对其他车辆和高速公路交通构成威胁。刹车停止工作（关闭开关受损导致的过度兴奋）最终可能会酿成车祸，使高速公路陷入瘫痪。这辆车可以被拖到垃圾场进行回收（细胞凋亡）。如果有人试图再次驾驶这辆车，它就会继续对高速公路上的其他车辆和交通状况构成危险（代谢紊乱和精神障碍）。

三种精神障碍的原因

现在让我们来看看大脑能量理论的实际应用。我将带领大家了解三种不同精神障碍的证据，以及我们如何从线粒体和代谢的角度来理解出现症状的原因。

重度抑郁症

许多研究表明，慢性抑郁症患者的线粒体功能异常。[20] 例如，一些证据显示抑郁症患者的 ATP 水平较低，不仅在脑细胞中，在肌肉细胞和循环免疫细胞中的 ATP 水平也低。在抑郁症的动物模型中，也发现了 ATP 生成减少的情况。对慢性抑郁症患者的脑组织进行的尸检研究发现，线粒体蛋白存在特殊异常，这显然意味着线粒体功能障碍。[21] 如我之前所述，抑郁症患者的氧化应激水平会升高。

另一项证据包括抑郁症的血液生物标志物。研究人员从数千名抑郁症患者身上采集血液样本，寻找这些样本与健康对照组之间的异常或差异。目前已鉴定出许多生物标志物。一项对 46 项此类研究进行的荟萃分析试图厘清这些差异，确定是否可能存在共同的病理机制或主题。确实存在！这些生物标志物主要与氨基酸和脂质代谢有关，而这两者都与线粒体功能相关。[22]

乙酰左旋肉碱（ALC）是一种特别重要的生物标志物，这种分子在线粒体内产生，对能量制造很重要。它对海马的功能来说也至关重要，海马是大脑中经常与抑郁症有关联的区域。一组研究人员观察了抑郁症患者和非抑郁症患者的乙酰左旋肉碱水平，发现抑郁症患者的平均乙酰左旋肉碱水平较低。[23]此外，乙酰左旋肉碱水平较低可以帮助判断抑郁症的严重程度、疾病的慢性程度、抗治疗性，甚至是情感忽视史。随后一项对460名抑郁症患者进行的研究发现，有效的抗抑郁治疗提高了患者的乙酰左旋肉碱水平，而且这些乙酰左旋肉碱水平数据可以帮助预测哪些患者的症状会完全缓解。[24]研究人员得出结论："应探索针对线粒体的新策略，以改善重度抑郁症的治疗方法。"

线粒体在抑郁症中确实起作用的最直接、最令人震惊的证据或许来自在大鼠身上进行的一项简明精巧的研究。[25]研究人员确定了焦虑水平高和存在类似抑郁症行为的大鼠，研究它们大脑的一个特定部分（即伏隔核），以观察大鼠的线粒体功能和 / 或细胞发育方式是否存在差异。研究发现，两者均存在差异。焦虑 / 抑郁的大鼠每个细胞的线粒体数量较少，其线粒体利用氧气将能量转化为ATP的方式，以及线粒体与内质网的互动方式也存在差异。神经元本身看起来也不同。研究人员进一步追踪发现，这些大鼠的线粒体中，线粒体融合蛋白2（MFN2）水平较低——这是线粒体膜上的一种蛋白质，对线粒体相互融合及与内质网融合的能力非常重要。接下来是令人震惊的部分：研究人员给焦虑 / 抑郁的大鼠注射了一种病毒载体，该病毒载体显著提高了线粒体融合蛋白2的水平。一切随之改变！线粒体开始正常运作，神经元开始变得正常，焦虑和类似抑郁的行为也消失了。这有力地表

明了线粒体在抑郁症和焦虑症中的因果作用……至少在大鼠身上确实
如此。

抑郁症的一些症状完全可以归入细胞功能欠活跃或代谢降低的范
畴。睡眠、精力、动力和注意力的变化可能都与脑细胞功能的下降有
关。几乎可以肯定，这种疲惫感会蔓延至全身的肌肉，因为在肌肉中
也发现了线粒体功能障碍。在某些情况下，患者会出现"铅样瘫痪"，
他们感觉自己的胳膊和腿像被灌了铅，甚至很难动弹。患者肌肉中的
线粒体功能障碍也许可以解释这一点，如果肌肉没有足够的能量，就
很难活动起来。紧张症是代谢衰竭的一种极端形式——患者可能因疾
病而瘫痪，行动或说话面临严重困难。

双相障碍

双相障碍（和精神分裂症）代谢异常的直接证据可以追溯到 1956
年，当时研究人员注意到患者存在乳酸代谢异常。[26] 许多研究都证明
了双相障碍的患者存在线粒体功能障碍，其结果与抑郁症患者的结果
相似。然而，一个重要的问题是：抑郁症与躁狂有什么不同？任何见
过这两种患者的人都知道，两者的区别甚大。

2018 年，研究人员发表了一篇综述文章《双相障碍的线粒体基础
模型》。他们在文章中提出，抑郁状态似乎是能量不足的状态，而躁
狂状态似乎涉及大脑中能量产生的增加。[27] 他们引用了几项研究，表
明躁狂状态与大脑中葡萄糖和乳酸的利用增加有关，两者的利用增加
都能表明线粒体能量产生的增加。此外，研究发现谷氨酸和多巴胺这
两种神经递质在躁狂状态下升高，表明这些神经元的活动增加。因此，
躁狂状态似乎是线粒体（至少是一些脑细胞中的线粒体）比正常情况
下产生的能量更多的少数特殊情况之一。虽然令人惊讶，但这仍然属
于线粒体功能障碍或失调。线粒体应当在适当的时间放慢速度，例如

在夜间慢下来，以便入睡。不同的脑细胞应该在某些时候停下来，就像大城市的交通那样。在躁狂状态下，线粒体产生能量的行为过度活跃，导致细胞在不应前进时"前进"，没有适时地让路或减速。大脑中的许多部位似乎都过度活跃。

还有其他证据可以支持这一模型。[28] 研究发现双相障碍患者的钙水平高于正常水平，特别是在躁狂发作的时候——这与我概述的过度兴奋机制一致。事实上，研究人员已证实双相障碍患者的神经元兴奋性存在变化。对任何见过抑郁症或双相障碍患者的人来说，这一点完全可以理解。双相障碍患者显然能量过剩，而抑郁症患者显然能量不足。颇有意思的是，在细胞层面也发现了这一现象。双相障碍患者的躁狂发作消退后，线粒体功能障碍继续存在，但这会导致整体能量产生过少。一组研究人员最近在血细胞中发现了一种线粒体生物标志物，显示在躁狂和抑郁状态下，线粒体的数量显著减少，当患者情况良好时，线粒体的数量又恢复正常。[29] 这表明在疾病状态下，可能有什么东西破坏了整个身体的线粒体生物合成或线粒体自噬，并且这种破坏不仅存在于大脑中。

躁狂发作期间，能量过多的最大危险之一是其对过度兴奋细胞的影响。这些细胞的线粒体受损，线粒体数量太少，或由于维持问题已产生结构损伤。躁狂发作期短暂的能量爆发并不足以纠正与线粒体功能障碍有关的长期问题，没有足够的能量或时间用于修复细胞。相反，这种能量爆发足以导致重大问题，如精神症状、焦虑和激越。思考这个问题的一个简单方法是回到前文中汽车的比喻。如果一辆车由于保养不善，轮胎漏气、错位，车况不良，那么突然踩油门加速实际上是一个危险的举动。车辆还未做好接收更多的能量或提升速度的准备，彻底崩溃的可能性会更高。给一个过度兴奋的细胞提供太多能量也会发生这样的事情。

创伤后应激障碍

创伤后应激障碍可以理解为一种过度兴奋的创伤反应系统，这个系统是对危及生命事件的正常反应，但现在系统在不应该开启的时候打开，或者在应该关闭的时候没有关闭。对某些人来说，这个系统似乎发展出了一个较低的启动阈值。例如，许多有创伤史的人会清楚地意识到触发其症状的"诱因"可能是某些地方、人、气味、话语甚至是想法。

大脑的杏仁核和内侧前额皮质这两个区域通常会受到影响。杏仁核启动恐惧反应，研究发现创伤后应激障碍中杏仁核过度兴奋。内侧前额皮质是大脑中抑制杏仁核的区域。通过抑制杏仁核，一旦患者意识到没必要恐惧，它就可以阻止恐惧反应。研究发现，创伤后应激障碍患者大脑的内侧前额皮质欠活跃，这意味着患者很难停止恐惧反应。已有几项证据证明创伤后应激障碍患者的线粒体存在功能障碍，其中包括尸检研究，结果显示线粒体基因表达异常，线粒体总数减少，氧化应激水平增加，ATP 水平下降。[30]

谵妄和死亡过程

但是，所有的精神障碍真的都是由代谢和线粒体功能障碍引起的吗？

有些人可能仍然难以接受这种理解精神障碍的新方法，因为将所有的精神障碍都归结到代谢和线粒体功能障碍这一病理机制似乎有些牵强。

为了消除大家的疑虑，可以想一想那些我们已知的线粒体功能突然受损的情况，然后就会发现基本上所有的精神症状都出现了。实际上，有一个明确的例子可以证明这一理论——谵妄。

谵妄是一种严重的疾病，被定义为急性精神障碍。"急性"一词意味着病发很快，而"精神障碍"可以是任何精神症状——思维混乱、迷失方向、注意力分散、执着于某些话题、幻觉、妄想、情绪变化、焦虑、烦躁、退缩、睡眠剧烈变化和性格改变。谵妄发作时，精神障碍的每一种症状都有可能出现。病发期间，甚至还会表现出饮食障碍的症状，例如饮食行为和身体形象感知的变化。

那么，是什么导致了谵妄？当前的标准答案是：没有人知道这一切是如何发生的，但我们知道，当患者病情十分严重时，就会出现谵妄。几乎所有的医学疾病都能引起谵妄，包括感染、癌症、自身免疫性疾病、心脏病发作和脑卒中。病情越严重，引发谵妄的可能性越大。重症监护室收治的患者更有可能出现谵妄。不同的研究显示，35%～80%的重症患者曾确诊谵妄。[31]

药物也会导致谵妄。开始服用新药物的患者可能会出现导致谵妄的反应。戒断药物或物质，甚至像大量饮酒这样的有害行为也会引起谵妄。酒精戒断性谵妄还有一个特殊的名称，即震颤性谵妄，病情可能非常严重，甚至危及生命。老年人特别容易出现谵妄，阿尔茨海默病等痴呆症患者更容易受影响。从本质上讲，导致谵妄的原因有无数种。我很快会讨论到，这些原因都会影响线粒体的功能。

谵妄如何诊断？谵妄症状开始出现时，有时原因显而易见。在某些情况下，最初的症状可以视为对疾病的正常反应。许多心脏病患者都会感到焦虑。在面对危及生命的情况时仍不焦虑，这很难想象。医生通常会给患者服用精神类药物，如苯二氮䓬类药物以帮助他们减轻焦虑。在这个早期阶段，尽管患者服用的是精神药物，他们通常不会确诊谵妄或精神障碍。焦虑往往被看作一种正常的、可以理解的反应。然而，如果这些焦虑症状是谵妄的前兆，那么这些症状通常会变得更加严重。患者可能会出现惊恐发作和严重焦虑，并迅速发展为精神错乱、迷失方向和幻觉。这些情况在体弱的老年人心脏病发作时很常见。尽管这些症状可能与痴呆症或精神分裂症的症状相同，但医生并不会将其诊断为痴呆症或精神分裂症。相反，医生会做出谵妄的诊断。

但医生是如何考虑这种区别的呢？大多数医护专业人士都知道，在心脏病发作的压力下，大脑根本无法正常工作。他们会将所有新的精神症状都归因于心脏病发作，其中包括强迫行为、思维混乱、抑郁、烦躁、妄想，任何症状都是如此！专业医护人士会把所有症状都归为谵妄。谵妄患者不会出现每种精神障碍的所有症状，可能只会出现几个症状。一些人会出现强迫症的症状，一些人看起来更加抑郁和孤僻，一些人看起来焦躁不安，这些都不重要。任何症状都无关紧要，总之它们都是由谵妄引起的。

谵妄有时会逐步发病。老年人谵妄的最常见原因之一是尿路感染，这种情况可能更难识别和诊断。通常情况下，老年人并不知道自己尿路感染。最先出现问题迹象的是大脑，而不是膀胱。几周前仍一切安好的老人可能开始出现思维混乱和记忆问题。家庭成员或专业医护人士往往会担心是否为阿尔茨海默病，因为症状看起来完全一样。患者可能经常感到困惑，可能在开车时迷路，也可能很难记住每天见到的人的名字。一旦去专业医护人士那里就诊，通过进行健康检查可能就会发现问题所在——尿路感染。治疗尿路感染可以使所有症状消失。虽然起因是尿路的感染，但症状来自大脑。为什么呢？因为大脑是对能量缺失或线粒体功能障碍最敏感的器官，也是最薄弱的环节。大脑几乎总是会首先显示出至少一些微妙的迹象。

这些不同的疾病是如何诱发基本上每一种精神症状的？专家推测原因是神经递质、应激反应和炎症[32]，所有这些都没错，但是它们到底是如何结合在一起并引发精神症状的呢？在这一点上，医学界还未形成连贯一致的理论，但大脑能量理论就是这样一个理论。

　　我并不是第一个提出谵妄的起因是代谢问题的人。1959 年，生物-心理-社会模型的创建者乔治·恩格尔提出，谵妄是由大脑能量代谢紊乱，或者说"大脑代谢不足"造成的。[33] 此后，许多研究人员扩展了这一假设。[34] 例如，正电子发射体层摄影研究显示，谵妄患者的大脑葡萄糖代谢下降。[35] 众所周知，许多严重的疾病会直接影响代谢和线粒体功能。然而医学界还无法解释精神症状，因此，目前还不清楚这些代谢和线粒体异常是否或如何在引起精神症状方面发挥作用。

　　如何治疗谵妄？治疗方法取决于潜在的病因和具体的症状。一旦确定了导致谵妄的疾病，就可以实施针对该疾病的标准治疗——可以是治疗尿路感染的抗生素，或治疗心脏病的标准心脏病治疗方案。那精神症状呢？尽管这些症状属于谵妄的范畴，但我们在精神病学中几乎采取了一切办法来控制这些症状。镇静药物很常用，包括抗精神病药、情绪稳定剂、抗抑郁药、抗焦虑药和睡眠药物。如果谵妄的症状是极度抑郁和缺乏精力，有时会使用兴奋剂。我们使用药物来缓解症状，但实际上，我们应该等到潜在的疾病得到全面治疗。一旦病情好转，谵妄的症状通常会消失。这只是暂时的线粒体功能障碍。

　　谵妄真的重要吗？一旦确定了主要的疾病，如心脏病发作，患者是否有精神症状还重要吗？许多人认为不重要，他们并不把精神症状当回事儿，认为这些恼人的问题只会导致更难提供良好的护理。例如，一些心脏病专家会忽略心脏病发作时的精神症状。对他们来说，问题简单明了，就是心脏病发作。这个人是否焦虑其实并不重要。即使患者产生了幻觉，他们也可能认为这无关紧要。那是心理医生要处理的问题，与心脏或心脏病学家的工作无关。不幸的是，这种十分普遍的观点非常短视，它忽视了大量的研究成果——这些研究表明谵妄确实很重要。有时，这甚至是生与死的区别。

　　如果大脑能量理论是正确的，与非谵妄患者相比，谵妄患者的线粒体功能障碍应该更广泛、更严重。这些"精神"症状给我们发出了一个警告信号。如果确实如此，更广泛、更严重的线粒体功能障碍应该意味着一系列的事情，意味着谵妄患者更容易发展出精神障碍、痴呆或癫痫，也意味着他们面临更大的死亡风险。这些都是真的吗？事实证明，这一切都是真的。

焦虑症、抑郁症和创伤后应激障碍等精神障碍在谵妄发作后都很常见。出院后 3 个月、12 个月和 18 个月，谵妄患者的痴呆和认知障碍病发率高于患相同疾病的非谵妄患者。[36] 实际上，老年人谵妄会导致随后患痴呆的风险增加 8 倍。脑细胞过度兴奋也有据可查，其中癫痫发作是最极端的后果。一项对谵妄患者的研究显示，84% 的人脑电图异常，其中 15% 的人经历过明显的癫痫发作。[37] 谵妄患者更容易早亡：住院期间，谵妄患者早亡的可能性是非谵妄患者的两倍[38]；出院后，谵妄患者一年内的死亡率为 35%~40%，远高于非谵妄患者。[39]

我们如何理解这一点呢？谵妄告诉我们，大脑中存在线粒体功能障碍。有时障碍是可逆的，患者可以完全康复，但并非总是如此。这些数据表明，线粒体功能障碍可以持续存在或继续发展。细胞中的线粒体会受损——细胞的"工人"减少，这导致细胞更容易受到持续功能障碍的影响。有些细胞本身会死亡，而不是被替代。所有这些都会导致不同大脑区域的储备能力下降。其中任何一种情况都可能导致精神障碍、阿尔茨海默病或癫痫发作。

那么，那些在重症监护室住院期间出现更细微的精神障碍迹象（比如抑郁症）的患者又如何呢？如果抑郁症的起因也是线粒体功能障碍，那么可以预见，抑郁症将伴随着更高的死亡率或其他疾病发作的可能性。这是真的吗？是的，确实如此。回顾上文，我讨论过的一项研究显示，心脏病发作后的抑郁症患者，接下来一年中心脏病再次发作的可能性是其他人的两倍。而患有抑郁症的老年人，癫痫发作的可能性是其他人的六倍。目前已经在患有各种医学疾病的患者身上开展了类似的研究。在重症监护室住院后，抑郁症患者在出院后两年内死亡的可能性比非抑郁症患者高47%。[40] 这项研究和其他研究表明，即便没有被正式确诊为谵妄，任何精神症状都会带来更高的过早死亡率。可以说，精神症状就像"煤矿中的金丝雀"[①]，有时是代谢和线粒体障碍的第一个征兆。

那些长期患有精神障碍的人呢？如果他们的疾病真的是线粒体功能障碍引起的，那他们应该更容易患上谵妄。这是真的吗？是的，就是这样。回想一下针对700多万人开展的丹麦人口研究。[41] 该研究发现，患有精神障碍的人（所有人）都更容易患上"器质性"精神障碍，其中包括谵妄和痴呆。总的来说，身患不同疾病的患者罹患这些精神障碍的可能性是其他人的2~20倍。慢性精神疾病就像汽车上的警示灯，给我们提供了一扇了解人体代谢健康的窗口。这些疾病告诉我们，由于代谢或线粒体功能障碍，大脑无法正常工作。如果我们忽视它，有时大脑会自行纠正。如果这种情况继续下去，而我们对此视而不见，症状和其他疾病通常会随之而来。

如果谵妄的例子不能说服你，也许这个例子——死亡过程可以。在一些医学院，学生们会学到一段关于死亡过程的咒语——"癫痫发作、昏迷、死亡"。这是人在临死前通常会经历的一系列事件。这就忽略了死亡过程中几乎普遍存在的谵妄。人们通常会产生幻觉，迷失方向，出现情绪症状，或发展出其他精神症状。患者的大脑正在衰竭，因为他们脑细胞中的线粒体正在衰竭。死亡过程无疑与线粒体功能衰竭有关。这一连串的事件——谵妄、癫痫发作、昏迷和死亡——突出了我一直在讨

---

① 金丝雀对瓦斯十分敏感，只要矿坑内稍有一丝丝瓦斯，它便会焦躁不安，甚至啼叫，让矿工及早撤出矿坑保全性命。因此，以前矿工都会在矿坑里放金丝雀，当作早期示警的工具。——译者注

论的线粒体功能障碍的所有后果。这个过程强调了在线粒体快速衰竭的情况下，细胞功能衰退和细胞过度兴奋的矛盾最终导致死亡。

诊断标签

大脑能量理论表明，所有精神障碍都有一个共同的病理机制，即线粒体。当线粒体无法正常工作时，大脑也不能正常工作。如果这是真的，我们的诊断标签还重要吗？我们应该如何称呼精神障碍？

目前的诊断标签可能还会持续使用一段时间，改变很困难，也需要时间。此外，目前的诊断确实提供了一些有用的信息，它描述了人们表现出来的一系列症状。症状很重要，需要不同的治疗方法——至少是对症治疗。

然而，鉴于前文所述疾病之间的重叠，以及患完全相同疾病的人会出现不同的症状，显然这些论述都有改进的空间。线粒体功能障碍或失调为不同人群的无数症状提供了一个解释。我们已经看到，患者表现出什么各不相同的症状取决于涉及哪些脑细胞和大脑网络，以及哪些因素正在影响线粒体的功能。这一点表明有必要改变对精神障碍的看法。

一个简单的模式是将所有的精神障碍都称为谵妄。也许我们可以将短暂性谵妄和慢性谵妄区分开来。短暂性谵妄在两三个月内消退，而慢性谵妄持续时间更长。这个标签将提醒所有临床医生，他们需要继续寻找大脑代谢功能障碍的原因，而不是简单地对症治疗。这种方法很大程度上遵循了现存的谵妄治疗方案，但它把治疗方案扩大到目前诊断为"患有精神疾病"的所有人。

由于有些人会抵制用"谵妄"来指代所有的精神障碍，我们也可以将它们称为"代谢性大脑功能障碍"，并为患者经历的不同症状添加具体说明。例如，表现出明显焦虑症状的患者可能会被诊断为"代谢性大脑功能障碍伴焦虑症状"，出现精神分裂症的患者可能被诊断为"代谢性大脑功能障碍伴精神病、抑郁和认知症状"。在所有病例中，主要诊断保持不变，即"代谢性大脑功能障碍"，但随着治疗效果显现，或者疾病的进展或缓解，症状会发生改变。不同于现在常见的多种疾病诊断，患者只患有一种疾病，即代谢性大脑功能障碍，而这种疾病伴随着不同的症状。

大脑能量理论

以下是对大脑能量理论的简要概述。

精神障碍是大脑的代谢紊乱。虽然大多数人认为代谢就是燃烧卡路里，但其内涵远不止于此。代谢影响人体所有细胞的结构和功能。代谢的调节因子有很多，如表观遗传、激素、神经递质和炎症。线粒体是代谢的主要调节因子，它们在控制上文列出的因素方面发挥作用。线粒体不能正常工作时，身体或大脑中至少有一些细胞将无法正常工作。

精神疾病的症状可以理解为大脑功能过度活跃、欠活跃或缺失。线粒体功能障碍或失调可通过五种不同的机制引起上述所有症状：（1）细胞活动可能过度活跃；（2）细胞活动可能欠活跃；（3）一些细胞可能发育异常（导致大脑功能缺失）；（4）细胞可能萎缩和死亡（也会导致大脑功能缺失）；（5）细胞的维持能力存在问题（可能导致大脑功能过度活跃、欠活跃或缺失）。例如，如果控制焦虑的细胞过度活跃，就会表现出焦虑症状；如果控制记忆的细胞活跃不足，就会出现记忆障碍；如果年轻时出现代谢问题，大脑可能发育异常——这种情况常见于孤独症；如果长期存在代谢问题，细胞就会萎缩和死亡——大多数慢性精神障碍和阿尔茨海默病患者都出现了这种情况。最后，维持问题会使细胞处于"年久失修"的状态，并可能导致其他问题。

说到这里，你可能想了解是什么导致代谢和线粒体功能障碍或失调。答案是：病因有很多。好消息是，其中许多病因可能是你熟知的，这也将是本书下一部分，即最后一部分论述的重点。令人振奋的是，它们中的大多数都可以被识别和解决。

病因与治疗方法：

是什么导致代谢和线粒体功能障碍或失调？

第九章

重新审视风险因素

现在是时候从大脑能量或代谢和线粒体的新视角出发，全面重新审视导致精神疾病的已知风险因素和理论了。如果所有的精神障碍都是代谢紊乱，如果线粒体确实是共同的病理机制，那么精神疾病的所有已知风险因素必须直接与代谢和线粒体挂钩，以某种方式串联起来。我们必须看到因果关系的证据。我接下来要阐述的大部分内容都是公认且无可辩驳的风险因素，然而迄今为止，还没有人能够将它们串联起来。在下述章节中，我将把这些因素一一与代谢和线粒体联系起来，证明精神健康领域长期以来一直缺失的联系。

在因果关系不明的情况下，"风险因素"一词确实很恰当，但大脑能量理论改变了这种情况。因此，我将使用"诱因"一词来取代"风险因素"。对大多数人来说，通常不会只有单一的根本原因，而是几种诱因共同引发疾病。

以下是关于术语的简单说明：在本章中，我有时会提到代谢，有时会谈论线粒体，两者密切相关，但又不是一回事。回到我们的交通比喻，这样考虑可能会对区分两者有所帮助：代谢指的是交通流，而线粒体是汽车内的司机和工人。如前文所述，虽然司机对交通流负有主要责任，但他们并不是唯一的因素，交通也会受环境、天气和无法预料的障碍影响，包括白天或夜间驾驶、雨雪或冰雹、道路施工，以及其他不受司机控制但也需要司机做出反应的因素。因此，线粒体总是参与代谢，但代谢问题或相关挑战的原因并不一定是线粒体"功能障碍"。有时线粒体正在做当下情形的分内之事，但环境构成了代谢挑战。举个简单的例子，一位女性的代谢可能是健康的，但如果她服用了致幻剂，她可能会立即产生幻觉。致幻剂扰乱了她的代谢并导致线粒体失调，引发症状。但此时如果说线粒体出现了"功能障碍"，这对线粒体来说并不公平。在这种情况下，它们只是尽力履行职责，就像司机在冰雹天气条件下尽力控制汽车那样。

我接下来要讨论的许多诱因只是减缓了线粒体的活动及其功能。然而，其中一些诱因是彻头彻尾的攻击，有些破坏细胞中的线粒体，有些削弱线粒体产生能量的能力，有些会损害它们执行其他功能的能力，如相互融合或向 DNA 发送信号等。虽然其中一些诱因可能很不起眼，最初没有引起注意，但加上其他攻击，它们可能会导致相当严重的线粒体损伤，足以产生精神症状。其他诱因可能是对线粒体的灾难性的攻击，例如线粒体中毒，它会立即导致严重的精神症状。这些严重的攻击不仅会影响大脑（身体的所有细胞都可能受影响），有时甚至会危及生命。

一些诱因会刺激线粒体，增加其能量的产生——至少在短期内如此。这有时是有益的，可以改善细胞功能下降的症状，如疲倦等。然而在其他时候，这可能导致能量过多。由此带来的简单问题可能是喝完咖啡后夜晚难以入睡。咖啡因会刺激线粒体。但大家还记得兴奋过度的细胞吗？如果它们获得过多能量，可能会造成麻烦——焦虑、精神病或癫痫发作。尽管这些症状各不相同，但你会惊讶地发现，有时一个因素可以引发所有的症状。哌甲酯或阿得拉等处方兴奋剂也会刺激线粒体，它们可以适当地缓解一些患者的症状，也可能引起一些患者的焦虑、精神病或癫痫发作。

在回顾不同的诱因时，有三个重要的主题需要注意：

1. 所有诱因都直接影响代谢和线粒体。

2. 所有诱因都与精神障碍的各种症状有关，没有一种是特定引起任何一种疾病或症状的。这一点与所有精神障碍都存在共同的病理机制（线粒体）的发现是一致的。

3. 所有诱因都与代谢紊乱（如肥胖、糖尿病、心血管疾病）和神经系统疾病（如阿尔茨海默病、癫痫）有关，它们还与许多其他医学疾病有关，但我将重点讨论上述这五种疾病。我接下来讨论的因素也会导致这些"身体"疾病恶化，这也支持了"精神障碍与这些医学和神经系统疾病之间存在共同的病理机制"这一发现。

我并不打算对每个因素进行详尽的科学论述，每个因素都有大量的科学依据。此处，我的目标是提供一个广泛的概述，说明所有这些诱因与代谢、线粒体和精神健康之间的关系。

我将从生物因素开始，以心理和社会因素结束这一讨论。当然这并不意味着生物因素更重要。在许多情况下，它们并不重要。然而，首先回顾生物因素将为讨论心理和社会因素如何影响代谢和线粒体奠定基础。

差异和关联

我从第二部分便开始讨论这个问题。但当我们开始研究具体的诱因和治疗方法时，有必要重新审视两个问题。

第一个问题是：如果所有精神障碍都是线粒体功能障碍或失调造

成的，为什么症状会存在如此大的差异？例如，线粒体功能障碍和代谢紊乱是如何导致一个人患上抑郁症，另一个人却患上强迫症的？

这个问题的答案主要有两个：

1. 先存缺陷的差异。每个人都是不同的，同卵双胞胎也不一样。即使两个人的遗传密码一样，他们仍然是不同的。归根结底，我们都是各自生物图谱（基因）与过往经验和环境暴露的产物。先天因素和后天因素叠加在一起。经验和暴露包括我们的心理和社会经验，但也包括代谢环境暴露。这些影响从受孕便开始，我们的身体不断地对环境及自身对营养、氧气、激素、温度、光线和许多其他因素的获取做出反应。这些都会影响我们的代谢和线粒体，但特定的因素会影响某些细胞，而不影响其他细胞。随着时间的推移，我们大脑和身体的某些部位变得强壮且具有恢复力，但也有一些部位变得脆弱且更易受到影响。特定细胞或大脑网络的代谢衰竭是导致精神症状的原因，所以这些脆弱的区域会对"哪个症状首先出现"造成影响。从本质上讲，我们的代谢取决于它最薄弱的环节。

    可以想象一下身体的肌肉。你的某些肌肉比其他肌肉更强壮。如果你必须举起非常重的物体，即主要的应激源，那么最弱的肌肉可能会首先失效。在不同的人身上，最弱的肌肉可能并不一样。假设三个人举起同样的重物，而一个人可能扭伤手腕，第二个人可能拉伤腿部肌肉，而第三个人可能拉伤背部。表现出不同症状的相同应激源，由于产生的缺陷不同，需要采用不同的治疗手段。

2. 外部因素的差异。细胞及其内部线粒体受到许多外部因素的影响，这些外部因素在不同的时间影响身体和大脑的不同部位。在接下来的章节中，我将讨论以这种或那种方式影响线粒体的诱因，其中大多数都是众所周知的精神疾病风险因素。一些因素会影响身体和大脑中的所有细胞，然而大多数因素不会如此，许多因素只影响某些细胞，不影响其他细胞。面对不同的情况或任务时，不同的身体部位或大脑区域需要不同数量的能量。如果能量在整个身体和大脑中平均分配，一方面对不需要能量的细胞来说是一种浪费，另一方面还会将宝贵的能量从需要它的细胞中转移出去。这意味着其中一些诱因会影响一些大脑区域，而不影响其他区域，故引发不同的症状。

上述答案直接引出了第二个问题：如果个体缺陷和其他导致功能障碍差异的因素存在明显差异，那么所有的精神障碍和代谢紊乱是如何关联的？为什么一种细胞出现代谢问题会与其他类型细胞的功能有关系？

为了回答这个问题，让我们回到代谢的比喻：城市交通。有许多因素决定城市交通是否顺畅。代谢也是如此。与此同时，这一切又相互关联。

一个交通问题可能开始于城市的一小部分——造成繁忙街道堵塞的交通事故。同样，一个代谢问题可能始于一组细胞，引发与这些细胞功能相关的症状。由于先存缺陷和／或我刚才概述的不同外部因素，问题一开始可能只出现在这些细胞中。

然而，如果问题持续存在，症状就会扩散。论及城市交通，如果交通事故没有被迅速处理，交通堵塞的范围就会更广，影响城市其他地区的交通。若交通问题是道路维护不善造成的，那就会导致长期问题。代谢也是如此，身体某个部位的问题往往会随着时间的推移而扩散。为什么？因为代谢依赖于全身的反馈回路。因此，如果一个部位出现问题，身体的其他部位也会受到影响。如果这个问题未得到纠正，它会逐渐造成损失并扩散——有时影响持续几年甚至几十年。

治疗方法

针对每一个导致精神疾病的诱因，我将概述一些可以用来解决问题的策略。其中有一些是现有的标准治疗方法（再次强调，新的理论并不能取代我们已知的有效方法），也有一些可能是你以前没有考虑过的新治疗方法。根据经验，这些治疗方法可分为以下几类：

1. 消除或减少导致线粒体或代谢失调的因素的治疗方法，这些因素包括不良饮食、睡眠障碍、酒精或致幻剂的使用、某些药物或心理／社会压力等。

2. 纠正代谢失衡的治疗方法，如神经递质或激素失衡。

3. 改善代谢的治疗方法。我将改善代谢的策略分为三类：

   ● 线粒体生物合成——有很多办法可以增加细胞中线粒体的数量。增加"工人"数量可以提高代谢能力。

   ● 线粒体自噬——清除旧的、有缺陷的线粒体，用新的、健康的线粒体取代它们，这也可以发挥一定作用。恢复"工人"的活力可以促进代谢。

   ● 细胞自噬——修复因长期代谢问题而对细胞造成的结构性损伤，对长期治疗至关重要。

在第二十章中，我将给大家提供一个总体方法和基本策略，用于制订全面的治疗计划。在你读到本书的最后部分之前，请暂时不要实施上文讨论的任何治疗方法，因为你需要了解所有不同的诱因和治疗方法后再确定哪些方法适合你。

在此过程中，我还将分享一些真实的患者的故事，他们利用代谢
干预措施改善了自己的精神健康。为了保护他们的隐私，本书使用的
是化名，但他们的故事是真实的。

第十章

诱因：基因与表观遗传

精神障碍是家族遗传疾病，人们几个世纪以前早已知晓这一点，现在大量的研究也证明了这一事实。许多人根据这一研究结果得出结论：至少对某些人来说，精神疾病的根本原因一定在于其基因。家族中出现某一疾病时，人们通常认为它是遗传病，因为基因就是信息从父母传递到孩子身上的方式。现在我们知道，事情并没有那么简单。

风险基因

1990 年到 2003 年，一个国际研究团体开展了一项我们这个时代最大型的科学事业：人类基因组计划。研究人员开始对所有人类基因进行测序和绘制，即 30 亿个碱基对。对此，全世界都感到兴奋、充满希望，因为这项计划有望终结各种疾病，特别是那些人们认为会遗传的疾病或已知的遗传疾病。在精神病学领域，我们设想有了完整的基因图谱，就可以确定导致每种精神障碍的基因，找出它们编码的蛋白质，开发出解决问题的药物，甚至可能找到治愈的方法。

自人类基因组计划完成以来，研究人员已经发现大约 1 800 个诱发各种疾病的基因，并开发了大约 2 000 种基因测试，可用于测量个人患某些疾病的遗传风险。一些患者可以通过测试了解他们对药物的代谢是否会过慢或过快。这一努力取得了多方面成果。但遗憾的是，在精神病学方面尚未取得成效。

一些研究尝试寻找导致精神疾病的基因，但大部分一无所获。这并不是因为缺乏尝试，研究人员仔细研究了人类基因组、神经递质的基因、产生神经递质的酶及它们的受体。这些化学失衡理论中的化学物质都是明显的研究目标，包括血清素、多巴胺和其他物质。遗憾的是，研究人员没有发现在这些基因和精神疾病之间存在有意义的联系。

接下来，研究人员决定通过全基因组关联研究扫描整个基因组，寻找可能与精神疾病有关的基因。他们保持开放的心态，研究每一个基因，甚至是那些看似与大脑或精神病学无关的基因，以期找到导致精神疾病的基因。经过这些全面详尽的探寻，研究人员发现了大量可能与精神障碍有关的基因，但他们几乎没有发现会给大部分精神障碍患者带来重大风险的任何基因。研究发现，一些罕见的基因会带来很高的风险，但是对大多数精神障碍患者来说，特定的基因不会带来大量风险。此外，已经发现的绝大多数基因，其影响并不限于个别疾病。相反，它们会带来罹患许多不同精神障碍、代谢紊乱和神经系统疾病的风险。例如，精神病的一些风险基因会带来患精神分裂症、双相障碍、孤独症、发育迟缓、智力障碍和癫痫的风险。[1]对于重度抑郁症，学界仍存在争论，一些研究表明有些基因会带来微小的风险（我很快会列举其中几项），但其他研究表明尽管研究了人类 DNA 中超过 120万个基因变异，但并未发现任何一种会带来重大风险的基因。[2]

未找到这些遗传疾病的基因答案，这种遗憾并不限于精神病学，肥胖、糖尿病和心血管疾病等代谢紊乱同样如此，这些疾病也会在家族中遗传——往往是患精神疾病的同一家族。这些情况在人类 DNA中也很难找到答案。

成千上万的基因带来了微小的风险，我们如何在大脑能量理论的背景下理解这一点呢？如果线粒体和代谢是所有精神障碍的病因，那么基因与精神疾病到底有什么关系？

首先，有许多风险基因与线粒体和代谢直接相关。例如，一种名为"精神分裂症断裂基因 1"（DISC1）的基因会带来患上精神分裂症、双相障碍、抑郁症和孤独症的风险。研究人员仍在继续研究这种蛋白质在细胞功能中发挥的所有作用，但线粒体内已经发现这种蛋白质，并且已知它会影响线粒体的运动、融合及与细胞其他部分的互动。这反过来又影响神经元的发育和可塑性。[3]CACNA1C 基因是情绪障碍最强风险基因之一，它在氧化应激和线粒体的完整性和功能方面起重要作用。[4]

另一个例子是载脂蛋白 E 基因，它会增加患阿尔茨海默病的风险。这个基因编码载脂蛋白 E 这种蛋白质，它与脂肪和胆固醇的运输及代谢有关。该基因有三种形式：载脂蛋白 E2 基因、载脂蛋白 E3 基因和载脂蛋白 E4 基因。大约 25% 的人携带一个载脂蛋白 E4 基因的副本，2%~3% 的人携带两个副本。携带一个副本的人患阿尔茨海默病的可能性是其他人的 3~4 倍，携带两个副本的人患病可能性是其他人的 9~15 倍。[5]这个基因对代谢和线粒体都产生强烈影响，这一点也支持了大脑能量理论。携带载脂蛋白 E4 基因的 20 多岁的年轻人的大脑很可能已经显示出葡萄糖代谢受损的迹象，而且这种损伤会随着时间的推移而恶化。[6]

载脂蛋白 E 似乎对线粒体有直接影响。研究人员观察了携带不同类型载脂蛋白 E 的人，并衡量了影响线粒体生物合成、线粒体动力学（线粒体之间的融合和裂变）和氧化应激的蛋白质。[7]携带载脂蛋白 E4 基因等位基因的人中，这些重要线粒体蛋白质的水平较低，而且这些蛋白质水平与阿尔茨海默病的症状直接相关。另一项研究观察了大脑中重要的支持细胞——星形胶质细胞，发现载脂蛋白 E4 损害了细胞的自噬、线粒体功能和线粒体自噬。[8]好消息是，研究人员发现服用一种刺激自噬的药物可以扭转其中一些异常。

那么，载脂蛋白 E4 是否会增加所有代谢紊乱和精神障碍的风险？它确实会增加心血管疾病、其他一些精神障碍和癫痫的风险，但矛盾的是，它似乎会降低患肥胖和 2 型糖尿病的风险。[9] 这就是代谢的复杂性所在。载脂蛋白 E 并非均匀分布于人体所有细胞。在大脑中，它主要见于星形胶质细胞和小胶质细胞。这些细胞具有特定的功能，载脂蛋白 E4 似乎会导致它们的功能非常缓慢地逐渐下降，而且这些细胞与认知症状的关系比其他症状更密切。因此，大脑的这些"部位"将随着时间的推移而出现磨损、功能失效，从而引发特定的症状。然而，一旦它们完全失效，由于这些大脑区域相互连接，阿尔茨海默病的其他精神症状就会陆续出现。因此，正如我讨论的那样，这是一个先存缺陷（风险基因）和对不同细胞的不同外部因素输入的例子，两者都会引起一些症状，但在其他症状方面不发挥作用。尽管如此，这个研究方向仍能直接表明代谢和线粒体是阿尔茨海默病共同的病理机制。

线粒体基因也很复杂，因为线粒体受到细胞核和线粒体自身内部基因的影响。线粒体内的基因更容易突变。线粒体的基因突变与大脑功能的许多方面直接相关，包括行为、认知、进食和应激反应。[10] 遗憾的是，在大群体研究中，线粒体基因并没有获得广泛关注，因为大多数研究人员都认为线粒体基因并不那么重要。

即使是细胞中支持其他功能的其他蛋白质的相关基因，也会对代谢产生影响。基因是构成人体的不同蛋白质的图谱，就像汽车的不同部件，以及这些部件在不同品牌和型号汽车中的所有变化一样，有些部件比其他部件更可靠、更省油。有些适用于逆境，寿命较短，而有些则更注重燃油效率和耐用性。你继承的基因会影响你的细胞功能、代谢和整体健康。你受代谢紊乱影响的可能性也不一样。谈及代谢，总有一个"最薄弱的环节"。细胞的各个部位不同，有些部位会比其他部位更容易衰竭。

说到这里，几乎可以肯定的是，对大多数精神疾病患者来说，问题的答案并不在于基因本身。如果基因不能完全解释为何精神障碍会出现家族遗传，那原因到底是什么呢？

表观遗传因素是可遗传的

我们在第二部分简单介绍过表观遗传学，该领域致力于了解导致基因打开或关闭的原因。大多数人都有相似的基因，身体运作方式的基因图谱基本相同。当然，确实存在一些明显的差异，如身高、肤色和头发颜色等，其原因是基因差异。但我们的大部分基因基本上相同，大多数人的身体运作方式相同。然而，所有这些基因的表达存在巨大差异。

皮肤细胞、脑细胞和肝细胞具有相同的 DNA，然而表观遗传负责确保人体内的不同细胞彼此不同。这些不同的细胞表达不同的基因。

一天当中，细胞中的基因不停打开或关闭，这个过程会根据环境情况和身体需求不断变化。换句话说，身体在不断适应。有时身体需要产生激素，因此这些基因被打开，有时身体需要修复一个细胞，这些基因也会被打开，一旦完成，这些基因就会被关闭。细胞不会浪费资源。

一些基因表达的变化似乎比这些不断波动的变化持续时间更长。基因表达的一些变化与人的特质有关，有些人肌肉发达，有些人骨瘦如柴，有些人则肥胖，尽管这些人都有类似的基础基因，但在较长一段时间内，他们的基因表达是不同的。一些特定的基因表达模式与不同的生理和心理特质有关。这些长期存在的表观遗传变化是身体提出代谢策略并坚持这一策略的方式。表观遗传提供了身体经历的记忆。

身体控制基因表达的方式有很多，其中一种是通过在 DNA 上的特定位点添加甲基来修饰 DNA 本身。这些甲基会影响哪些基因被打开或关闭。甲基可以根据需要添加或移除，但至少在某些位点上，它们似乎会随着时间的推移变得更加稳定。身体影响基因表达的另一种方式是通过组蛋白施加影响。组蛋白是包裹着 DNA 的蛋白质，它们也会影响哪些基因被打开或关闭。除了甲基化和组蛋白，还有许多其他因素参与表观遗传。每年都有越来越多的因素被发现，包括小分子核糖核酸、激素、神经肽等因素。表观遗传学这一领域很快就变得令人晕头转向、不知所措，因为参与我们 DNA 表观遗传控制的因素实在太多了。

然而，如果你退一步，从更广泛的角度来看待这个领域，一切就没那么混乱了。是什么影响了表观遗传？是什么触发这些不同的因素来改变基因表达？几乎所有的研究都围绕着代谢和线粒体，认为影响表观遗传的因素包括饮食、运动、致幻剂和酒精使用、激素、光照和睡眠——这些都与代谢和线粒体有关（这一点你很快就会了解）。举一个具体的例子，与非吸烟者相比，吸烟者 AHRR 基因的 DNA 甲基化程度往往较低。[11]然而，如果他们停止吸烟，这种甲基化的改变是可逆的。

最后，重要的是要将表观遗传看作细胞的代谢基因图谱。表观遗传只是反映允许细胞尽最大努力生存和适应环境的基因模式。然而，如果细胞陷入适应不良的模式，或者没有发送适当的信号，就会出现问题。

回顾一下，线粒体是表观遗传的调节因子。它们通过活性氧类水平、葡萄糖和氨基酸水平，以及 ATP 水平来影响基因表达。此外，线粒体似乎控制着一个细胞基本上所有基因的表达。我提到过一项研究，该研究发现随着细胞中缺陷线粒体数量的增加，基因表达异常的数量也会增加。

事实证明，表观遗传因素是可遗传的。这种遗传以不同的方式进行，下面我将讨论其中的几种方式。

子宫环境

当胎儿在子宫内成长时，它沐浴在代谢信号中。食物、氧气、维生素和矿物质起着明显且关键的作用。然而，母亲的激素、神经肽水平、酒精、致幻剂、处方药使用情况，以及其他因素也在发挥作用。

表观遗传在代谢紊乱和精神障碍的传播中发挥着明显的作用，其中一个例子就是著名的荷兰冬季大饥荒。由于德国占领了荷兰，1944年至1945年荷兰发生大饥荒。研究人员研究了在这次大饥荒中受孕或出生的婴儿，并将他们与普通人，甚至是在母亲可正常获取食物时出生的兄弟姐妹进行了比较。研究发现，大饥荒期间出生的婴儿日后更有可能出现代谢紊乱和精神障碍。这项研究和其他研究共同形成了节约表型假说（thrifty phenotype hypothesis），该假说提出在子宫内缺乏适当营养的婴儿日后患上肥胖、糖尿病和心血管疾病的可能性更高。很可惜，这一假说忽略了这些婴儿也更容易罹患精神障碍的事实。研究发现，这些婴儿患精神分裂症和反社会型人格障碍的风险增加了一倍，患抑郁症、双相障碍和成瘾的概率也增加了。[12] 研究人员一直在研究胰腺以了解糖尿病患病率上升的原因，研究心脏以了解心血管疾病患病率升高的原因，研究大脑以了解患精神病和神经系统疾病的原因，却未能看到所有这些疾病之间的代谢联系。

早期生活

出生后，一些调节表观遗传、代谢和线粒体的因素通过行为和早期生活经历转移到婴儿身上。许多研究都探究了婴儿早期照顾者的行为及其对这个孩子长期健康结果的影响。研究结果通常与我上文描述过的童年逆境经历研究一致，照顾者的忽视和关爱缺失对儿童的一生会产生深远的影响，这些影响包括代谢紊乱和精神障碍。表观遗传机制在这些方面都发挥着作用。

举一个具体到分子水平的例子：母乳中的代谢因子会从母亲传递到孩子身上。烟酰胺腺嘌呤二核苷酸就是这样一种分子，它是一种极其重要的辅酶，可以从维生素 B_3（烟酸）中提取，身体也可以利用蛋白质中的氨基酸色氨酸来制造它。它对线粒体的能量生产至关重要，在维持烟酰胺腺嘌呤二核苷酸和表观遗传方面也发挥着作用。这种酶的水平太低会损害线粒体功能，引起表观遗传的变化，并导致衰老和许多疾病。[13] 一组研究人员对小鼠进行研究，分别观察给或不给刚生产的母亲补充烟酰胺腺嘌呤二核苷酸，幼鼠的长期生长结果。[14] 摄入更多烟酰胺腺嘌呤二核苷酸的母亲产后体重下降更多，这是代谢的好处。幼鼠也确实从中受益，幼鼠的血糖控制、身体表现和许多大脑变化都有所改善，包括焦虑减少、记忆力提高、习得性无助（抑郁的一个标志）的迹象减少，甚至成年后形成的神经更强壮。显然，在婴儿期给予的这种代谢／线粒体辅酶对它们的大脑和"精神"症状产生了终身影响。母亲自带不同水平的这种辅酶，并将其传递到幼鼠身上。

创伤的代际传递

关于表观遗传与精神健康的关系，研究最广泛的现象是创伤的代际传递。雷切尔·耶胡达博士是这一领域的权威，她在一篇综述文章《创伤影响的代际传递：表观遗传机制的假定作用》中概述了几十年的研究。[15] 这一研究领域可以追溯到 1966 年，当时一位敏锐的精神病学家薇薇安·拉科夫博士注意到，尽管被关进集中营的是父母，但大屠杀幸存者的子女有时似乎会罹患比父母更严重的精神疾病。她断言，这些事情在某种程度上存在联系。当时许多人不相信这一点。相信此论的人认为，父母一定是以某种方式向孩子传递了害怕、焦虑或抑郁，这一定是代际联系的原因，并且肯定是心理或社会原因。随后人们对此进行了大量研究，逐渐发现父母创伤和子女——甚至孙辈——精神健康状况不佳之间的联系模式。但是，几乎所有人都认为这是由教养形成的，父母一定是在教育自己的孩子要感受压力，要畏惧这个世界。

20世纪80年代，这一假设首次受到挑战。当时研究人员发现人们对皮质醇的反应存在差异，遭受创伤的人和其子女对糖皮质激素的敏感度不同，特别是在子宫内暴露在高水平皮质醇中这一先决条件就好像对孩子进行了"编程"，导致他们日后出现精神障碍和代谢紊乱的风险更高。随着基因和表观遗传学革命的到来，研究发现这些人中的许多人在糖皮质激素受体和其他与应激反应系统相关的DNA区域（启动子区域）的甲基化模式上存在差异。最近的研究发现，即使是父亲也可能通过精子中的表观遗传机制来传递其创伤经历，如可以改变基因表达的小分子核糖核酸。如今，研究表明小鼠和男性的精子都携带有可传递给后代的小分子核糖核酸。经证明，特定小分子核糖核酸（449和34）的水平直接受应激水平的影响，这些压力可以追溯到父亲的早期童年经历。[16] 早期暴露于生活压力事件的小鼠，精子细胞中的小分子核糖核酸水平急剧下降，其雄性后代的精子细胞中也显示出同样的低水平，证明了压力的代际传递。在人类研究中男性进行了童年逆境经历问卷调查，结果显示，生活压力最大的男性体内，同类小分子核糖核酸的水平最低，最高降低至此前的1/300。

压力出现的时间似乎很重要，会以不同方式影响大脑功能。[17] 胎儿暴露在母亲的压力下，会导致日后学习障碍、抑郁和焦虑的发生率升高。在出生后的最初几年将孩子与母亲分开，会导致孩子往后一生的皮质醇水平升高，严重虐待则会导致皮质醇水平降低。虽然造成的后果相反，但这两种状态都会导致代谢损失，并且可能直接与线粒体有关，因为线粒体会刺激产生皮质醇。

这一方向的研究至今仍在进行，它清楚地表明，表观遗传似乎在精神障碍从父母传递给子女甚至孙辈的过程中发挥着重要作用。

代谢问题是可逆的

虽然有些人对无法找到与精神障碍有关的特定基因感到失望，但归根结底，我认为这是一件好事。我们现在知道，通常不会存在引发精神疾病的"异常"基因，并且精神疾病从父母传到子女身上很有可能是通过表观遗传机制发生的。这一见解的希望之处在于大多数表观遗传机制是可逆的！

子宫内的压力、小分子核糖核酸水平和烟酰胺腺嘌呤二核苷酸水平造成的影响可以改变，有时仅通过生活方式的干预就可以改变。令人充满希望的另一点是，人们通常并非生来就带有导致他们无法获得健康的"坏基因"。

回顾一下前文提出的三辆汽车的比喻——A 车、B 车和 C 车，它们的品牌和型号相同，因此有相同的图谱（或基因），但是三者差异很大。这三辆车在健康、维护和寿命方面存在差异的两个主要原因是：（1）环境；（2）出现功能障碍的司机在错误的时间应用了合理的策略，或在正确的时间应用了不合理的策略。就人类而言，这意味着导致精神疾病的主要原因通常不在基因，而在于我们的环境或我们细胞中的"司机"——线粒体。说到这里，你可能想知道是什么引起线粒体功能障碍，我将在本书余下部分讨论这些因素。

即使是携带载脂蛋白 E4 基因等位基因（随着时间的推移，这种基因会损害线粒体功能）的人也有治愈的希望，并非每个携带这种基因的人都会患上阿尔茨海默病。上文提及的一项研究发现，增强自噬可以解决这一问题。我将在下述章节中介绍更多的治疗方法，包括一些专门改善自噬的方法。但现在要明白，精神疾病，甚至像双相障碍和精神分裂症这样的精神疾病，很可能不是永久性和固定的基因缺陷造成的。代谢问题是可逆的。

第十一章
诱因：化学失衡、神经递质和药物

现在再来谈谈化学失衡理论。大脑能量理论并非要挑战"神经递质失衡在精神障碍中起作用"的研究结果，也不是要挑战那些证明使用影响神经递质的药物可以改善症状的临床试验。当然，我也无意挑战许多人的现实经验，他们确实受益于抗精神病药物，这些药物甚至拯救了他们。所有这些均为事实，并且有大量的证据基础。然而，正如上文指出的那样，化学失衡理论留下了许多未解之谜，也没能帮助太多人恢复正常生活。

大脑能量理论为理解神经递质失衡和药物作用提供了新方法，线粒体和代谢解释了特定脑细胞欠活跃和过度活跃／过度兴奋导致化学失衡及神经递质活动过多或过少的问题。然而，神经递质也会继续在靶细胞中产生自己的影响，导致这些细胞中线粒体受到刺激或抑制。这很快就会产生多米诺骨牌效应，一组细胞的代谢混乱会引发其他细胞的问题。

许多人认为，神经递质是具有简单功能的简单实体。血清素让人感觉良好，多巴胺会导致精神病和成瘾，而去甲肾上腺素帮助我们集中注意力。虽然这些说法有一定道理，但这些对神经递质和与之相关的疾病的简单观点几乎可以说有些可笑。大脑、神经递质和精神障碍都远比这些观点复杂。

神经递质不只是细胞间简单的打开／关闭信号。过去十年的研究极大地扩展了我们对其在代谢和线粒体功能中所起作用的了解。神经递质和线粒体处于相互反馈的循环之中，线粒体影响神经递质的平衡，神经递质也影响线粒体的平衡及其功能。

如第七章所述，线粒体在许多神经递质的产生中发挥关键作用，包括乙酰胆碱、谷氨酸、去甲肾上腺素、多巴胺、γ-氨基丁酸和血清素。线粒体膜上也有一些重要的神经递质受体，如苯二氮䓬类和 γ-氨基丁酸受体。并非全部细胞的所有线粒体上都存在这些受体，但它们至少存在于某些类型的细胞中。线粒体还携带一种大多数精神病学家熟知的重要的酶：单胺氧化酶。这种酶参与一些非常重要的神经递质的降解和调节，如多巴胺、肾上腺素和去甲肾上腺素。所有这些神经递质都直接影响线粒体的功能，线粒体则直接影响这些神经递质的平衡。

血清素这种神经递质因其在抑郁症和焦虑症中的作用而闻名，它在代谢和线粒体功能中具有非常突出且复杂的作用。[1]血清素是一种原始、高度保守的神经递质，可见于所有动物、真菌和植物。众所周知，它能广泛控制食欲、消化道功能和营养物质的代谢。人体内大约 90% 的血清素实际上位于消化道，而不是大脑。最近的研究表明，血清素在调节大脑皮质神经元内线粒体的生产和功能，提高大脑皮质神经元内线粒体中 ATP 的"产量"和减少氧化应激方面发挥直接作用。[2]因此，血清素不仅能立即增强线粒体的功能，还能促成线粒体的生物合成——这也是改善代谢的方法之一！除了这种清晰而直接的联系，血清素还能发挥更多的作用。血清素转化为褪黑激素——这是一种调节睡眠的重要激素，在代谢中也扮演着重要角色。血清素还是一个重要代谢途径——犬尿酸原途径（kynurenine pathway）的产物，这一途径涉及氨基酸色氨酸的命运。当人们摄入含色氨酸的蛋白质时，它的命运存在许多可能，其中两种重要的可能是被转化为血清素或犬尿酸原。犬尿酸原最终会导致前述烟酰胺腺嘌呤二核苷酸这一至关重要的分子水平升高。烟酰胺腺嘌呤二核苷酸会对线粒体的健康和功能产生深远影响，因为它对能量产生和电子管理十分关键。在许多精神障碍和神经系统疾病中都发现了犬尿酸原代谢途径的问题，包括抑郁症、精神分裂症、焦虑症、抽动秽语综合征、痴呆症和其他疾病。显然，影响血清素水平的药物将通过所有这些机制对代谢和线粒体产生直接影响。这一事实很可能解释了这些药物为何及如何对抑郁症和焦虑等疾病产生作用。

γ-氨基丁酸也是一种重要的神经递质，功能广泛。其中，最知名的是其在焦虑症中的作用，因为安定、氯硝西泮和阿普唑仑等增加γ-氨基丁酸活性的药物会产生镇静、抗焦虑的效果。然而，在精神分裂症和孤独症等其他精神障碍中也发现了γ-氨基丁酸神经传递异常。线粒体直接影响（有时控制）γ-氨基丁酸的活性。一组研究人员发现，线粒体的活性氧类水平能调节γ-氨基丁酸活性的强度。[3]

令人欣喜的是，另一研究小组证明了γ-氨基丁酸、线粒体和精神症状之间更直接的联系。这项研究是在苍蝇身上进行的，涉及一种已知但罕见的基因缺陷。这种缺陷与孤独症和精神分裂症相关。研究人员提出，线粒体实际上将γ-氨基丁酸封存在自身内部，从而直接控制其释放。一旦这个过程被遗传缺陷阻止，就会产生社交障碍。研究人员纠正γ-氨基丁酸水平或线粒体功能后，社交障碍也得到了纠正。如此，研究人员将上述已知但罕见的遗传缺陷与线粒体功能、γ-氨基丁酸和社交障碍症状直接联系了起来。[4]

γ-氨基丁酸不仅影响精神功能，还对肥胖等代谢紊乱存在一定影响。一组研究人员发现，γ-氨基丁酸在棕色脂肪组织中发挥着重要作用。棕色脂肪组织是一种特殊的脂肪，当你感到寒冷时，它就会被激活，并且在全身的代谢中扮演重要角色。这种类型的γ-氨基丁酸信号问题会导致线粒体钙超载和代谢异常，这在肥胖人群中很常见。[5] 上述几个例子说明了线粒体可以控制 γ- 氨基丁酸的活性，而 γ- 氨基丁酸的活性可以影响线粒体的功能，形成一个反馈循环。

最后一个例子是多巴胺。多巴胺被从神经元中释放出来，与受体结合，然后通常被带回释放它的神经元中进行下一轮释放。然而，有些多巴胺最终进入细胞，并需要对它们进行管理——你猜对了，就是需要线粒体管理它们。线粒体中有一种酶，即单胺氧化酶，可以降解多巴胺。这个过程直接刺激线粒体产生更多的 ATP。[6] 但两者的联系不止于此。最近的一项研究发现，多巴胺直接参与葡萄糖和代谢的调节。[7] 大多数精神病医生都知道多巴胺 D2 受体，因为几乎所有的抗精神病药物都会影响这一特定受体。我们目前已了解，多巴胺 D2 受体不仅见于大脑，胰腺中也含有此种受体，它在胰岛素和胰高血糖素的释放中起关键作用。人们早就知道抗精神病药物会影响体重、血糖和代谢，目前科学正努力解释其中的原因。然而，更耐人寻味的是，这些对胰岛素的影响可能介由抗精神病药物直接发挥作用。这可能与大脑中的多巴胺 D2 受体无关。我将在下一章中分享更多关于胰岛素的信息，以及为什么会出现这种可能。

上述几个例子说明了神经递质、线粒体和代谢之间的一些联系。

抗精神病药物、代谢和线粒体

增加或减少血清素、γ- 氨基丁酸或多巴胺水平的药物显然会通过前文概述的机制对线粒体和代谢产生影响。这些药物包括多种抗抑郁药、抗焦虑药和抗精神病药。

举个例子，我们都知道安定可以减轻焦虑。一项研究直接探究了安定对大鼠焦虑和社交支配行为的影响，以确切了解其工作原理。[8]

研究人员已经了解，大脑中一个叫作"伏隔核"的区域线粒体功能下降会导致社交焦虑行为，因此他们想确定安定是否以某种方式影响了这一区域。研究人员发现，安定通过激活大脑中另一名为"腹侧被盖区"的区域来发挥作用，该区域将多巴胺送往伏隔核。这些多巴胺增强了伏隔核的线粒体功能，导致 ATP 水平升高，从而减少焦虑并提高社交能力。当研究人员阻断多巴胺的输送时，这种治疗效果就会消失。更重要的是，当他们阻断伏隔核的线粒体呼吸时，治疗效果也消失了，即便这些细胞仍不断获得增强的多巴胺，也没有治疗效果。研究人员得出结论，称其发现"强调了线粒体功能可作为焦虑相关社交功能障碍的潜在治疗靶点"[9]。

不同的药物对线粒体的影响方式大不相同。一篇题为"神经精神病药物对线粒体功能的影响：好坏参半"的评论文章[10]强调了一个悖论：一些药物似乎可以改善线粒体功能，另一些药物则会损害线粒体功能。

单胺氧化酶抑制剂是一类抗抑郁药，能够增加线粒体外肾上腺素、去甲肾上腺素和多巴胺的数量。这些物质都会刺激线粒体的活动。锂盐是一种情绪稳定剂，研究发现锂盐可以增加 ATP 的产生，增强抗氧化能力，并改善细胞内的钙信号，所有这些都与线粒体有关。[11]

相当多的抗精神病药物会导致严重的神经系统问题，有时甚至会造成永久性问题，如震颤、肌强直和迟发性运动障碍（一种不自主运动障碍）。许多研究记录了这些药物在细胞水平上对线粒体功能的损害，包括由这些药物引起的能量产生减少和氧化应激增加。[12]一项研究观察了精神分裂症患者（其中一些人患有迟发性运动障碍）的脑脊液，发现线粒体能量代谢受损的标志物与迟发性运动障碍的症状直接相关。[13]这些研究人员和其他许多研究人员得出结论，对于这些神经系统副作用可能性最大的解释就是线粒体功能障碍。

　　在与病人打交道的 25 年多的时间里，我目睹了抗精神病药物如何损害代谢。体重增加、代谢综合征、糖尿病、心血管疾病，甚至过早死亡，这些都是多种抗精神病药物众所周知的副作用。

　　这如何说得通呢？如果精神症状是线粒体功能障碍 / 失调造成的，那么削弱线粒体功能怎么能进一步减轻精神症状呢？

　　答案可归结为过度兴奋的细胞。当细胞过度兴奋时，有两种方法可以减轻症状：

1. 改善线粒体功能和能量产生，使细胞能够自我修复并恢复正常功能。然而，鉴于过度兴奋的细胞有时无法自我抑制，这种策略也会带来风险，症状存在进一步恶化的可能性。因此，当线粒体最初获得的能量过多时，它们可能还未做好妥善管理能量的准备，并引起细胞过度兴奋。

2. 通过关闭细胞对其进行管理，换句话说，通过抑制线粒体来抑制细胞功能。这一方法可使症状消失，至少在短期内如此。然而，这种策略也伴随着风险，随着时间的推移，这种策略可能导致病情恶化，因为它可能会加剧线粒体功能障碍。

　　这显然是一种非常令人担忧的情况：长远来看，短期内有效的治疗方法可能会导致病情恶化。不幸的是，细胞过度兴奋的难题并非这么简单。大脑很复杂，这个问题也很复杂。还有两个需要考虑的问题：

1. 所有细胞受影响的方式可能不尽相同。上文提到，细胞的外部因素不同。药物针对特定的细胞，一些细胞的线粒体功能可能得到改善，一些细胞可能不受影响，还有一些细胞可能受损。在所有已开展的研究中，研究人员不得不选择特定的细胞进行研究。显然，他们并没有研究大脑和身体的所有细胞。

2. 即使药物广泛损害线粒体功能，我们也需要考虑不对患者进行药物治疗的后果。过度兴奋的细胞会释放出大量的神经递质，如谷氨酸或多巴胺，而这些对大脑是有毒的。对患者来说，或许治疗的总体益处仍大于风险。一个极端的例子是癫痫发作，此时患者的脑细胞显然过度兴奋。治疗的首要任务是阻止癫痫，如果发作时间过长，患者可能会死亡。事实上，双丙戊酸钠药物等许多癫痫治疗药物（方法）都会损害线粒体功能，然后其减缓并阻止细胞过度兴奋的真正疗效才可能实现。[14]

我知道，面对这样的两难困境，人们都渴望简单的答案。"那么，患者应该服用明知会损害线粒体的药物吗？答案是肯定还是否定？"遗憾的是，我无法为这个问题提供一个普遍适用的答案，因为不同的情况需要不同的干预措施。显然，在危及生命的情况下，这些药物可以挽救生命。另外，我也列举了一些需要考虑的问题。好消息是，这些问题都可以在研究中得到解决，所以进一步的研究可能会给我们未来的治疗方法提供更多参考。然而，有一点已经非常明确：长期抑制线粒体功能并不是通向治愈的途径，这充其量只是一种减轻症状的办法。

大脑能量理论回答了许多精神健康领域迄今为止一直无法回答的问题。这一理论概述了为什么针对血清素、去甲肾上腺素和多巴胺的药物都可以用于治疗抑郁症——原因是这些药物都能增强线粒体的功能。那么，此处的一个合理问题是："为什么不是每个人都对同样的药物产生反应？"这又回到了先存缺陷和不同细胞的不同外部因素。例如，抑郁症的症状来自众多大脑区域，而不仅是一个大脑区域。大脑回路相互连接、相互交流。如果一个区域出现故障，其他区域也会受影响。有些区域对血清素更敏感，而其他区域对去甲肾上腺素的反应更强烈，但两者是相互联系的。因此，如果一个大脑区域的代谢受影响，它也会影响其他大脑区域，就像在城市中，一个地方的交通出现堵塞会慢慢地影响其他地方的交通一样。代谢问题同样相互联系，并且会扩散。

大脑能量理论也有助于我们理解为什么药物需要时间才能见效。例如，5-羟色胺选择性再摄取抑制剂可能通过增加线粒体生物合成和改善线粒体功能来发挥作用。这个过程需要时间，即使5-羟色胺选择性再摄取抑制剂能够在几个小时内增加血清素，疗效也无法在一夜之间显现。改善病情的不是血清素本身，而是血清素对线粒体和代谢的影响。代谢恢复需要时间——大约两到六周，这也通常是5-羟色胺选择性再摄取抑制剂开始奏效的时间。

我们也可以理解为什么一种药物可以用于治疗多种疾病。例如，抗精神病药物可用于治疗精神分裂症、双相障碍、抑郁症、焦虑、失眠和痴呆症的焦躁症状，因为它们能抑制许多类型细胞的过度兴奋。抑制线粒体功能可以阻止这些症状。但任何服用过这些药物的患者都知道，药物有副作用，比如大脑认知区域的功能下降、食欲增加等。对老年人来说，医生甚至还会警告称，这些药物或导致死亡风险的增加。

此外，我们现在还能理解为什么一些抗精神病药物会诱发其他症状，例如抗抑郁药可能导致一些人出现焦虑、躁狂和精神病。抗抑郁药通常会增加大脑中的能量。对患有先存疾病的人来说，细胞代谢已经受损，能量增加可能很快会导致过度兴奋和相关症状。

除了通常的抗精神病药物，大脑能量理论也解释了"代谢"药物可能对精神健康起作用的原因。有趣的是，精神病学家几十年来一直在使用其中的一些代谢药物。

　　许多降压药，如可乐定、哌唑嗪和普萘洛尔，都用于精神病治疗。这些药物被用于治疗各种精神障碍，包括注意缺陷多动障碍、创伤后应激障碍、焦虑症、物质使用障碍和抽动秽语综合征。

　　一项研究对超过 14 万名精神分裂症、双相障碍或其他精神障碍患者使用三类"代谢"药物的效果进行了监测，以观察这些药物是否对自残或对需要精神科住院治疗的情况有任何影响。[15] 研究人员发现影响确实存在，这类药物包括治疗胆固醇的"他汀类药物"（羟甲基戊二酰辅酶 A 还原酶抑制剂）、降压药（L 型钙通道阻滞剂）和二甲双胍（双胍类药物）等治疗糖尿病的药物。总的来说，这些药物对"精神"指标产生了正向影响，尤其是在减少自残方面。大脑能量理论解释了这些药物或能提供帮助的原因。他汀类药物会损害线粒体功能并减轻炎症，钙通道阻滞剂通过减少细胞中的钙含量来抑制过度兴奋，而二甲双胍也在线粒体功能中发挥直接作用。然而，二甲双胍的药效令人困惑，因为其效果似乎取决于剂量大小。大多数研究发现，二甲双胍会损害线粒体功能，但有一些研究发现，它促进了线粒体生物合成和 ATP 的产生。[16]

　　最后，我想指出减少或停止精神药物治疗可能很困难，甚至存在危险，需要在医疗专业人士的监督下进行。减量或停药后，症状可能会迅速恶化，还有可能出现新的症状。许多病人在突然停药或过快减量时，会出现严重抑郁、自杀倾向、躁狂或精神病症状。这并不意味着不能停止用药，只是意味着不能擅自停药或减少用量。

小结

○　抗精神病药物已经帮助了无数精神障碍患者，它们将继续帮助更多人。

○　大脑能量理论提供了理解药物如何及为何起作用的新方法。

○　了解药物对代谢和线粒体有什么影响很重要。

○　促进代谢和改善线粒体功能的药物可以改善细胞功能欠活跃的症状，但它们也伴随着加剧细胞功能过度活跃或过度兴奋相关症状的风险。

○　损害线粒体功能的药物应谨慎使用。虽然我们很清楚这些药物如何及为何能够在短期内减轻细胞过度兴奋的症状，但从长远来看，它们有可能干扰你的愈合和恢复能力。在某些情况下，它们甚至可能就是出现症状的原因。尽管如此，在危及生命的情况下，这些药物可以挽救生命。

成功案例：停用镇静药物

在职业生涯的早期阶段，我曾担任一些疗养院的精神病顾问。我遇到了 81 岁的阿尔茨海默病患者简，当时我应邀去治疗她的"焦虑不安"。护士称她整夜不睡觉，大声尖叫，但有时一睡就是至少 12 个小时。简的尖叫声打扰了疗养院的其他住户，因此院方希望我开些药来阻止她的这种行为。这种情况已经持续六个多月，她服用过五种镇静药物，包括两种抗精神病药物和抗焦虑药物，但都不管用。他们也为她进行了健康检查，没有发现任何问题。

我与简在餐厅见了五分钟，她被扶到一把成人高脚椅上。当我坐下来同她说话时，她听不懂我的话。她说的都是一些乱七八糟的词和短语（在精神病学中这种症状被称为"语词杂拌"），她把食物涂得满身都是，还弄得高脚椅上到处是食物。这些信息足以帮助我做出诊断：她神志不清。可能性最大的原因是什么？镇静药物。我写了一些注意事项，并告诉医生让她尽量停用这些药物，越快越好，但要注意有些药物可能需要慢慢减量。最后，医生立即停止了大部分用药。

三周后我又回到疗养院。走进大厅时，一位我从未见过的老妇人迎面走来。她问我是不是帕尔默医生，我说是。她便伸出双手拥抱了我，眼里含着泪水，感激我救了她妹妹。我告诉她，其中一定有什么误会，我并不认识她或她妹妹。然后老妇人告诉我，她妹妹是简。原来，过去几年，这位老妇人每周都会去看望简三次。她们从前还能愉快地交谈，一起吃饭，但过去六个月简直就像一场噩梦。简脾气暴躁，思绪混乱，不像个正常"人"。她目睹这一切，十分心痛，但她告诉我，大约十天前情况开始发生变化，简不再尖叫，睡眠也有所改善。她又认出了姐姐，两姐妹又可以交谈了。

任何去过疗养院的人都知道，简的情况并不罕见。这是一个常见的难题：痴呆患者可能会因为各种原因变得焦躁不安、陷入混乱，这些原因可能是感染、睡眠不佳甚至一个看似微小的压力源，比如搬到一个新房间。这一切都可能导致谵妄。在我见到简的六个月前，她就开始出现症状，那时她可能已经患上谵妄，当时她还未开始服用抗精神病药物。她的尖叫和睡眠中断是医生开具这些药物的主要原因。而且这些药物可能起到了作用，至少是暂时起效。护士和医生可能看到这些药物使简镇静下来，减少了她的尖叫，所以他们继续开药。症状复发时，他们尝试增加剂量或添加新的药物。

从表面上看，可以理解简为何要服用这么多药物。然而，其中一些药物显然会损害线粒体功能。这意味着它们在短期内有所帮助，但从长远来看，它们有可能导致病情恶化。简的情况似乎就是这样。我见到她的时候，导致她最初谵妄的原因可能已经消失，而她之所以还神志不清，是因为她正在接受药物治疗。

大多数医护专业人士都知道，镇静药物有时会导致老年人神志不清。对精神健康领域来说更棘手的是，这种情况也可能发生在年轻

人身上。大脑能量理论也表明如此。而我自己过去 25 年的临床实践
表明，上述情况确实可能发生在年轻人身上，至少在某些情况下如此。
你将在本书下文中看到这种情况的一个案例。

　　这并不意味着抗精神病药物和情绪稳定药物不应该被使用或不能
缓解症状。我相信它们对一些人来说确实有效，而且我至今仍在开具
这些药物。但对简来说，这些药物显然导致她的精神症状加剧。停用
那些令她不适的药物后，简就恢复了。

第十二章
诱因：激素和代谢调节因子

激素是化学信使，产生于一种细胞，然后在体内传播，影响其他细胞。人体会产生大量激素，它们都会影响线粒体功能，并引起靶细胞的表观遗传变化。激素改变细胞的代谢，进而会在精神障碍和代谢紊乱中起一定作用。

我在前文中讨论过，线粒体为激素的产生和释放提供能量，并负责启动几种关键激素的产生和释放过程。

激素水平受多种因素的影响，包括生物、心理学和社会因素。激素是身体对环境中的压力和机会做出反应的一种机制。在某些情况下，仅仅是特定激素的正常释放就可以影响情绪、能量、思想、动机和行为。睾酮就是一个明显的例子，可以想一想它对男性的影响。导致激素失衡的因素有很多，包括自身免疫性疾病、压力、衰老和产生激素的细胞出现线粒体功能障碍。

除激素和神经递质外，还有许多代谢和线粒体功能的调节因子，包括神经肽、线粒体细胞因子、脂肪因子、肌细胞因子、核糖核酸分子和其他信使。为什么如此之多？因为它们控制着不同情况下不同细胞代谢功能的不同方面。论及交通的控制时，城市中的大多数交通信号灯的运作也是彼此独立的。

然而，在漫长的道路上，有一些交通信号灯可能相互协调。这些激素和代谢调节因子就像这些相互协调的交通信号灯，控制着不同细胞的代谢以产生预期效果。人体内也有许多道路和预期效果，因此需要众多调节因子。

我不会全面综述所有的激素及其与精神和代谢健康的关系，这些内容可以写一整本书。但我会简要阐述一些激素，包括皮质醇、胰岛素、雌激素和甲状腺激素，以说明激素、代谢和线粒体之间的一些联系。

皮质醇

正如我在前几章中讨论的那样，皮质醇、代谢、线粒体和精神症状都是相互关联的。皮质醇在应激反应中起重要作用。高水平的皮质醇与所有代谢紊乱和许多精神症状有关，包括焦虑、恐惧、抑郁、躁狂、精神病和认知障碍。子宫内的高水平皮质醇会影响胎儿发育，在表观遗传中也会起作用——这些影响日后可能发展为代谢紊乱和精神障碍。

皮质醇总是产生于线粒体，线粒体中含有启动皮质醇产生的酶。皮质醇被释放到血液中后，会进入细胞并与糖皮质激素受体结合，然后通过与 DNA 上被称为糖皮质激素应答元件的特定位点结合，来打开或关闭数千个基因。这些基因所编码的蛋白质随后对细胞产生广泛的影响，这些影响都与代谢有关。除了细胞质中的糖皮质激素受体和位于细胞核内的糖皮质激素应答元件，事实证明，皮质醇也直接出现在线粒体上 / 内。在某种程度上可以说皮质醇始于线粒体，也终于线粒体。

精神病学界一度希望皮质醇能成为精神疾病的第一个明确生物标志物。地塞米松抑制试验可测量人们全天的皮质醇波动，目前人们对该试验进行了广泛研究。不幸的是，不同的精神病患者皮质醇水平实际上可能过高或过低。有些人全天皮质醇水平都很高，而其他人，特别是那些有严重创伤史的人，可能出现皮质醇水平异常低的情况。研究很快就变得复杂起来，而且对于这种情况如何发生及为何发生仍存在争议。然而，我的目的只是说明皮质醇这种激素直接将代谢和线粒体与代谢紊乱和精神障碍联系起来。这一点是明确无误的。

胰岛素

大多数人知道胰岛素在糖尿病中扮演的角色。1 型糖尿病患者的胰岛素水平较低。2 型糖尿病患者则是"胰岛素抵抗"，这意味着胰岛素不能有效地工作，不能很好地将葡萄糖转化为能量来源。我已经讨论过糖尿病和精神障碍之间强烈的双向关系。

过去 15 年的新证据表明，线粒体是胰岛素产生和分泌的重要调节因子。线粒体参与葡萄糖代谢，并感知可用的葡萄糖数量，它们会根据需要增加胰岛素的产生和分泌。[1]

众所周知，线粒体在 1 型和 2 型糖尿病中都发挥着重要作用。一些专家推测线粒体功能障碍可能是导致糖尿病的主要原因。有大量证据支持这些观点。一篇综述文章概述了一些证据，表明线粒体似乎对 1 型和 2 型糖尿病的病因、并发症、管理和预防都很重要。[2] 胰岛素本身会刺激线粒体产生更多的 ATP，也会刺激线粒体生物合成，就像在肌肉组织中测量的那样。[3] 然而，研究人员对 2 型糖尿病患者进行的这项研究却发现上述影响减弱或不存在。这意味着随着时间的推移，糖尿病患者可能会因胰岛素抵抗而出现更多的线粒体功能障碍，从而引发恶性循环。这表明胰岛素抵抗既是线粒体功能障碍的原因，也是其后果。

但论及胰岛素对大脑健康的影响，糖尿病只是个开始，它在大脑功能中也起着强大而直接的作用。[4]胰岛素受体遍布大脑，参与调节全身代谢、食欲、生殖功能、肝功能、脂肪储存和体温。脑部胰岛素还能调节脑细胞内的神经递质活性和线粒体功能。胰岛素信号的变化与神经元功能和突触形成的损害有关。

研究证明，胰岛素可影响 γ-氨基丁酸、血清素和多巴胺神经元。[5]一组研究人员证明，仅胰岛素就可以增加 γ-氨基丁酸的活性。[6]我们知道，大脑中也会发生胰岛素抵抗。这种情况发生时，会引起线粒体功能障碍，进而出现神经递质失衡，然后导致神经元过度活跃和欠活跃。我将向大家阐述支持这一观点的证据样本。

除了神经元，胰岛素受体还见于星形胶质细胞等支持细胞，它们在为神经元提供能量方面发挥着作用。这些细胞可以影响情绪和行为。在动物实验中，当这些胰岛素受体被从基因层面移除时，会导致大脑能量代谢的变化，也会导致出现焦虑和抑郁的行为。[7]胰岛素抵抗也会产生类似的效果。

另一项动物研究更直接地将大脑胰岛素与线粒体功能障碍和行为异常联系起来。[8]研究人员从基因上移除了大脑特异性胰岛素受体，导致线粒体功能障碍，与 ATP 生成减少和活性氧类增加导致的后果一样。果不其然，这些动物都表现出焦虑和类似抑郁症的行为。

我们有证据表明，胰岛素抵抗也可能在人类身上起作用。维吉妮-安妮·乔伊纳德博士与我在哈佛大学和麦克莱恩医院的同事对精神分裂症和双相障碍患者进行了脑部扫描，观察他们大脑中的胰岛素抵抗水平。[9]研究对象包括新近发病的精神病患者，也包括其无精神病症状的兄弟姐妹和健康对照组。我们知道，患者的兄弟姐妹患精神障碍的风险较高，因为家庭中有成员已经罹患精神障碍。这项研究的发现令人惊奇。与健康对照组相比，精神病患者的大脑出现了胰岛素抵抗，其正常的兄弟姐妹也显示出胰岛素抵抗的迹象，这表明胰岛素抵抗可能是家族遗传的风险因素。研究人员还发现，精神病患者与其正常的兄弟姐妹之间的线粒体功能存在差异。这一切都表明，胰岛素抵抗可能首先出现，然后导致线粒体功能障碍，再引发精神病。有趣的是，这些小组（患者、患者的兄弟姐妹和健康对照组）在身体质量指数、体脂、胆固醇水平和体育活动方面均没有差异，因此，你永远无法通过观察他们的外表或就锻炼进行访谈来判断他们的大脑中是否存在胰岛素抵抗。

一项更有说服力的研究跟踪了近 1.5 万名儿童从 1 岁到 24 岁的成长过程。[10] 研究人员测量了这些儿童 9 岁、15 岁、18 岁和 24 岁时的空腹胰岛素水平，还衡量了他们患精神病的风险。他们的发现令人担忧：从 9 岁开始胰岛素水平持续偏高的儿童（胰岛素抵抗的标志），患精神病的风险增加了五倍，这意味着他们至少表现出了一些令人担忧的迹象，而且他们在 24 岁时确诊为双相障碍或精神分裂症的可能性比其他儿童高三倍。这项研究清楚地表明，胰岛素抵抗首先出现，然后引发精神病。

阿尔茨海默病也与大脑中的胰岛素抵抗有关，有人称其为"3 型糖尿病"。强有力的证据表明，由于胰岛素抵抗，阿尔茨海默病患者的大脑无法从葡萄糖中获得足够的能量，从而导致线粒体功能障碍。受影响最大的大脑区域出现的斑块和缠结最多，两者是阿尔茨海默病的标志。[11]

胰岛素作为一种治疗方法

那么，基于所有这些证据，胰岛素能否在治疗精神障碍方面发挥作用？

有趣的是，胰岛素在精神病治疗中的应用并不新奇。从 1927 年到 20 世纪 60 年代，胰岛素昏迷疗法被广泛用于严重精神障碍的治疗。

临床医生会给患者注射大剂量的胰岛素，直到他们陷入昏迷状态，这个过程每周重复数次。那个时代的大多数报告表明，这是一种非常有效的治疗方法，至少对一些人有效。它曾一度是西方世界使用最广泛的精神病和重度抑郁症治疗方法。随着抗精神病药物的出现，胰岛素逐渐失宠。我绝不希望它再回来。然而，胰岛素正在精神健康领域卷土重来。

阿尔茨海默病的研究人员在临床试验中使用鼻内胰岛素已有几年，即将胰岛素喷入鼻腔，这是让高水平胰岛素直接进入大脑最简单、最快速的方法，这种方法可以抵消胰岛素抵抗。早期的研究结果充满了希望。一项在 105 名患有轻度认知障碍或阿尔茨海默病的参与者中进行的胰岛素鼻腔给药先导试验显示，4 个月内，正电子发射体层摄影表明患者的认知能力得到维持，大脑葡萄糖代谢也得到改善。[12] 遗憾的是，随后一项为期 12 个月、对 289 人进行的更大规模的试验并未显示出任何疗效，但也有人担心胰岛素给药装置可能发生了故障。[13]

一项研究对 62 名双相障碍患者使用鼻腔胰岛素，观察它能否在 8 周内改善患者的认知功能。与使用安慰剂的人相比，使用胰岛素的患者执行功能有所改善。[14]

显然，在胰岛素进入临床实践之前，还需要进行更多的研究，但已有一些研究人员正在为此努力。

然而，对治疗来说，更重要的是测量胰岛素和血糖水平，以识别胰岛素抵抗、低血糖和其他问题。虽然大脑中发生的事与静脉血液测量结果之间的关联并不总是直接的，但这些信息可能有帮助，有时这些信息甚至是无价的。可用的测试和工具很多——空腹血糖和胰岛素水平检测、口服葡萄糖耐量测试、持续葡萄糖监测系统设备等，你需要与你的主治医生合作来获取这些测试和工具。如果你在这个过程中发现某个问题，这很有可能是你出现精神症状的一个原因。有许多方法可以解决这些问题，我将在接下来的章节中讨论。改变生活方式可能是一种强有力的干预措施，尤其是饮食和运动的改变。

雌激素

大多数人认为雌激素与妇女的生殖能力有关，但这只是其众多作用之一。一篇科学综述文章的标题一语道出了真谛——《雌激素：大脑和身体生物能量系统的主要调节因子》。[15]

雌激素对代谢产生深远的影响。众所周知，雌激素在精神健康、肥胖、糖尿病和心血管疾病中扮演着重要角色。它还直接影响大脑的代谢，对情绪、认知和其他大脑功能产生广泛的影响。

线粒体产生雌激素。与皮质醇一样，线粒体控制着雌激素合成的第一步。线粒体也含有雌激素受体。像皮质醇一样，雌激素有时始于线粒体，也终于线粒体。然而，大多数雌激素受体不在线粒体上，而是在细胞的外部。这些受体广泛存在于整个大脑的神经元和胶质细胞中，无论男女都是如此。它们也广泛存在于身体各处。尽管如此，雌激素的许多信号通路即使与细胞外的受体结合，最终也会汇聚到线粒体上。

月经初潮后至绝经的女性的雌激素水平会在一个月内发生波动，许多女性都会经历与雌激素水平变化有关的"精神"和"代谢"症状，可能包括情绪、食欲和欲望的变化。事实上，有一种疾病——经前焦虑症可以描述一些严重的精神症状。但对确诊其他精神障碍的女性来说，症状也会像时钟一样围绕着她们的经期波动。所有的精神症状都是如此——抑郁、焦虑、双相障碍症状、精神病症状、注意力不集中等，这与大脑能量理论观点相符。正如前文讨论的那样，女性患抑郁症的可能性是男性的两倍，这类激素波动及其对女性代谢的影响可能解释了其中的部分原因。此外，经期失血会导致铁等代谢资源损失，也会对代谢造成影响。

怀孕和产后是精神症状的高发时期，原因可能是激素的变化，更重要的是怀孕的代谢代价极高。生育一个孩子需要耗费巨大的营养和代谢资源，导致女性的身体在代谢方面很脆弱。细想一下，你会发现怀孕会增加代谢和精神障碍的风险——体重增加（超过孕育一个健康孩子所需的体重）、妊娠糖尿病、子痫（包括高血压和癫痫），当然，还有大多数精神障碍的恶化。产后抑郁症无人不知，但有些妇女还会经历产后躁狂症或精神病。

更年期的雌激素水平会骤降。许多女性经历过精神症状，包括抑郁、焦虑、躁狂甚至精神病症状。绝经前经历过抑郁的女性，绝经前后抑郁的可能性是其他人的五倍，大脑能量代谢普遍下降。一项研究观察了 43 名正步入更年期的女性，发现她们不仅大脑能量代谢下降了，绝经与线粒体健康状况的下降也直接相关。[16] 绝经后，女性患阿尔茨海默病的风险比男性高。对一些女性来说，随着时间的推移，这些大脑代谢异常可以自我纠正，但于另一些女性而言，这些异常似乎成为永久性问题，很可能增加她们患精神障碍和阿尔茨海默病的风险。研究人员在恒河猴身上发现，记忆力、雌激素和线粒体之间存在直接联系。[17] 他们发现，记忆力差的雌性恒河猴前额皮质的突触有更多畸形的甜甜圈状线粒体。当研究人员通过手术诱导它们进入更年期时，它们表现出记忆障碍的迹象，而且畸形的甜甜圈状线粒体数量增加了。当他们给猴子进行雌激素替代治疗时，记忆问题和线粒体异常都得到了改善。

雌激素作为一种治疗方法

数百万女性都在使用口服避孕药，这些药片通常含有雌激素和孕酮，它们有时会对情绪产生不良影响。讽刺的是，这些药有时也用于治疗情绪症状，如经前焦虑症。因此，这可能会令人困惑：它们到底是有益的还是有害的？此外，女性之间可能也存在差异，一些人受益于这些药物，另一些人则受到不利影响。一项研究调查了100多万名年龄在15岁至34岁之间服用避孕药的女性，发现与没有服用避孕药的女性相比，她们更有可能患抑郁症或使用抗抑郁药。[18]另一项研究调查了50万名15岁的女性，发现那些服用避孕药的女性企图自杀的可能性是其他人的两倍，自杀的可能性是其他人的三倍。[19]避孕药所含的激素水平与人体内的激素水平不同，这一点或许可以解释上述研究的发现。对有情绪症状的女性来说，与医生合作管理意外怀孕的风险及自己的精神健康需求，这一点很重要。

绝经后的激素替代疗法可能对一些女性有效。事实上，随着雌激素在大脑中作用的新证据出现，雌激素的剂量可能需要重新评估以改善大脑健康。

甲状腺激素

甲状腺激素被称为代谢的主要调节因子。研究人员发现它作用于人体的每个细胞。甲状腺激素促进代谢，使线粒体活跃起来。它在生长、发育、温度调节和每个器官功能——特别是大脑的功能方面，发挥着非常重要的作用。甲状腺激素过多或过少几乎都会导致明显的问题。

尽管甲状腺激素的一些作用机制仍在研究之中，但它对线粒体的影响是明确无误的。甲状腺激素直接或间接地刺激线粒体产生ATP或热量。线粒体有甲状腺激素受体，所以它们有时可以直接获取信号。然而，甲状腺激素也通过细胞核中的基因发挥作用，然后影响线粒体。

甲状腺激素还能刺激线粒体生物合成，增加细胞中线粒体的总数。[20]甲状腺激素还可以诱导线粒体自噬，即线粒体的修复过程。[21]正如目前所知，这些都对人类健康产生了巨大的影响。

甲状腺功能减退症是指甲状腺功能欠活跃，产生的甲状腺激素少于身体所需。最常见的原因是自身免疫性疾病，但也有其他原因。甲状腺功能减退症会引发许多代谢和精神症状，包括体重增加、肥胖、心脏病、疲劳、脑雾和抑郁。鲜为人知的是，它还与双相障碍、精神分裂症和痴呆症有关。[22]当发育过程中发生甲状腺功能减退时，可导致严重的神经功能缺损（呆小病）。大脑能量理论提供了理解这一切的新方法，并通过一个共同的病理机制将所有这些看似不同的疾病联系起来——线粒体。

甲状腺激素作为一种治疗方法

几十年来，甲状腺激素一直被用作精神障碍的治疗手段，即使患者的甲状腺激素水平正常也是如此。它通常用于治疗顽固性抑郁症和双相障碍。然而，精神障碍领域一直无法解释甲状腺激素如何及为何起作用。大脑能量理论提供了一个明显的解释：甲状腺激素不仅能立即促进代谢，还能改善线粒体的健康状况并增加其数量。细胞内的"工人"增加时，细胞的功能会变好。然而，促进代谢也伴随着过度刺激细胞的风险，特别是可能导致细胞的过度兴奋。因此对一些人来说，甲状腺激素可能会导致或加剧不乐见的症状。

小结

○ 激素和其他代谢调节因子在代谢和精神健康方面发挥着重要作用。

○ 如果你有激素失衡的迹象或症状，应该与专业医护人士合作进行评估和治疗。

○ 如果你出现慢性精神或代谢症状，但没有明确的原因，你应该考虑对激素状况进行全面评估。

○ 盘点目前正在使用的激素疗法——如避孕药或糖尿病疗法，这一点很重要，因为它们可能影响你的精神健康（影响或好或坏）。

成功案例：大剂量甲状腺激素治疗

我第一次见到詹姆斯时，他 54 岁，有 30 年的双相障碍病史。尽管他尝试了 20 多种抗抑郁药和稳定情绪的药物，但每年秋天他的抑郁症都会复发，一直持续到春天。他的抑郁症非常严重，经常让他下不了床。詹姆斯还确诊了甲状腺功能减退症、高血压、高胆固醇和睡眠呼吸暂停。他服用的正常剂量甲状腺药物足以将他的激素水平提高到"健康"范围，却对改善他的抑郁症毫无作用。所以，我们决定尝试大剂量的甲状腺激素，将其作为一种治疗手段。这一尝试带来了巨大的变化，詹姆斯的甲状腺激素水平现在异常高，所以我们必须注意其副作用，如心律失常和骨质疏松症。但总体来看，他的耐受性相当好。此外，这一疗法改变了他的生活，反反复复的抑郁症几乎完全消失。经过大约 10 年的大剂量甲状腺激素治疗，现在詹姆斯可以将剂量减少到正常范围，并一直保持良好状态至今。他仍然偶尔使用低剂量的抗抑郁药和睡眠药物，但如今，他已经多年没有出现过严重的抑郁症状了。在我对詹姆斯使用这种治疗方法时，我还不知道它如何或为何奏效。现在我知道了：大脑能量。

第十三章

诱因：炎症

炎症在代谢、线粒体功能、精神健康和代谢健康中发挥着重要作用。因此，它在大脑能量理论中也扮演着重要角色。

让我们先做一个总体阐述——许多人认为炎症是一件坏事。代谢紊乱和精神障碍患者经常出现轻度炎症。许多人推测，神经炎症可能是至少某些精神障碍和神经系统疾病的根本原因。细胞因子风暴（一种过度活跃的炎症反应）可以导致新冠病毒患者死亡。持续的炎症是导致长新冠（long COVID）的主要起因之一，长新冠患者在感染后数月或数年都出现了精神和神经症状。自身免疫性疾病是指炎症和免疫系统攻击人体。微肠漏会引起慢性炎症。出于这些原因，便有了"炎症引起大部分疾病"一说，而我们被告知要尽量减少炎症。

然而，炎症并不总是坏事。炎症经常发生。这往往是正常的过程，在人体内发挥着不容忽视的有益作用。它参与抵御感染，帮助伤口愈合，具有重要的信号传递功能，还参与正常的应激反应。炎症细胞因子是向整个身体和大脑发送压力信号的一种方式。小胶质细胞是大脑的免疫细胞，在大脑发育、学习和记忆中发挥作用。如果没有炎症，我们会丧命。

炎症、代谢和精神状态

炎症是身体分配和使用代谢资源的一种方式，因此炎症直接影响代谢。

当炎症细胞因子被释放时，更多的血液流向身体的炎症部位，带来氧气、葡萄糖、氨基酸和脂肪供其使用。炎症"召唤"这些资源，身体则分配能量和资源。炎症可能起源于感染或受伤，或者是对衰老或死亡细胞的反应。

炎症会促进产生更多免疫细胞和抗体。在对抗病毒、细菌甚至新形成的癌细胞时，这些物质都可以救命，但制造这些物质需要能量和资源。身体会优先处理这些情况，因为它们威胁了机体的生存。其他时候，身体会分配资源以进行适应性改变，如在锻炼后增大肌肉，或将代谢资源引导到特定的大脑区域以便开展新的学习。即使在这些情况下，炎症也会调用大脑等部位的资源。在所有这些情况下，体内其他细胞可用的代谢资源都会减少。换句话说，炎症会产生负面影响——代谢损失。

高水平的炎症会引起情绪、思想、动机和行为的改变。例如，如果人们出现病毒感染或罹患癌症，高水平的炎症也会引起精神变化。人们变得无精打采、沉默寡言、缺乏动力和自信，更想赖在床上。这些都是适应性行为，尽管会使人感到痛苦，但它们都正常且健康。这些变化使得代谢资源得以保存，身体正在为自己的生存而战。此时无暇出去玩耍、锻炼甚至自我繁殖，一切可用的资源都需要用于生存。一些研究人员将其称为保存-退缩行为（conservation-withdrawal behavior），并利用这些研究结果进一步解析抑郁症的一些症状。

但情况也可能朝另一个方向发展，精神状态（不佳）会引起炎症。一项有趣的研究观察了孤独的人和猴子，发现孤独会增加应激反应，并诱发一种特定的免疫细胞激活模式。[1]这导致孤独的人和猴子患上慢性轻度炎症，因而更容易受到病毒感染。研究人员甚至用病毒感染猴子，果然，孤独的猴子免疫反应受损。这有助于解释为什么像孤独这样的精神症状不仅与精神障碍的高患病率有关，还与心血管疾病、阿尔茨海默病和过早死亡的高发率有关。[2]

如果炎症持续时间长或炎症很严重，代谢损失会引发或加剧精神障碍和代谢紊乱。感染、过敏、癌症和自身免疫性疾病突然发作时，身患先存疾病的患者的新发精神障碍可能会增加，又或者精神症状加剧。举一个令人惊讶的例子，因花粉症而流鼻涕（鼻炎）的人患抑郁症的可能性比其他人高 86%。[3] 这些炎症也是老年人谵妄的常见原因。同样，代谢紊乱的症状也会增加。糖尿病患者的血糖会升高，心血管疾病患者会出现血压升高、胸痛，或再次心脏病发作。

丹麦一项针对 100 多万名儿童进行的大规模人口研究发现，因严重感染而住院的儿童日后患上精神障碍的可能性比其他人高 84%，接受精神药物治疗的可能性高 42%。[4] 最大的患病风险出现在感染后三个月内。在青少年群体中，强迫的患病率增加了 8 倍。如果你认为这些孩子只是因住院而感到"焦虑"，那么我告诉你，最常见于这些孩子的诊断包括精神分裂症、强迫症、人格障碍、精神发育迟缓、孤独症、注意缺陷多动障碍、对立违抗性障碍、品行障碍和抽动障碍。这些都是严重的大脑障碍，而不仅是因住院而产生的"焦虑"。而且你会注意到，这些诊断很广泛，并非任何一种障碍特有的，这一点与大脑能量理论一致。

这些只是研究表明炎症会导致罹患精神障碍和代谢紊乱或病情加剧的几个例子，是否有证据表明线粒体也参与其中？

炎症和线粒体

炎症和线粒体处于一个复杂的反馈回路中。线粒体参与正常炎症反应的许多方面，开启或关闭炎症反应。反之，炎症会损害线粒体功能。此外，线粒体功能障碍，即便是其他原因引起的障碍，也会导致炎症。这是一个恶性循环，我将为大家列举一些支持这一点的证据。

线粒体在正常炎症中也发挥作用。在关于线粒体的章节中，我已经同大家分享了一项研究，证明线粒体负责巨噬细胞伤口愈合的不同阶段。一篇题为"线粒体在先天性免疫反应中的作用"的科学文章回顾了线粒体直接或间接参与免疫反应许多方面的复杂方式，包括对抗病毒和细菌，但线粒体在细胞损伤和应激中也发挥了作用。[5] 另一篇发表在《细胞》杂志上的论文表示，关闭免疫反应时，线粒体似乎在免疫细胞死亡中发挥了作用。[6] 如果这些细胞中的线粒体功能异常，就会出现炎症和免疫细胞功能问题。这可能导致免疫和炎症反应过度活跃或欠活跃。研究人员在许多精神和代谢紊乱中都发现了这种情况。

炎症直接影响线粒体的功能。例如，研究发现肿瘤坏死因子这种炎症性细胞因子会直接抑制线粒体功能。[7] 一个更重要的例子是干扰素，这是另一种炎症性细胞因子，其产生受到线粒体的强烈影响。但研究证明，干扰素也可以直接抑制三种线粒体基因，引起线粒体功能改变。[8] 此外，经证明，干扰素可以直接抑制一些脑细胞中线粒体ATP的产生。[9] 这个例子非常重要，因为干扰素会作为治疗严重感染和癌症的药物提供给病人。开始使用干扰素后不久，所有精神症状都可能爆发出来——基本上任何症状都有可能出现。这些症状包括抑郁、疲劳、易怒、失眠、自杀行为、躁狂症状、焦虑、精神病症状、注意力不集中和谵妄。[10] 干扰素会导致一切现存的精神障碍恶化。那么问题又来了，干扰素这一种药物便可以引发精神病学所知的每一种症状，为什么？答案是：线粒体。

炎症、免疫细胞和细胞因子影响线粒体功能的方式还有很多，就本书而言，最重要的是：炎症会导致线粒体功能障碍。

　　炎症还会影响大脑发育。对胎儿或幼儿来说，炎症可能会导致大脑发育异常。例如，出现感染的孕妇生出孤独症患儿的可能性比其他人高80%。[11] 目前有许多孤独症动物模型，研究人员将炎症分子注射到怀孕的小鼠体内，以诱发后代的孤独症。那么，我们如何将这一切联系起来？答案是线粒体。

　　炎症也可能是线粒体功能障碍的结果。免疫细胞中的线粒体功能障碍直接影响炎症和免疫反应，除此之外，其他类型细胞中的线粒体功能异常也会导致我们在许多代谢紊乱和精神障碍患者身上看到的慢性轻度炎症。

　　代谢受损的细胞会陷入失调状态，它们可能出现维持问题、萎缩或死亡，也可能出现高水平的氧化应激，所有这些都会引发炎症。细胞发出信号，即损伤相关分子模式（DAMPs），表明需要修复。死亡的细胞需要妥善处理，炎症便起到修复处理的作用。事实上，线粒体本身，或至少是一部分线粒体，就是强大的损伤相关分子模式。线粒体从苦苦挣扎的细胞中被释放出来时会引发炎症，在这种情况下，炎症是一种正常反应。这不是主要问题，而是代谢问题的一个症状，对其进行干预可能改变不了什么。实际上，在某些情况下，干预可能导致情况恶化，因为它可能干扰了正常的愈合过程。与所有精神障碍和代谢紊乱相关的轻度炎症很可能是广泛代谢功能障碍的结果。为了解决这个问题，我们首先需要了解代谢问题的起因，这可能包括各种各样的因素，如不良饮食、压力、激素问题、睡眠不足、大量使用酒精或药物，以及其他毒素。你很快就会了解到更多关于其中一些因素的信息。为了解决炎症问题，我们必须解决细胞中的代谢功能障碍。如果我们能够恢复代谢健康，炎症就会消散。

炎症抑制

几十年来，抑制炎症一直是研究人员非常感兴趣的领域，他们一直在研究抗氧化剂和抗炎剂对代谢紊乱和精神障碍的治疗作用。这方面的研究已经花费数十亿美元。所研究的药物包括维生素 E、ω-3 脂肪酸、N-乙酰半胱氨酸和布洛芬等非甾体类抗炎药物，说到底，这些药物作为治疗方法似乎并非那么有效。它们在抑郁症、精神分裂症、阿尔茨海默病、心血管疾病、肥胖和糖尿病中的应用一直令人失望，即便所有这些疾病都与较高水平的慢性炎症有关，其表现照样不佳。一项荟萃分析显示，其中一些药物对某些精神障碍有轻微的疗效，但改善微乎其微，通常不具有临床意义。[12] 此外，鉴于炎症会对正常的大脑和身体功能产生影响，从长远来看，用药物抑制炎症可能会产生意想不到的不良后果。

那么，炎症在治疗中是否重要？确实重要！

首先，上文提到的许多生活方式因素会引起广泛的代谢功能障碍，进而导致慢性炎症。解决这些问题可以在减少炎症和治疗代谢紊乱和精神障碍方面发挥强大的作用。服用抗氧化剂来抵消这些生活方式因素的负面影响根本行不通。

自身免疫性疾病与高水平的炎症有关，并对精神障碍和代谢紊乱产生影响。解决这些问题很重要。有时可能需要抗炎症治疗，有时则需要解决激素缺乏问题。你需要与主治医生合作一起解决这些问题。

慢性感染也可能是一个严重的问题。当身体无法消除病毒或细菌感染时，它会造成代谢损失并导致问题。艾滋病、慢性莱姆病、肝炎和其他疾病都会对代谢和精神健康产生影响，患者需要与主治医生合作，采用最佳治疗方法解决这些问题。

过敏也可能导致慢性炎症。有时过敏原可以避免，但有时可能需要与主治医生合作，选择适当的治疗方法。

　　口腔卫生也会影响炎症，进而对代谢紊乱和精神障碍产生影响。定期刷牙，使用牙线清洁牙齿并定期进行牙齿检查很重要。这是减少体内炎症来源的一种方法。

小结

○　炎症对精神和代谢健康产生巨大的影响。

○　炎症总是影响代谢，而代谢问题往往会加剧炎症。

○　对许多人来说，饮食不当、缺乏锻炼、睡眠不足、吸烟、酒精或药物使用，以及其他生活方式因素是引发轻度炎症的主要原因。直接解决这些问题比试图通过其他方法（例如服用抗氧化药）减轻炎症更重要。

○　炎症会影响精神状态，而精神状态会引发炎症。

○　线粒体直接或间接地参与炎症和免疫细胞功能。

○　炎症和线粒体处于一个复杂的反馈循环中，这会对代谢和精神健康产生重大影响。

第十四章

诱因：睡眠、光和昼夜节律

睡眠、光和昼夜节律都是相互关联的。它们在代谢、线粒体功能、代谢紊乱和精神障碍中发挥重要作用。尽管这些主题的生物学原理很复杂，但我将进行一个高度概括并提供证据样本，以证明这些诱因都在大脑能量理论中发挥作用。

当我们在夜间入睡时，身体和大脑便进入"休息和修复"状态。整体代谢率和体温下降，同时细胞执行维持功能并进行必要的修复，这对短期和长期健康都至关重要。大脑中的神经元会发生许多变化，人们认为这些变化在学习和记忆巩固中发挥作用。没有睡眠，细胞会陷入失修状态，并开始出现功能障碍。

睡眠是身体整体代谢策略的一部分，由昼夜节律进行引导。体内有"时钟"，在大脑和几乎所有的细胞中都有"时钟"，它们控制着许多生物过程。归根结底，这些都与代谢有关。下丘脑中一个名为"视交叉上核"的区域发挥着关键作用。视交叉上核检测我们眼睛发出的光，并产生激素和神经系统的反应。这些信号反过来又通过打开或关闭全身成千上万的基因来影响身体所有细胞中的外周时钟。昼夜节律主要由两件事驱动——光和食物，它与光或暗、进食或禁食的周期同步。

成人的最佳睡眠时间约为每晚 7 ~ 9 小时，但因人而异。年龄、活动水平和其他因素也会产生影响。婴儿和儿童需要更多的睡眠，因为他们正在长身体。老年人需要的睡眠较少。人们生病时，则暂时需要更多的睡眠，因为睡眠有助于保存能量。睡眠可促使将代谢资源用于生长、维持和修复功能。

当一个人的安全受到威胁时，睡眠就需要暂缓。休息和修复永远比不上生存重要。这不仅包括身体的生存，还包括社会地位。任何让我们担心的事情，包括大多数心理和社会压力，都会扰乱睡眠。这是正常现象，不属于疾病。

睡眠问题可定义为睡眠过多、睡眠过少或睡眠质量差。任何一种问题都会对代谢产生影响。睡眠问题会加剧所有精神障碍和代谢紊乱。睡眠不足会加重抑郁症、躁狂、焦虑、痴呆、注意缺陷多动障碍症、精神分裂症和物质使用障碍，还会加剧代谢紊乱。糖尿病患者的血糖会升高，肥胖患者体重可能会增加，经历过一次心脏病发作的患者可能会再次犯病，这些都是睡眠问题导致现有疾病恶化的例子。然而，睡眠问题也可能是引发此类疾病的诱因。目前存在许多关于正常健康人睡眠不足的研究。睡眠严重不足会导致抑郁、焦虑、认知障碍、躁狂和精神病。基因研究发现，时钟基因与孤独症、双相障碍、精神分裂症、抑郁症、焦虑症和物质使用障碍之间存在关联。[1] 对睡眠不足者进行的长期研究发现，他们更容易出现代谢紊乱。睡眠不足也可能引发并加剧癫痫和阿尔茨海默病。

睡眠与精神障碍和代谢紊乱处于一个反馈循环中，它们本身会引起睡眠问题，进而导致障碍更加严重。睡眠问题是大多数精神障碍的常见症状，这一点人所共知。鲜为人知的是，睡眠问题在患有肥胖、糖尿病、心血管疾病、阿尔茨海默病和癫痫的患者中也更为常见。

睡眠障碍的类型很多，包括阻塞性睡眠呼吸暂停，即夜间气道阻塞并停止呼吸，以及下肢不宁综合征，即夜间被迫不停地移动双腿。然而，最常见的睡眠障碍是普通的失眠。

因此，我们发现睡眠、精神障碍和代谢紊乱之间存在强烈的双向关系。显然，其中必有一些缘由。我们知道，睡眠问题会引起应激反应，加剧炎症水平。上文已经讨论过这些因素如何影响精神和代谢紊乱。同样，其中奥义远不止于此。我们有几项证据表明，线粒体、睡眠和昼夜节律之间存在反馈循环。

睡眠和昼夜节律影响线粒体功能

线粒体与我们的昼夜节律同步。夜间能量的产生减少，以便促进睡眠。白天能量的产生增加，这样我们就可以到外面的世界去工作和玩耍。

研究人员发现了发动蛋白相关蛋白 1 这种特定的蛋白质，它在线粒体裂变和 ATP 产生中起核心作用。[2] 昼夜节律钟控制着这种蛋白质，然后使线粒体功能与我们的日常节奏同步。有趣的是，发动蛋白相关蛋白 1 对昼夜节律钟的反馈十分必要，这表明线粒体可能通过这种反馈机制对昼夜节律钟本身形成影响。

另一项研究观察了小鼠，探究睡眠不足对大脑四个区域线粒体功能的影响。研究人员发现，睡眠不足的小鼠大脑四个脑区的线粒体功能都有损伤，特别是在下丘脑，这是大脑中调节代谢和皮质醇等许多激素的区域。[3]

激素也影响睡眠和线粒体功能。夜间皮质醇的异常水平可能是由睡眠问题引起的。皮质醇水平会影响大脑功能以及构成认知障碍。[4] 褪黑素夜间增加，早晨减少。研究发现褪黑素能直接刺激线粒体自噬。褪黑素所诱导的线粒体自噬的缺乏与小鼠的认知缺陷有关。[5] 这项研究表明，睡眠不足会引起线粒体功能障碍，然后导致认知障碍，进而导致阿尔茨海默病。这一假设得到了另一研究小组的进一步支持，该小组剥夺小鼠九个月的睡眠，然后观察线粒体功能和 β - 淀粉样蛋白的积累情况。果然，与对照组相比，睡眠不足的小鼠线粒体功能障碍和 β - 淀粉样蛋白积累的水平更高。[6] 这项研究有助于我们理解长期睡眠不足为何及如何成为阿尔茨海默病的一个已知风险因素。

还有一个例子。还记得烟酰胺腺嘌呤二核苷酸吗？这种代谢辅酶受昼夜节律钟控制，直接影响线粒体活性，导致产生更多的 ATP。[7] 因此，如果昼夜节律异常，烟酰胺腺嘌呤二核苷酸的产生也会异常，这将影响线粒体功能及精神和代谢健康。

线粒体在控制睡眠方面发挥作用

睡眠的调节涉及大量的神经元和神经递质，睡眠调节的许多方面仍在研究之中，这绝不是一个简单的话题。

然而，最近的研究确实表明，线粒体在其中至少发挥一个直接作用。2019 年《自然》杂志的一篇文章研究了已知能诱导果蝇睡眠的神经元，以确定激活和关闭这些神经元的是什么。换句话说，是什么让这些苍蝇睡着了？研究人员发现，是线粒体。线粒体中活性氧类的水平与诱导睡眠的特定受体直接相关。研究人员总结了这一发现的重要性：能量代谢、氧化应激和睡眠这三个过程与寿命、衰老和退行性疾病各自相关，因此存在机理联系。[8] 这些研究人员忽略了精神障碍，精神障碍与这些过程之间也存在联系。

另一组研究人员观察了有线粒体缺陷的果蝇，发现它们的昼夜节律和睡眠模式也受到扰乱，进一步表明线粒体的关键作用。[9] 一项研究观察了线粒体有缺陷的人类，发现近 50% 的人面临睡眠呼吸障碍问题。[10]

光影响线粒体和大脑

光刺激线粒体，不同波长的光产生不同的效果。例如，红光倾向于刺激 ATP 的产生，而蓝光往往会抑制 ATP 的产生，导致活性氧类的增加。[11] 不同的波长影响线粒体上的不同蛋白质。如果过多应用不同光谱的光，线粒体会产生过多的活性氧类。这种氧化应激会损害线粒体本身和细胞内的其他物质。

对于光"过量"，最明显的例子是皮肤细胞。人们躺在阳光下，光子会刺激皮肤中的线粒体。曝光过度会导致皮肤过早老化（出现痣和皱纹），甚至引发皮肤癌。[12] 人们认为，线粒体在这一切过程中发挥着重要作用。

光也会影响大脑，影响途径至少有三种：

1. 上文已经介绍了视交叉上核，它通过我们的眼睛检测光，并向整个大脑和身体发送昼夜节律信号。这些信号反过来影响线粒体功能。

2. 皮肤暴露在阳光下会增加血液中一种叫作尿刊酸的分子。尿刊酸到达大脑，刺激产生谷氨酸的神经元，对学习和记忆产生直接影响。[13] 所以，光照可以帮助你更好地思考。

3. 研究人员可以将红光和近红外光传送到头皮，甚至是鼻子内部。这种治疗方法被称为大脑光生物调节。这些光可以增加 ATP 的产生，改变钙水平，并通过直接作用于线粒体刺激表观遗传信号。研究认为这些光可以增强神经元的代谢能力，具有抗炎作用，并刺激神经可塑性。[14]

对症状的影响

现代人扰乱睡眠的方式数不胜数。我们上床睡觉都带着手机，躺在床上看书——当然是在有灯光的情况下。我们半夜醒来会打开电脑和电视；我们熬夜玩游戏或疯狂刷剧；我们上夜班；我们去参加派对，彻夜不归；我们通宵达旦地完成第二天要交的重要项目；我们长途跋涉，还要倒时差……所有这些行为都会影响我们的昼夜节律和睡眠，对代谢造成影响。

有些人不管怎么努力都睡不着。他们满脑子都是担忧和焦虑；他们渐渐烦躁不安；他们在惊恐中醒来，于是再也睡不着；他们鼾声如雷，经常中途醒来；他们的童年受虐情景闪现在脑海中；他们害怕睡觉；他们的床变成了酷刑室。所有这些都会影响代谢。

在日常工作中，睡眠、光和昼夜节律对各种症状产生重要影响。情绪障碍患者的症状每天随时间波动，这就是所谓的日变化。有些人醒来时感到非常沮丧，但随着时间的推移，情绪会有所改善。痴呆症患者在晚上会变得焦躁不安，意识混乱，这被称为日落综合征。同样，一些精神分裂症患者在夜间会出现症状加重的情况。大脑能量理论提供了一种通过线粒体和代谢来理解这些众所周知的现象的新方法。

季节也会影响症状。人们认为，季节性情感障碍或冬季抑郁症患者的主要病发原因是接触阳光的时间减少，双相障碍患者在季节变化时会经历躁狂和抑郁发作。大脑能量理论也提供了一种理解这些变化的新方法。

治疗方法

充足的睡眠对精神和代谢健康极为重要，它在治疗中可以发挥多种作用。

首先，你可以利用下述这些基本问题来评估你的睡眠（任何"否"的回答都体现出令人担忧的情况）。

○   你每晚能否保证 7~9 个小时的睡眠时间？

○   你是否整晚都睡得好？

○   你醒来时是否感到神清气爽？

○   在不吃药的情况下，你能否睡得好？

○   你能否一整天都适当保持清醒和警觉？（经常打盹或打瞌睡是令人担忧的迹象。）

如果你有长期的睡眠问题，请与你的主治医师谈谈。你可能患有阻塞性睡眠呼吸暂停、下肢不宁综合征、激素失衡，或是存在其他导致睡眠问题的原因。睡眠卫生和失眠认知行为疗法等干预措施可以在治疗中发挥作用。这些都可以在治疗师的陪同监督下进行，现在也可以通过互联网进行。

安眠药，包括褪黑素等非处方补充剂，可以作为应对异常压力情况的短期干预措施。然而，安眠药会损害正常的睡眠结构，这可能会对自然睡眠的一些益处造成负面影响。随着时间的推移，安眠药还可能损害代谢和线粒体功能，因此长期服用可能导致睡眠问题恶化。请尝试在不服用药物的情况下纠正你的睡眠。如果你多年来一直在服用安眠药，可能需要专业的帮助才能戒掉。

接下来，评估你接触光的情况（任何"否"的回答都可能产生问题）。

○   你是否大部分时间都能接触到自然光，即使只是通过窗户接触？

○   你是否会到户外？

○   你是否会打开窗帘或遮阳板，让光照进来？

○   睡觉时，你是否待在很少或没有光的黑暗房间里？

○   在床上时，你是否避免接触电子屏幕（手机、电视或平板电脑等）?

　　纠正光照问题——无论是白天光照不足还是晚上光照过多——都可以在治疗中发挥作用。

　　强光疗法这种干预措施包括每天早上在一盏灯前坐大约30分钟。这是一种特殊的灯，其亮度达到10 000勒克斯，用于模拟暴露在阳光下的场景，但通常对眼睛是安全的。强光疗法已被广泛用于各种疾病，包括季节性情感障碍、双相障碍、重度抑郁症、产后抑郁症、失眠、创伤性脑损伤和痴呆症。[15] 有趣的是，光照甚至可能在治疗肥胖、糖尿病和心血管疾病方面发挥作用。[16] 强光疗法可以帮助调节你的昼夜节律，纠正你的睡眠。正如你现在所知，这将对你的代谢和线粒体产生巨大影响。此处应该提醒，我曾见过一些双相障碍患者在接受强光疗法后出现轻躁狂甚至是躁狂，所以如果你有躁狂症史，请谨慎采用。

　　我在上文还提到了大脑光生物调节。人们认为这一疗法仍处于试验阶段，但正在对其进行研究，以用于治疗各种疾病，如痴呆症、帕金森病、脑卒中、创伤性脑损伤和抑郁症。

小结

○　睡眠、光和昼夜节律是相互关联的。

○　它们都在代谢、线粒体功能、精神健康和代谢健康方面发挥着重要作用。

○　诊断睡眠问题的原因很重要，因为这可能需要特定的治疗方法。

○　调节睡眠的方法有很多。

○　控制光照和 / 或使用强光疗法可以在一部分人的治疗中发挥作用。

成功案例：给十二岁男孩的强光治疗

卡莱布生活在一个中上阶层的小镇上，虽然父母离婚了（童年逆境经历的一种），但他的生活还算不错。他也有很严重的精神疾病家族史——他的母亲、父亲、姑姑、叔叔和祖父母都经历过抑郁症、自杀未遂、药物滥用、双相障碍和/或精神分裂症。从学前班开始，他就遇到了困难。随着年龄的增长，他明显患上了注意缺陷多动障碍。他有时会失去控制，而且经常分心。他对学校作业感到沮丧，还会发脾气。

卡莱布开始接受心理治疗。他的父母和老师尝试了许多干预措施，包括惩戒策略和行为奖励，但毫无效果。他开始服用治疗注意缺陷多动障碍的兴奋剂，效果持续了大约一周，但后来他就睡不着了。这只会导致问题恶化。卡莱布服用过不同剂量和不同类型的兴奋剂，但睡眠问题并未改善。他也被建议服用安眠药，但他的父母没有采纳这一建议，而是决定让卡莱布停用兴奋剂。

卡莱布在学校面临的麻烦越来越多。他的智商很高，学习能力很强，这两者并不是问题所在。通过个别化教育计划，卡莱布在学校获得支持，最终被录取并参加了专门为有社会/情感问题的学生开设的特殊教育课程。他开始出现慢性抑郁症。沮丧时，他会用尖利的铅笔刺伤自己。非常沮丧时，还会威胁要自杀。七年级时，学校和治疗师都开始建议他服用情绪稳定剂，治疗疑似的双相障碍。他的父母拒绝了这一提议，想要尝试"代谢"治疗计划。

我们根据双相障碍的代谢基础，选择了两项干预措施。我们着手解决的一个问题是胰岛素抵抗。过去几年，卡莱布的体重一直在增加，尤其是腰部赘肉，这是胰岛素抵抗的一个标志。他之前习惯在放学后立即吃很多甜食"以缓解一天的压力"，并且晚餐后也吃甜食"作为一种奖励"。考虑到学校给他带来的压力，他的父母同意了。为了解决这个问题，我们建议他在上学期间戒掉所有甜食。他并不喜欢治疗计划的这一部分，但同意尝试一下。

第二项干预措施旨在更好地调节他的昼夜节律和睡眠，这两者都是双相障碍的影响因素。我们每天早上使用强光疗法进行至少 30 分钟的治疗。经证明，这一疗法对双相抑郁症有效，至少对一些人有效，而且没有什么副作用。[17] 他已经习惯每天早上通过玩电子游戏来"唤醒"自己，所以我们在他玩电子游戏时引入强光，这样就不需要改变他的生活习惯。

不到一个月，情况开始好转。他不再在学校发脾气，抑郁症状和注意力也得到了改善。对他来说，学校生活变得越来越容易应对。

第二年，在八年级时，卡莱布取得了有史以来最好的成绩——全优。2020 年，即采用这些干预措施两年后，他在新冠疫情期间开始了高中生活。他的许多同伴还在与抑郁、焦虑和社会孤立做斗争，他却能从容应对一切。他再次取得了全优的成绩，并在第一个学期后退出了个别化教育计划。新学校甚至不敢相信，这个表现优异的优等生竟然参加过个别化教育计划。

到目前为止，卡莱布已经接受了四年的代谢治疗，并继续茁壮成长。显然，这个特定的治疗计划并不适用于所有正在挣扎的孩子，但它适用于卡莱布。大脑能量理论能帮助我们理解"代谢"治疗计划如何以及为何起效。

第十五章

诱因：食品、禁食和肠道

我们吃什么、什么时候吃、吃多少，对代谢和线粒体会产生直接的影响。每个人都知道饮食在肥胖、糖尿病和心血管疾病中起重要作用，但大多数人可能不知道饮食也会对精神健康和大脑产生深远的影响。

这个领域十分宽泛。成千上万的研究文章和无数的教科书都探索了饮食对代谢和线粒体的影响。这些研究大多集中在肥胖、糖尿病、心血管疾病、阿尔茨海默病、衰老和寿命等方面。虽然这些研究人员通常看不到饮食与精神健康之间的联系，但到目前，我希望你们能够看到。

饮食与精神健康的联系远远不止"相关"这么简单。大脑的神经回路上，当然，还有人体内的整个代谢和线粒体网络中，两者都有重叠。例如，驱动食欲和饮食行为的神经回路也直接受烟草、酒精和海洛因成瘾的直接影响。[1]对大多数人来说，这并不稀奇。更令人惊讶的是，产生孤独感的神经回路与提醒饥饿感的神经回路直接重叠。[2]这项发表在《自然》杂志上的研究表明，果蝇长期的社会隔离导致进食增加和睡眠减少。"社交"问题引起食欲和睡眠的变化。当研究人员人为地刺激社会隔离的神经回路时，果蝇吃得更多，睡得更少。另一项研究发现了与肥胖、焦虑和抑郁直接相关的特定 γ-氨基丁酸和血清素神经回路。[3]这是一条能影响你的体重和感觉的神经回路。

有些人将这个领域称为营养精神病学，即研究饮食对精神健康影响的科学。我个人觉得这一观点太狭隘。该领域不仅探讨饮食如何影响大脑功能，还涉及我们的精神状态如何影响代谢，进而影响食欲和进食行为，最终影响整体健康。这是一种双向关系。代谢影响精神，精神又反过来影响代谢。

正如上文所述，这个领域非常宽泛。我无法在一章内将其阐述清楚。尽管如此，我还是要通过几个与食品有关的话题，以及它们如何在大脑能量理论下作为诱因发挥作用，给大家简单展示这一领域如何与精神健康相关（了解我所做之事）。

维生素和营养物质

最简单的切入点就是维生素和营养物质。众所周知，缺乏几种维生素会导致精神障碍和神经系统疾病。纠正这些维生素的缺乏问题有时可以实现对疾病的完全治愈。与激素失衡一样，维生素缺乏是精神病学中少数几个问题明确且治疗方法简单的例子之一。

人们最熟知的三种可导致精神和神经系统症状的维生素缺乏包括维生素 B_1、叶酸和维生素 B_{12}。精神障碍和神经系统疾病患者应定期检查，因为如果体内缺乏这些维生素，可采用明确的治疗方法。这些维生素有什么作用？它们都是线粒体内能量代谢所必需的。如果一个人缺乏这些维生素，他们线粒体内的能量产生就会受损，也就是所谓的线粒体功能障碍。

与大脑能量理论一致，上述维生素缺乏引发的症状相当广泛，包括大多数疾病诊断类别。除了身体症状，还有许多精神症状，包括抑郁、冷漠、食欲缺乏、易怒、思绪混乱、记忆障碍、睡眠障碍、疲劳、幻觉和妄想——这些只是其中一部分。孕妇缺乏这些维生素也会导致婴儿发育异常，这突出了线粒体在发育中的作用。

还有许多其他维生素和营养物质可以很容易地与线粒体和代谢联

系起来，但我就只说到这里。如我所述，这个领域太宽泛了。

食品质量

过去 50 年，我们的食品供应发生了巨大变化。植物经过基因改造，牛、猪和鸡被注入抗生素和生长激素后会快速增肥。加工食品全是人造成分，往往缺乏营养，如纤维、维生素、矿物质和植物营养素等。目前尚不清楚所有这些激素和化学物质对人体代谢的影响，但研究表明它们确实会产生影响。

垃圾食品之所以被称为"垃圾"，不仅因为它缺乏重要的营养物质，而且因为这些食品通常含有高度加工和非天然的成分，这些成分往往会损害代谢健康。我们都听过关于"哪些成分对我们有害"的争论。有人指责脂肪，有人指责碳水化合物，还有人指责动物制品。这些争论无休无止。我将列举三个饮食因素的例子，说明这些饮食因素与线粒体功能及代谢和精神健康直接相关。

反式脂肪酸是人造的加工脂肪，最初作为饱和脂肪的健康替代品进行销售。我们被告知"健康的植物起酥油"比猪油好得多。多年来，反式脂肪酸在美国的食品供应中无处不在。不幸的是，事实证明它们实际上对人类健康有害，而且美国现在已禁止使用反式脂肪酸。使用反式脂肪酸会增加心血管疾病、抑郁症、行为攻击、易激惹和阿尔茨海默病出现的风险。[4] 虽然确切的影响机制尚不清楚，但一项动物研究试图通过评估反式脂肪酸对大鼠及其幼鼠可能产生的影响来弄清这一点。[5] 研究人员在怀孕和哺乳期大鼠的饮食中加入了反式脂肪酸或豆油 / 鱼油。小鼠出生时，它们得到的是没有反式脂肪酸的正常饮食。第 60 天时，食用反式脂肪酸的母亲所生的幼鼠表现出的焦虑更明显，活性氧类水平更高，炎症更严重，并且海马中糖皮质激素的受体减少。

这项研究表明，我到目前为止所讨论的几个问题是相互关联的。母亲饮食中的一个因素最终影响了孩子的焦虑、线粒体功能、炎症和糖皮质激素受体水平，这些都在应激反应中发挥作用。这一结果令人惊叹！幸运的是，从 2018 年起，美国已经禁止使用反式脂肪酸。但这些能解释美国年轻人群较高的抑郁症和焦虑症患病率吗？我已讨论过父母创伤史的代际传递将如何导致后代患精神障碍的概率增加。这项研究表明，如果母亲在怀你期间摄入反式脂肪，这有可能影响你的代谢健康。

有时，垃圾食品被称为"垃圾"并不是因为含"有害"物质，而是因为它们不含"有益"物质。可以想一想纤维。你可能了解纤维素存在于水果、蔬菜和全谷物中，目前受到强烈推荐。大多数专家确信，纤维在代谢健康和衰老方面发挥着有益的作用。一些研究表明，它在精神健康方面也发挥着作用。高度坚持地中海饮食①，包括摄入大量水果、蔬菜、全谷物和橄榄油，往往伴随着较低的抑郁症和认知障碍患病率。[6]纤维最大的好处之一是它能被肠道中的微生物转化为丁酸盐，这是一种短链脂肪酸。反过来，丁酸盐则充当肠道细胞（结肠细胞）中线粒体的主要燃料来源。它在肝细胞中也发挥着作用。一个研究小组发现，丁酸盐会直接改变线粒体的功能、效率和动力学（融合/裂变），而这些变化直接影响胰岛素抵抗、肝脏中脂肪积累和整体代谢。[7]肠道和大脑之间存在很强的联系，这一点我很快就会讲到，但有趣的是，丁酸盐本身似乎就直接影响睡眠！更令人惊奇的是，这种机制似乎位于肝脏或通往肝脏的静脉（门静脉）。为了全面了解这一机制，研究人员对小鼠进行了研究。[8]他们将丁酸盐注射到小鼠的肠

---

① 地中海饮食泛指希腊、西班牙、法国和意大利等处于地中海沿岸的南欧各国以蔬菜水果、鱼类、五谷杂粮、豆类和橄榄油为主的饮食风格。——译者注

道或门静脉，发现小鼠的睡眠时间增加了 50%~70%。他们再将丁酸盐注射到小鼠身体的其他部位，发现对睡眠没有任何影响。另一项研究发现，丁酸盐能减少衰老小鼠的神经炎症，这可能有助于预防阿尔茨海默病。[9]

有时，食品质量问题不仅是关于某种特定的食材。相反，这可能与我们吃多少食品关系更大。垃圾食品会令人上瘾，至少对我们中的一些人来说是如此。我们都知道"好吃到停不下来"这句话，那么暴饮暴食是根源所在吗？这可能导致胰岛素和血糖水平过高，对有胰岛素抵抗的人群来说尤其如此。我已经提过胰岛素抵抗与精神障碍和线粒体之间的关联。那么高血糖是否会产生更直接的影响？一些研究表明确实如此。

一项针对糖尿病大鼠的研究发现，葡萄糖水平高会直接损害线粒体，表现为 ATP 生成减少、氧化应激增加和抗氧化能力下降，所有这些都可能损害神经元。[10]

另一项研究观察了人类内皮细胞（动脉衬细胞），以了解高水平葡萄糖是否影响其线粒体功能。研究人员发现确实如此。虽然高葡萄糖水平没有改变能量产生的基线水平，但当细胞感受到压力时，那些暴露在高水平葡萄糖下的细胞产生更多能量的能力受损。这又是一个悖论。葡萄糖（或燃料）更多反而导致 ATP 水平降低。[11]

另一项研究调查了 20 名糖尿病患者，以了解高血糖对其情绪和大脑功能有什么影响。[12] 他们使用钳夹技术来人为控制血糖，并将所有研究对象暴露在正常和高血糖水平下。高血糖导致处理速度、记忆和注意力受损，还引起能量水平下降，悲伤和焦虑加剧。这项研究表明，有胰岛素抵抗的人过量食用安慰食物，实际上可能会导致其感到悲伤和焦虑，并产生认知障碍。

最后，一项对 46 项研究（包括 9.8 万名尚未患糖尿病的参与者）

进行的荟萃分析探究了血糖水平，以确定这是否会增加与阿尔茨海默病相关的大脑变化的风险。研究人员发现，较高的血糖水平会增加淀粉样蛋白水平升高和大脑萎缩的风险。[13]

血糖升高是否会导致糖尿病患者的抑郁症和阿尔茨海默病患病率增加？所有这些研究都表明它可能起到了一定的作用。

但是等等，这又是另一个反馈回路！事实证明，线粒体在控制葡萄糖水平方面发挥着直接作用。发表在《细胞》上的一项研究发现，下丘脑腹内侧核细胞中的线粒体在葡萄糖水平调节中至关重要，而下丘脑腹内侧核是大脑中调节全身葡萄糖水平的区域。[14] 这些线粒体的裂变及其活性氧类水平直接控制着全身的葡萄糖水平。因此，如果这些线粒体不能正常工作，就无法调节葡萄糖水平，这反过来可能会导致悲伤、焦虑，并增加患阿尔茨海默病的可能性。

肥胖

肥胖是一个复杂的话题。大多数人认为这是饮食过量的问题——人们摄入的热量比消耗的热量多。但是，"摄入的热量比消耗的热量多"包含两个部分：第一部分是有时人们吃得太多，在这种情况下，问题就是他们为何吃这么多；第二部分是热量消耗。一些肥胖患者吃得很少，但仍然瘦不下来。因此，更恰当的问题是：为什么肥胖者储存了这么多脂肪，却不消耗它们？实际上，几乎每个人都会偶尔吃多，想想感恩节的时候。那些瘦的人甚至第二天还有饱腹感，这便会促使他们少吃，或者增加代谢，以消耗掉多余的热量。无论采取什么方式，他们都会继续保持苗条。肥胖者则不同，事实上，有时候肥胖者减肥时，代谢会骤降，与他们减肥的努力形成对抗。

这些都是复杂的话题，我并不打算在这里展开讨论。相反，我的目标是强调肥胖确实影响代谢和线粒体功能，线粒体也在肥胖中扮演角色，而这些又都与精神健康有关。

上文提到，孤独、焦虑、抑郁和睡眠与食欲和进食行为有一些共同的神经回路。如果一个人的这些神经回路过度兴奋，会发生什么？这个人会感到抑郁、焦虑、莫名孤独、失眠，并且暴饮暴食。你是否认识这样的人？我可以告诉大家，在作为精神科医生的职业生涯中，我遇到过许多这样的人。

肥胖和精神障碍都与线粒体功能障碍有关。如果同时患有精神障碍和肥胖，两种病情会使彼此更糟。精神障碍会导致体重进一步增加，而肥胖会引发更多的抑郁、焦虑和双相障碍症状。一项研究调查了双相障碍患者，其中一些人肥胖，另一些人不肥胖，研究发现，相比之下肥胖的患者抑郁症发作次数更多。[15] 肥胖本身会影响患者的情绪症状。

了解其中缘由的一种方法是胰岛素。我已经分享过一些关于胰岛素、线粒体功能和大脑功能的信息。肥胖者通常身体和大脑中都有胰岛素抵抗。一组研究人员专门研究了线粒体功能障碍是否在其中发挥作用，果然，他们在胰岛素抵抗大鼠的大脑和肝脏中都发现了线粒体受损的迹象。[16]

不过，胰岛素抵抗也有自己的生命力。胰腺对胰岛素抵抗的反应是泵出更多的胰岛素。如果少量胰岛素起不了作用，那就多制造一些。这确实有帮助！但问题是，随着时间的推移，胰岛素水平过高通常会导致胰岛素抵抗更加严重，促使人们感到饥饿、体重增加。胰岛素水平越来越高造成的其中一个问题是，胰岛素抵抗本身会抑制线粒体生物合成，加剧代谢问题。[17]

在大脑中，胰岛素对线粒体如何应对压力产生直接影响。胰岛素信号工作正常时，线粒体可以有效应对压力。给小鼠线粒体施加压力的一种方法是给它们喂食高脂肪饮食，这通常会导致肥胖。研究人员对被喂食高脂肪饮食的胰岛素抵抗小鼠进行了研究，发现线粒体的应激反应受损。[18]当研究人员给小鼠使用鼻内胰岛素时，线粒体的应激反应又恢复了正常。有趣的是，小鼠的体重增幅减小了。因此，帮助线粒体正常运作有助于小鼠更有效地应对高脂肪饮食。

另一研究小组也观察了线粒体在食用高脂肪饮食的小鼠脑细胞中的作用。[19]研究人员发现，小胶质细胞对高脂肪饮食的反应引起了大脑炎症。炎症发生在小鼠体重增加之前。当他们进一步观察引起小胶质细胞变化的原因时，发现是线粒体。线粒体解偶联蛋白这一特定的线粒体蛋白质增加，而这种蛋白质推动了线粒体动力学的变化（移动、融合和裂变）。研究人员删除这种蛋白质时，小鼠的大脑炎症消退，而且令人震惊的是，即使它们继续食用高脂肪饮食，也没有出现肥胖。相反，这些小鼠吃得更少，燃烧的热量更多。这项研究表明，线粒体实际上在大脑和身体应对高热量食物的过程中发挥了关键作用。发表在《细胞》杂志上的另外两项研究证实，脑细胞中的线粒体在调节进食行为、肥胖和瘦素抵抗方面发挥着直接作用。[20]

第一次读到这项研究时，我感到很困惑。研究人员清楚地证明了线粒体在大脑炎症和后续肥胖中的直接作用。然而，研究人员干扰了线粒体的正常工作。因此，看待这项研究的一种方式是认为小胶质线粒体功能出现障碍，而研究人员阻止了这种故障。另一种理解方式是，这些线粒体从身体的其他地方接收到错误的信号，也许是肠道微生物组，或肠道细胞，或肝脏；也可能是胰岛素抵抗，就如我上文所述。但另一种明显的可能性是，线粒体正按照编程的设定做着自己的分内之事，它们可能一直在关注有机体的长期健康。目前，我们还不知道对有毒饮食的正确反应是什么，也许在食用有毒食物时，肥胖是一种更好的生存策略。在这种情况下，我们无法确定预防炎症和肥胖能否带来更好的健康结果或长寿，但我想开展这项研究并不难。如你所见，肥胖很复杂，却又并不复杂。如果你想预防小鼠肥胖，就不要给它们有毒的饮食。

顺带一提，"高脂肪饮食"也可能含有其他不健康的成分，如蔗糖——这种高糖高脂肪的邪恶组合往往会令人发胖。之所以提到这一点，是因为我即将讨论一种不同类型的高脂肪饮食，其结果通常是体重减轻和炎症水平降低，所以问题不在于脂肪本身。

禁食、饥饿和饮食障碍

禁食即不进食，无论时间长短都作数，真的。我们睡觉时都在禁食，这就是"breakfast"（早餐）一词的由来——打破（break）禁食（fast）。长时间禁食会导致代谢和线粒体发生许多变化。有趣的是，禁食也可以对人体产生深远的有益影响。对大多数人来说，这很出人意料。我们通常认为身体需要食物和营养物质。大家都听说过我们需要一日三餐，有一部分人甚至一天要吃六到八次。我们需要不断为身体提供燃料，我们需要这些能量。

对婴儿来说，一日多餐的需求毋庸置疑——大多数婴儿需要每两小时吃一次奶。正在成长的儿童也是如此。至于成年人，现有的大量科学证据表明一直进食实际上有害健康。

禁食促使身体"俭省"，推动自噬，这具有巨大的治疗潜力。身体沉潜起来，充分利用自身的资源，是时候动用这些脂肪储备了。我们都知道利用脂肪是好事，但好处不止于此。每一个细胞都会做出反应，而线粒体已做好准备随时开始指挥。它们会立即改变形状，自我拉长，相互融合，形成长长的管状网络。[21] 接下来就是一场大扫除，细胞识别旧的、有缺陷的蛋白质和细胞部位——在这场大规模的回收活动中，它们是第一批被淘汰的。这些蛋白质和部位被运送到溶酶体中进行降解。随后，这些营养物质被回收，一些用于产生能量，另一些可能用于构建新的、必要的蛋白质和细胞部位。细胞正在寻找可消耗的东西，以进行一场精心策划的重启。

那么，细胞的线粒体呢？它们也会被淘汰吗？是的，有缺陷的线粒体确实如此，因为在大扫除中，线粒体自噬也被激活。但健康的线粒体此时在长管状网络中相互合作。大扫除期间，线粒体与 ATP 的生成步调保持一致，而这些网络保护它们不被回收。一个人再次进食时，被淘汰的细胞部位会被替换。取而代之的细胞部位崭新、健康，而且它们往往包含一些新的线粒体！

然而，如果人们长时间不进食，有时候，禁食就会变成饥饿。身体会采取防御策略，全面降低代谢水平以保存能量。心率减慢，体温下降，人们变得迟钝、易怒、无精打采、心烦意乱、渴望食物，甚至有些抑郁。矛盾的是，在饥饿的头一两周内会出现轻躁狂的症状。这可能是一种适应性策略，无论如何，要给饥饿的人提供足够的能量、动力和信心去获取食物。

我相信大家都知道，饥饿并不是件好事。它会带来生命危险，细胞开始出现故障并死亡。各个器官都在挣扎，包括大脑。饥饿引发的精神症状和疾病包括抑郁症、易怒、失眠、躁狂、饮食障碍、思绪混乱、记忆障碍、幻觉和妄想。

也许饥饿对精神影响的最有力证据来自著名的明尼苏达州饥饿实验。在该实验中，36 名健康男子在 24 周内接受半饥饿饮食（每日需摄入的正常热量的一半），然后接受 20 周的"康复饮食"。这些男子的体重显著下降，并显示出代谢减慢的迹象。他们出现了广泛（有时甚至是严重）的精神症状，包括抑郁、焦虑、疲劳、注意力不集中和渴望食物。有些人经历了短暂的轻躁狂。有趣的是，再次进食期间，一些人遇到了极大的困难，其中一些人的抑郁症更加严重，一些人开始暴饮暴食，一些人开始担心身材，还有一个人砍断了三根手指。今天，这项研究经常用于理解厌食症和暴食症的一些症状。饥饿本身可以引起精神症状。[22]

这就引发了关于饮食障碍的讨论。

对一些人来说，饮食障碍可能源于减肥和瘦身的社会压力。年轻的女芭蕾舞者就是一个明显的例子，许多跳舞的年轻女性被明确告知她们必须瘦才能参加比赛，减肥的压力很大。那些遵循这些建议的女孩和其他女性可能让自己挨饿，这可能引发代谢紊乱的恶性循环，进而影响大脑功能。大脑中控制进食行为的部分受到影响，但大脑中解释这些女性如何看待自己身体的部分也受到了影响。她们对自己身体形象的认知产生了严重扭曲，认为自己很胖，但实际上她们很瘦。这些扭曲的想法有时近乎妄想，这些女性对自己的看法可能与她们的真实面貌相去甚远。研究人员对厌食症小鼠模型进行了研究，以观察大脑中是否存在线粒体损伤，果然，他们发现了氧化应激和下丘脑线粒体特定部分的损伤。[23]一项对 40 名女性（其中一半患有厌食症，另一半没有）进行的研究发现，厌食症患者的白细胞中存在线粒体功能障碍。[24]

然而，另一些人可能因为某些先存疾病而患上饮食障碍。饮食行为影响代谢，无论吃得太多还是吃得太少都会产生影响。对一些人来说，这可能会带来短期的收获感。

疯狂进食可以让一些人感觉更好，因为这可以为挣扎中的脑细胞提供更多的胰岛素和葡萄糖，并刺激大脑中的奖赏中心。这可能是克服胰岛素抵抗最快速、最简单的方法——摄入大量糖分。不幸的是，正如刚才讨论的那样，随着时间的推移，情况会恶化。对其他人来说，限制饮食可以改善情绪，因为节食可以提供应激激素或酮类（你很快会看到关于这些物质的更多内容），可以帮助挣扎中的脑细胞。吃得太多或吃得太少这两种极端都可以为不同的人带来奖励体验。因此，对那些已经患有精神障碍的人来说，改变饮食行为可能很诱人。对一些人来说，这会成为一种生活方式，即便这种生活方式会引起健康问题。这很可能解释了为什么患有各种精神障碍的人更容易患上饮食障碍——他们在寻找能让自己感觉更好的方法。

肠道微生物组

过去几十年来，越来越多的研究表明，我们的肠道在代谢和精神健康方面发挥着重要作用。许多信号从消化道传送到大脑，或者从大脑传到消化道。这种交流的机制似乎有很多，我将简要介绍其中几个。

首先，越来越清楚的一点是，我们肠道中数万亿的细菌、真菌和病毒在人类健康问题中扮演重要的角色，尤其是肥胖、糖尿病和心血管疾病。例如，动物研究表明，肠道微生物可以影响体重。在一项研究中，研究人员发现与瘦小鼠相比，肥胖小鼠体内的微生物组从食物中提取的营养物质和热量更多。当把这种微生物组转移到瘦小鼠体内时，瘦小鼠的体重会增加。[25]

此外，越来越多的证据揭示了肠道微生物组在精神障碍中的作用。动物模型和小型人体试验表明，肠道微生物组似乎对抑郁症、焦虑、孤独症、精神分裂症、双相障碍和饮食障碍产生影响，也有证据表明肠道微生物组在癫痫和神经退行性疾病中起一定作用。

肠道细菌会优先接触我们摄入的所有食物。它们产生各种代谢物、神经递质和激素并分泌到我们的肠道中。这些物质被血液吸收，影响我们的代谢和大脑功能。

信号从肠道发送到大脑的第二种方式是经由肠道内衬细胞中产

生的激素和神经肽。这些物质也会在整个体内传播，包括传播到大脑，并对代谢和大脑功能产生广泛的影响。

最后，肠道本身有一个复杂的神经系统，直接与大脑交流，反之亦然。迷走神经在这种交流中起着重要作用。上文提到过，人体大约90%的血清素是在肠道中产生的。

一旦开始考虑所有不同的微生物、代谢物、激素、神经递质、神经肽和其他相关因素，脑-肠轴和微生物组的这一领域可能很快就会复杂起来，令人费解。然而，所有这些因素之间存在明显的联系，它们都与代谢和线粒体有关。有证据表明，肠道微生物直接向肠道内衬细胞和免疫细胞内的线粒体发送信号。研究证明，这些信号会改变线粒体的代谢和肠道细胞的屏障功能，并可能导致炎症。[26]

饮食干预

饮食干预至少可以通过八种不同的方式帮助治疗精神病症[27]：

1. 解决营养缺乏问题，如叶酸、维生素 B_{12} 和维生素 B_1 缺乏问题。
2. 清除饮食中的过敏原或毒素。例如，有些人患有一种被称为"乳糜泻"的自身免疫性疾病，在应对面筋蛋白时，会引起炎症和其他代谢问题。这也会影响大脑功能。我已经描述了反式脂肪酸的毒性作用，除此之外，还有许多其他饮食成分也会损害线粒体的功能。
3. 坚持地中海饮食等"健康饮食"可能对某些人有效。
4. 尝试禁食、间歇性禁食和模仿禁食饮食法（下文将详细介绍这三种饮食方法），刺激细胞自噬和线粒体自噬以改善代谢健康。
5. 改善肠道微生物组（下文将详细介绍改善方法）。

6. 通过饮食干预改善代谢和线粒体功能，包括胰岛素抵抗、代谢率、细胞中线粒体的数量、线粒体整体健康程度、激素、炎症和许多其他已知的代谢调节因子的变化。

7. 改变饮食习惯有助于减轻肥胖带来的问题。

8. 导致体重增加的饮食习惯改变，对那些体重严重不足的人来说是一种挽救生命的干预措施。

对所有这些领域进行全面讨论将超出本书的范畴，因此，此处我只讨论几个重点。

维生素和营养品

解决维生素和营养缺乏问题很重要。然而，服用 20 多种维生素和补充剂并不是解决大多数代谢问题的办法。有时，过量服用维生素和补充剂实际上会引起代谢问题。健康的代谢在于平衡——不多也不少。

许多维生素和补充剂或营养品可能在改善线粒体功能和产生新的线粒体方面发挥作用。这些维生素或营养品可能很多，包括 L- 甲基叶酸盐、维生素 B_{12}、S- 腺苷甲硫氨酸、N- 乙酰半胱氨酸、L- 色氨酸、锌、镁、ω-3 脂肪酸、烟酰胺核糖、α- 硫辛酸、精氨酸、肉碱、瓜氨酸、胆碱、辅酶 Q_{10}、肌酸、亚叶酸、烟酸、核黄素、维生素 B_1、白藜芦醇、紫檀芪和抗氧化剂。[28] 上述这一切对所有人有益是不太可能的，而且任何人都不应同时服用所有这些维生素或营养品。

下面是应谨慎服用维生素或营养品的一个极佳例子。研究人员给 180 名双相抑郁症患者提供下述三种治疗方法中的一种：（1）"线粒体鸡尾酒"；（2）单独服用 N- 乙酰半胱氨酸；（3）安慰剂，为期 16 周，作为其现有治疗的补充。[29] 线粒体鸡尾酒的成分包括 N- 乙酰半胱氨酸、乙酰 -L- 肉碱、辅酶 Q_{10}、镁、钙、维生素 D_3、维生素 E、α - 硫辛酸、维生素 A、生物素、维生素 B_1、核黄素、烟酰胺、泛酸钙、盐酸吡哆醇、叶酸和维生素 B_{12}。哇！这竟然是一种鸡尾酒。你猜研究人员发现了什么？任何一组之间都没有差异。

同样，这些维生素和其他因素水平低可能只是线粒体功能障碍的结果，而不是其原因。如果是这样的话，增加用量可能也无法解决问题。而且像这样的药物并不能自动刺激线粒体生物合成或线粒体自噬。但是，饮食干预、良好的睡眠、减轻压力、停用损害线粒体的药物和锻炼是可以的！

饮食与禁食

我与大家分享过，坚持地中海饮食的人不太可能患上抑郁症。但是对那些已经患有抑郁症的人来说，采用这种饮食方法能改善症状吗？似乎可以，至少对一部分人来说可以。有一项名称很巧妙的试验——SMILES[①]试验，将 67 名重度抑郁症患者随机分配到鼓励患者遵循地中海饮食的小组或社会互助小组（对照组）。参与者继续接受现有的抑郁症治疗（药物或心理治疗）。12 周后，地中海饮食组有 32% 的患者实现症状缓解，而对照组只有 8%。[30] 有没有证据表明这是由代谢或线粒体引起的？答案是，我们至少有一项研究可以参考。

研究人员观察了分别喂食地中海饮食和西式饮食（标准美国饮食）30 个月的猴子（猕猴），然后测量其大脑线粒体功能、能量利用模式和胰岛素水平等生物标志物。[31] 研究人员发现，喂食西式饮食的猴子大脑区域之间的生物能模式下降，这与胰岛素和葡萄糖水平相关。喂食地中海饮食的猴子，线粒体仍保持着大脑区域之间的正常差

---

① SMILES 字面意义为"微笑"。——译者注

异；以西式饮食喂养的猴子的线粒体则失去了这些正常差异。众所周知，受影响的大脑区域在糖尿病和阿尔茨海默病中起着一定作用。

也有证据表明，禁食、间歇性禁食和模仿禁食饮食法或在治疗精神障碍方面可以发挥作用。它们都会促使产生酮体，而酮体是在脂肪被用作能量来源时产生的。脂肪转化为酮体，而且有趣的是，这个过程只发生在线粒体中——这是这些神奇的细胞器的另一个作用。

酮体是细胞的另一种能量来源，它们也是重要的代谢信号分子，能引起表观遗传的变化。酮体可以作为胰岛素抵抗脑细胞的救急的能量来源。葡萄糖可能很难进入这些脑细胞，但这对酮体来说轻而易举。禁食也会促进细胞自噬，这一点我已在上文提及。间歇性禁食法有几种版本，一些人将每日进食时间限制在8~12小时内，另一些则每日一餐，还有一些人限制夜间进食。

我们有证据表明，间歇性禁食可改善情绪和认知，并在癫痫和阿尔茨海默病的动物模型中保护神经元免受损害。一组研究人员着手了解其中的原理和原因。[32] 你绝对猜不到他们的研究发现是什么——是线粒体！当研究人员让小鼠进行间歇性禁食时，他们发现海马这个往往与抑郁症、焦虑和记忆障碍有关的大脑区域在很大程度上推动了间歇性禁食带来的症状改善。这似乎主要是由于较高水平的 γ - 氨基丁酸活性降低了过度兴奋。然后研究人员进一步了解是什么导致了 γ - 氨基丁酸活性的这种变化。他们以两种不同的方式去除小鼠身上的 sirtuin 3——上文提到，这种蛋白质是线粒体保持健康的独有和必需的物质。之后，间歇性禁食带来的所有益处都消失了。这清楚地表明，线粒体直接影响间歇性禁食对大脑健康带来的益处。

另一篇综述文章概述了间歇性禁食促进大脑健康的许多方式，包括减少氧化应激和炎症，促进线粒体自噬和线粒体生物合成，增加脑源性神经营养因子，改善神经可塑性，以及提升细胞抗逆性。[33] 这些都是目前药物无法实现的强有力的康复干预措施。

类禁食疗法可以在没有饥饿风险的情况下复制长时间禁食的好处。最有名的例子是生酮饮食疗法。你可能还记得，正是生酮饮食及其对我的一位患者带来的深远影响，引导我踏上了这一旅程。

生酮饮食疗法的发展始于癫痫。早在希波克拉底时代，人们就了解了禁食可以阻止癫痫发作，并且许多文明将其用作一种治疗方法。然而，随着现代医学的出现，禁食疗法在很大程度上被认为是宗教传说，甚至可能是无稽之谈。这种情况在 20 世纪 20 年代发生了改变，当时一位医生发表了一篇关于禁食阻止一个男孩癫痫发作的研究文章。禁食的问题在于，如果禁食时间过长，人们会死于饥饿，因此这不是一种非常有效的干预措施。当人们重新开始正常饮食时，癫痫通常会再次发作。1921 年，拉塞尔·怀尔德博士创造了生酮饮食——一种高脂肪、适量蛋白质和低碳水化合物的饮食方法，以应对上述挑战。他希望探究这种饮食方法能否模仿禁食状态，用于治疗癫痫，但又使人免于饥饿。这个方法确实奏效了！在尝试生酮饮食后，大约 85% 的患者的癫痫发作减少或停止了。到了 20 世纪 50 年代，随着越来越多抗癫痫药物进入市场，生酮饮食早已失宠。毕竟，吃药比坚持生酮饮食容易得多。

遗憾的是，大约 30% 的癫痫患者在服用目前市面上的药物后症状都没有得到改善。因此，20 世纪 70 年代，约翰斯·霍普金斯医院又重新启用生酮饮食，用于治疗难治性癫痫。此后，生酮饮食的临床应用在世界各地不断发展。许多临床试验显示出疗效。2020 年的一项黄金标准荟萃分析 Cochrane review 总结称，与接受常规护理的儿童相比，采用生酮饮食疗法的难治性癫痫患儿实现零发作的可能性比其他人大3 倍，发作减少 50% 或以上的可能性大 6 倍。[34]

谈及对大脑的影响，生酮饮食目前是研究最深入的饮食干预疗法。神经科医生、神经科学家和制药公司几十年来一直在研究这种饮食方法，试图更好地了解其抗惊厥作用。生酮饮食提供了一种替代的燃料来源，可以成为胰岛素抵抗脑细胞的生命线。它还能改变神经递质水平，调节钙通道，减少炎症，改善肠道微生物组，提高整体代谢率，减轻胰岛素抵抗本身，最重要的是，诱导线粒体自噬和线粒体生物合成。[35] 这种方法可以实现长期康复，许多人可以在两到五年后停止这种饮食疗法并保持健康。

饮食对治疗精神健康障碍的功效的相关研究还处于早期阶段。在我自己的工作中，我曾见过难以治疗的重度精神障碍患者通过生酮饮食实现了症状的长期完全缓解。[36] 在本章的最后，你将会看到其中一位患者症状缓解的故事。在第一年，生酮饮食疗法的效果就像药物治疗一样。患者需要严格保持饮食，不能因为"欺骗日"停止，就像不能因为欺骗日就停药一样。如果中途停止，一切都有可能乱套。在此我要指出，在精神病学中使用癫痫治疗方法很常见。我们采用许多癫痫疗法来治疗几乎所有类型的精神障碍。因此，在许多方面，这并不新鲜。生酮饮食只不过恰巧是一种饮食干预。目前有几项针对双相障碍和精神分裂症的临床试验正在进行。

阿尔茨海默病的研究人员观察了 26 名患者，这些患者都接受了12 周的生酮饮食和 12 周的低脂饮食治疗，中间有 10 周的洗脱期。[37] 参与者按照不同的顺序进行饮食，并接受盲法评估。研究结束时，研究人员发现，当患者采用生酮饮食时，他们的日常功能和生活质量都有所改善。此处需要指出，这是少数几个证明阿尔茨海默病症状改善的研究之一。大多数研究，比如我介绍过的鼻内胰岛素研究，只是防止疾病恶化，并没有使病情逆转。显然，这是一个小规模的试验，需要在更多的人身上进行长时间的重复试验，但基础科学肯定支持生酮饮食可能发挥作用的原理和方式。

　　生酮饮食有许多版本，包括用于减肥、糖尿病管理和癫痫治疗的版本，而且它们的效果并不总是相同。食品也可以根据个人喜好量身定制，如素食、纯素食、全肉饮食（又称"食肉动物饮食"），或动植物源性食品兼备的饮食。身体疾病或精神障碍患者应在医生的指导下进行生酮饮食治疗，因为此疗法存在风险和副作用，并且处方药通常需要调整或安全地停用。

肠道微生物组

　　如前所述，毫无疑问，肠道微生物组在精神和代谢健康方面发挥着作用。然而，就已证实的干预措施而言，这一领域还处于起步阶段。

　　以下为可考虑的四种干预措施：

1. 尽可能避免接触抗生素。抗生素会破坏微生物组，有时会直接导致线粒体功能障碍。除了非必要不服用抗生素外，避免食用含有抗生素的食品也很重要，如肉、鱼、蛋、奶和其他通常含有抗生素的动物产品，选购那些带"无抗生素饲养"标签的产品。

2. 饮食在微生物组中起着关键作用。避免食用高度加工的食品，多吃富含纤维的食物，如水果和蔬菜。此外，真正天然的食物或是最佳选择。

3. 尽管目前没有太多证据表明益生菌可改善代谢或精神健康，但它们可能对一些人有效。上文提到，你的肠道里有数万亿的微生物。只服用一种类型的细菌补充剂可能有帮助，也可能没有帮助。开始服用之前，请查阅该益生菌的相关研究，看看是否有证据证明其有效性，特别是对你的症状或疾病的疗效。

4. 粪便微生物移植疗法也正在研究当中，但目前还处于实验阶段。

小结

○ 饮食在代谢和线粒体健康中起着重要作用。

○ 如果出现饮食缺陷，需要及时识别并加以纠正。这可能包括维生素、矿物质、蛋白质或必需脂肪酸等。你可能需要与营养师或主治医生合作，全面评估营养状况和日常饮食。

○ 如果你经常接触对代谢有害的饮食因素，则需要从个人饮食中去除这些因素。其中可能包括过敏原，也包括已知有毒的食品，如反式脂肪酸和垃圾食品。

○ 如果存在胰岛素抵抗，你可能需要改变饮食结构，推动解决根本问题。

○ 即使你的饮食习惯非常健康，代谢和线粒体也会受损。这可能是受非饮食因素影响，如遗传、表观遗传、炎症、压力、睡眠问题、激素、药物、毒素等。即使在这些情况下，饮食干预仍然可以在治疗中发挥一定的作用。例如，不管最初问题的起因是什么，间歇性禁食和生酮饮食都可以刺激细胞自噬和线粒体自噬，它们还可以提供酮体作为胰岛素抵抗细胞的救急的燃料来源。

○ 改善肠道健康的策略或可以改善精神健康。

○ 对那些声称"一粒就能解决所有问题"的益生菌或 Mito 线粒体补充剂持怀疑态度。在迄今为止的大多数研究中，它们都不起作用。

○ 精神健康和代谢健康密不可分，这一点适用于每个人，包括那些只想减肥、控制血糖、预防心脏病或阿尔茨海默病的人。饮食和运动往往是不够的，我在本书中所讨论的一切都发挥着作用。

成功案例：生酮饮食疗法

米尔德丽德经历了受虐待的可怕童年。毫无疑问，她出现了创伤后应激障碍、焦虑和抑郁症的症状。17岁时，她还被诊断出患有精神分裂症。她开始每天出现幻觉和妄想，并长期处于偏执状态。在随后的几十年中，她尝试了不同的抗精神病药物和情绪稳定药物，但症状仍然挥之不去。她无法照顾自己，法院给她指派了一名监护人。她很痛苦，多次试图自杀，有一次还喝下了一瓶清洗液。除精神症状外，她还十分肥胖，体重达330磅。

70岁时，米尔德丽德已经被精神分裂症折磨了53年，她的医生鼓励她去杜克大学的减肥门诊，那里的医生正使用生酮饮食作为一种减肥方法。米尔德丽德决定一试。两周内，她不仅体重减轻，精神症状获得明显改善。她表示，多年来，自己第一次听到鸟儿在窗外鸣唱。她脑海中的声音不再淹没鸟儿的歌声。她的情绪也在好转，她开始怀揣希望。她逐渐减少服用精神药物，症状完全得到了缓解。她还减掉了150磅的体重，并一直保持至今。

现在，13年过去了，她的症状仍然没有复发，她没有再次用药，也没去看过任何心理健康专家。在学会照顾自己之后，她也摆脱了监护人。我最后一次与米尔德丽德交谈时，她表示很高兴，非常兴奋还能活着。她让我把她的故事分享给所有愿意倾听的人，希望自己的故事可以帮助其他人摆脱她痛苦忍受了几十年的人间地狱。

像米尔德丽德这样的故事在精神病学中不会发生。即使采用当前最好的传统治疗方法，症状完全缓解也是闻所未闻的。米尔德丽德的故事和大脑能量理论表明，这一点是可能实现的。精神健康领域迎来了新的一天，这个领域充满希望，因为会有更多像米尔德丽德这样的故事。

第十六章

诱因：致幻剂和酒精

众所周知，致幻剂和酒精会导致精神障碍，而且精神障碍患者沾染致幻剂和酒精的可能性更大。想一想那些吸食过多大麻的年轻人，他们最终患上了精神分裂症，酗酒者发展为痴呆，又或者可卡因成瘾者患上双相障碍。大多数人认为这些只是有毒药物对大脑造成的影响。或者说，也许这些人事先就有患精神疾病的倾向，是致幻剂将他们推向了深渊。这两种说法都有道理，但致幻剂和酒精究竟是如何导致精神疾病的？到目前为止，这一点无人知晓。大脑能量理论给出了明确的答案：致幻剂和酒精会集中影响代谢和线粒体。

大多数这类物质的作用无非两种——要么刺激细胞，要么抑制细胞。这类物质包括酒精、烟草、大麻、可卡因、安非他命和阿片类药物。这类物质中的一部分能作用于大脑或体内的特定细胞，而另一部分则对不同类型的细胞产生更广泛的影响。例如，我即将重点讨论酒精和大麻如何对整个身体造成广泛的影响。它们通过主要位于细胞表面的受体发挥作用，然后影响这些细胞内的线粒体。然而，线粒体膜上也有自己的大麻、尼古丁、酒精和安定受体，因此这类物质也能直接影响线粒体。

致幻剂和酒精与代谢和线粒体形成一个反馈回路。人们会通过不同的方式进入这个反馈回路，一旦进入，就很难再走出来。

有些人因同伴的压力或其他社会影响而开始使用致幻剂或酒精。

刚开始，他们非常快乐，代谢也很健康。长期服用过量致幻剂和酒精会损害代谢和线粒体功能。一旦代谢和线粒体功能受损，他们就会达到"需要"这些物质才能维持正常感觉的地步。请注意，我使用的是"正常"一词，而不是"良好"。最初开始使用致幻剂和酒精时，人们往往感觉良好，于是他们会强化这种行为——人们喜欢感觉良好。但随着时间的推移，大脑会适应这些物质，并试图抵制它们。随着大脑发生变化，人们不使用这些物质时就会感觉"糟糕"。这形成了一个恶性循环，他们现在需要这些物质才能感觉正常，并且往往无法获得曾经的那种快感。试图停用这些物质时，在某种程度上他们会感到痛苦。这通常会促使他们再次使用这些物质，而这时他们已经无法自拔。

另一些人沾染致幻剂和酒精是因为本身代谢已经受损，他们早已饱受抑郁、焦虑、不安全感、精神病或其他痛苦的折磨，因此希望让自己好过一些。如果症状严重到一定程度，他们会不择手段。总的来说，如果他们出现细胞功能欠活跃的症状，如抑郁症的一些症状，服用一些刺激性物质会让他们感觉更好。如果出现脑细胞过度活跃或过度兴奋的症状，如焦虑或精神病，服用一些具有镇静作用和抑制细胞活动的药物可以让他们感觉更好。如果这些物质有效，他们就会上瘾。

从某些方面来看，谁能怪他们呢？他们只是想让自己好受一些。有时，人们不一定会因为使用了这些物质而感觉"更好"，他们只是感觉"不一样"——麻木或失去知觉。对一些人来说，这可能比病痛的折磨感觉更好。无论如何，这可能就是所有精神障碍都与较高的物质使用障碍率有关的原因。

致幻剂和酒精会直接影响线粒体功能，从而引发多种精神障碍的症状。很多物质都可以迅速引发幻觉、妄想、躁狂症状、抑郁症状、认知障碍和其他症状。我无法在一章中详述所有这些症状，但我接下来会分享一些有关酒精和大麻如何影响线粒体的要点。

酒精

　　酒精对代谢和线粒体会产生深远的影响。过量饮酒对肝脏和大脑来说是有毒的，线粒体在这种毒性中发挥主要作用。我将带领大家了解一些科学知识。

　　人们饮酒时，肝脏会承担大部分的处理工作。一种叫作醇脱氢酶的酶将其转化为乙醛，而乙醛是一种对细胞有毒的分子。另一种酶，即细胞色素 P450 2E1，也可以进行这种转换。细胞色素 P450 2E1 恰好直接位于线粒体或内质网上。醛脱氢酶接下来会将乙醛转化为毒性较小的分子，即乙酸。醛脱氢酶有两种：一种最终到达细胞质，另一种到达线粒体。然后，乙酸盐被线粒体作为燃料来源使用。如你所见，线粒体在这一切中发挥作用。

　　如果人们酗酒，这些酶系统运作起来，乙醛水平就会上升。问题的第一个迹象见于线粒体。线粒体膨胀，难以产生 ATP，进而产生更多的活性氧类。大量研究证明了大剂量酒精对线粒体的损害，甚至是破坏。[1] 这很可能是酒精中毒致死的原因。

　　长期饮酒会导致慢性氧化应激，这是线粒体受损的一个标志。这会导致炎症，而炎症只会使问题恶化。身体的各个部位，尤其是肝脏和大脑，都会经历这些过程。

　　即使是短期的大量饮酒也会产生持久的影响。研究人员观察了酗酒两周的青春期大鼠，以及随着时间推移，酗酒对其大脑中线粒体的影响。[2] 他们发现，酗酒立即损害了大鼠的线粒体功能，在我刚刚与大家分享了这些知识之后，这一发现并不奇怪。然而，对海马的影响一直持续到其成年，并伴随着线粒体蛋白的水平降低、ATP 的产生减少，以及钙管理问题。

美国国家药物滥用研究所主任诺拉·沃尔科博士多年来一直在研究成瘾和代谢之间的联系，是这一领域的先驱。她和其他研究人员在慢性酗酒者身上发现了一些令人惊讶的结果。人们饮酒时，其大脑会减少使用葡萄糖作为能量来源，而是更多地以酒精中的乙酸为能量来源。[3] 随着时间的推移，酗酒者的大脑葡萄糖代谢会出现问题。清醒时，他们的脑细胞就会缺乏能量。[4] 当酗酒者再次饮酒时，乙酸为这些挣扎的脑细胞提供燃料，并使情况缓解。这种大脑能量的不足可能是酗酒者难以远离酒精的原因之一。沃尔科和其他研究人员开始探究是否可以使用酒精以外的东西帮助这些挣扎的脑细胞，于是他们采用了生酮饮食。

他们招募了 33 名酒精使用障碍患者，并让患者接受戒酒治疗。[5] 其中，一半患者进行生酮饮食，另一半人进行为期 12 周的标准美国饮食。研究人员使用标准方案为参与者排毒，并进行了各种血液测试和大脑扫描，观察目标区域的大脑代谢情况。他们发现，进行生酮饮食的患者需要的排毒药物较少，戒断症状也更少，他们对酒精的渴望也减少了。脑部扫描显示，与那些接受标准美国饮食的患者相比，他们的大脑代谢有所改善，大脑炎症水平降低。这项试验研究表明，一种看似与酗酒无关的饮食干预措施可能会对真实患者的大脑和症状产生很大的影响。这就是科学改变精神健康领域的方式。

我想指出的是，有一点需要注意。作为该项工作的一部分，研究人员测试了喝酒后生酮饮食对血液中的酒精含量产生的影响。他们对采用生酮饮食的老鼠进行了测试，发现尽管两组老鼠摄入等量的酒精，但与正常饮食的老鼠相比，生酮饮食组的老鼠血液中的酒精含量增加了 5 倍。这意味着，如果酒精使用障碍患者自己尝试生酮饮食，一旦他们喝了酒，就可能会产生危险，他们可能会比平时醉得更厉害。我并不是说不能采取此类干预措施，但需要考虑上述问题，也需要创造一种安全的方式来管理这些风险。

大麻

人们认为它对癫痫发作、疼痛障碍、恶心、焦虑、创伤后应激障碍和强迫症都有好处。然而，大麻也会引发精神症状，包括学习和记忆障碍，缺乏动力，还可能引发精神障碍。[6]

大脑能量理论为理解所有这些研究发现提供了一个直接的方法。它们都与代谢和线粒体有关。症状好转是因为过度兴奋，任何降低有关细胞中线粒体功能的物质都可以减轻这些症状。然而，如果这种物质对线粒体功能损害过大，也可能引起症状。是否有证据表明大麻能以上述方式影响线粒体？现在，大家知道如果答案不是肯定的，我就不会问这个问题。

大麻影响人体内的内源性大麻素系统。大麻素受体遍布全身，但它们高度集中在大脑内。大麻素受体主要有两种——大麻素受体1和大麻素受体2。它们都位于细胞膜上，但大麻素受体1也直接存在于线粒体上。因为有不同类型的受体位于整个身体的各种细胞上，因此"对所有细胞产生普遍的影响"一说并不合理。然而，神经元的主要问题是，大麻通过大麻素受体1减缓线粒体的功能。[7]对近800名青少年（一些使用大麻，另一些不使用）的大脑成像研究表明，大麻使用者大脑中大麻素受体1含量最高的区域显示出"与年龄相关的皮质变薄加速"，这意味着大麻对这些线粒体受体的影响可能是这些大脑区域变薄的原因。[8]

发表在《自然》杂志上的一项小鼠研究发现，星形胶质细胞中的线粒体在调节大麻的影响方面发挥着直接作用——它们控制进入神经

元的葡萄糖和乳酸（能量来源）数量。[9]而这反过来又对社会行为产
生直接影响。所有这些都是通过线粒体上的大麻素受体 1 介导的。当
这些受体被四氢大麻酚（THC，大麻中的活性成分）激活时，会导致
线粒体功能减弱、进入神经元的能量来源减少，还会引起社会退缩行
为。当研究人员移除线粒体大麻素受体 1 时，四氢大麻酚不再产生同
样的效果。线粒体没有受到同样的影响，进入神经元的能量来源没有
减少，社会退缩行为也没有发生。尽管小鼠仍然接触大麻，并且细胞
上还存在大麻素受体 2，上述情况也没有发生。

《自然》杂志的另一项研究试图确定使用大麻导致记忆障碍的原
因是什么。研究人员的最终目的是更好地了解记忆是如何运作的。线
粒体上的大麻素受体 1 再次发挥了关键作用。研究人员发现，大麻对
大麻素受体 1 的作用直接影响了线粒体移动、突触功能和记忆形成。
当他们删除大麻素受体 1 时，大麻不再产生上述任何影响，记忆也没
有受损。这些研究人员总结称："通过将线粒体活动与记忆形成直接
联系起来，这些数据揭示了生物能量过程是认知功能的主要急性调节
因子。"[10]换句话说，大脑能量和线粒体在我们的记忆能力中扮演主要
角色。

还有许多其他影响代谢和线粒体的成瘾性物质，但我希望这两个
例子能让大家了解，物质使用也符合大脑能量理论。

治疗方法

致幻剂和酒精治疗方案在改善精神和代谢健康方面发挥巨大的作
用。减少或停用损害线粒体功能的物质非常重要。

关于这个话题的书籍众多，我并不打算在这里综述它们的结论。
有许多策略可供选择，包括住院戒毒、居家治疗、门诊治疗、团体治

疗、药物辅助治疗、12 步疗法和过渡教习所。

有趣的是，有一个新的研究领域致力于研究使用致幻剂作为精神障碍的治疗方法。我将在第十八章讨论这一领域。

小结

○ 致幻剂和酒精会影响你的代谢和线粒体。

○ 戒断它们也会以不同方式影响代谢和线粒体。

○ 评估自身的物质使用情况很重要，包括烟草、酒精、咖啡因、补充剂、大麻和娱乐性药物，这些物质可能影响你的代谢和精神健康。

○ 如果你正在大量使用这些物质，它可能是导致你的代谢或精神症状的一个重要诱因。在尝试其他干预措施之前，你可能需要先解决这一诱因问题。若独自采取行动遇到困难，可考虑寻求专业帮助。

第十七章
诱因：体育锻炼

锻炼对健康有益。许多研究表明，坚持锻炼的人不太可能出现代谢紊乱，如肥胖、糖尿病和心血管疾病等。这是强烈建议锻炼的原因之一。

在精神健康方面也是如此。一项针对 120 万美国人的研究发现，即使在控制了身体和社会人口特征之后，坚持锻炼的人精神健康状况不佳的天数也减少了 43%。[1] 这项研究发现，任何类型的锻炼都比不锻炼好，但团队运动、骑自行车、有氧运动和在健身房锻炼的好处最大。最佳"剂量"是每次 45 分钟，每周三到五次。

大多数人止步于此。这些信息足以提出建议。如果一个人每周锻炼三到五次，每次 45 分钟，应该就能解决问题。

我真希望事情就是这么简单，但事实并非如此。我见过许多经常锻炼的患者仍然身患严重的精神分裂症或抑郁症。在此，我想探讨主动参与的细微差别。给出简单的解释和简单的答案并不能解决我们的精神健康问题。如果人们遵循"每周三到五次，每次 45 分钟"的建议，但没有看到效果，他们就会在沮丧和失望中放弃。

首先要强调的是，这项针对 120 万人的研究是一项相关性研究。如你所知，相关性不等于因果关系。有可能锻炼的人本身精神和代谢健康状况良好，这使得他们得以进行锻炼。这就是逆向因果关系。

为了说明这一切有多复杂，我将向大家展示另一项研究。

　　这项研究对 1 700 名中年妇女进行了长达 20 年的跟踪调查，以观察锻炼能否防止认知能力的下降。[2] 大多数人认为，答案是肯定的。然而，在控制了社会经济特征、更年期症状、激素疗法的使用以及糖尿病和高血压的影响后，研究人员发现锻炼对认知症状没有任何影响。他们的结论是："在晚年观察到的体育锻炼可能是逆向因果关系的假象。"因此，这项研究的新闻标题是"锻炼并不能防止认知能力下降"，但事实并没有那么明确。他们对糖尿病和高血压进行了"控制"，似乎锻炼与这些变量无关。我们知道实际情况并非如此！锻炼可以降低患这两种疾病的可能性，从而也可能降低认知能力下降的风险。我们知道，这些都是相互关联的。然而，一些研究人员和学术期刊却持不同看法。

　　已有很多研究探讨将锻炼作为精神障碍的治疗方法，其中研究最多的疾病就是抑郁症。研究结果喜忧参半，一些研究显示锻炼有益，另一些研究则没有显示出任何效果。2017 年的一项荟萃分析将锻炼作为重度抑郁症的治疗方法，其中包括 35 项研究，近 2 500 名参与者。[3] 该研究的结论是："误差风险较小的试验表明，锻炼没有抗抑郁作用；随访期间，锻炼对生活质量、抑郁症严重程度和抑郁症状有无缓解没有显著影响。"这一结果太令人失望了！

　　然而，世界卫生组织却不以为然。该组织 2019 年发布了一份题为"为了你的大脑，动起来"的报告。他们将研究发现总结如下："一项关于体育锻炼对抑郁症、精神分裂症和痴呆症患者有益的证据综述表明，体育锻炼可以改善情绪，减缓认知能力的下降，并延缓疾病发作。"[4]

　　那么，我们该相信什么？锻炼到底有没有帮助？我们确实很想站在"错误"的一方，告诉大家要锻炼。但如果锻炼实际上并无作用，这只会让人们走向失败，导致建议锻炼的人可信度降低。

在健康的人群中，锻炼确实可以改善代谢健康，它能诱导线粒体生物合成和线粒体自噬——这正是我们的所诉所求。锻炼促进线粒体生物合成和线粒体自噬不仅见于肌肉细胞，也发生在脑细胞中。增加脑细胞中的线粒体应该有所帮助。那么，为什么治疗研究没有一致显示出锻炼的益处呢？

其中一个原因可能是胰岛素抵抗。发表在《细胞》杂志上的一项研究发现，胰岛素抵抗可能会抑制锻炼的好处。研究人员让 36 名具有不同程度胰岛素抵抗的人进行锻炼，并在锻炼前后测量了大量的生物指标。他们发现，在能量代谢、氧化应激、炎症、组织修复和生长因子反应方面存在显著差异，在胰岛素抵抗患者身上，这些有益的过程大多被抑制，甚至被逆转。[5] 我在前文讨论过，许多慢性精神障碍患者都存在胰岛素抵抗，因此，这可以在细胞水平上解释为何锻炼对这些患者来说更加困难，以及为何锻炼可能不起作用。

我怀疑，更突出的问题是，许多人正在服用损害线粒体功能的物质和 / 或正在采取损害线粒体功能的生活方式，而这些都干扰了锻炼的有益效果。

运动员、教员和教练早就知道，要提高成绩，光靠运动本身是不够的。我在本书中讨论的所有因素都发挥了作用。如果有人想通过锻炼来提高自己的体能，他们还需要注意合理饮食，保持良好睡眠，并远离药物和酒精等。例如，上文讨论到，酒精会损害线粒体，阻止线粒体生物合成和线粒体自噬。这就是为什么我们都听过这样的建议：如果你正在为一项重要的体育赛事进行训练，或者即使只是想减肥，你必须戒酒。改善代谢需要统筹兼顾多种影响生活方式的因素，而不仅是一种因素。

药物也会产生不良作用。从理论上讲，任何损害线粒体功能的药物都可能抑制锻炼的效果。一项研究直接探究了糖尿病常用药物二甲双胍抑制锻炼效果的问题。研究人员让 53 名老年人参加为期 12 周的有氧训练，并指定其中一半的人服用二甲双胍，另一半的人服用安慰剂。两组老年人都受益于锻炼，如脂肪量、葡萄糖和胰岛素水平降低。然而，在服用二甲双胍的老年人中，肌肉线粒体功能的改善被抵消。尽管安慰剂组出现改善，二甲双胍组在全身胰岛素敏感性方面没有发生整体变化。研究人员将这一研究发现总结为："二甲双胍抑制老年人有氧运动训练的线粒体适应。"[6] 因此，在研究锻炼对减肥、糖尿病或精神障碍的影响时，我们需要掌握这些参与者中是否有人在服用二甲双胍。如果有人服用，那么他们的线粒体功能很可能无法改善，这可能是一些研究显示锻炼并无益处的原因。

　　二甲双胍是"最温和"的糖尿病药物之一，副作用最小。许多其他治疗糖尿病的药物，包括胰岛素本身，会导致体重增加，甚至随着时间的推移进一步加剧胰岛素抵抗。但这种情况并不限于糖尿病药物。如你现在所知，一些精神病药物，尤其是抗精神病药物，会导致严重的代谢紊乱和线粒体功能障碍。服用这些药物的人很可能无法充分享受锻炼的益处。关于锻炼对精神疾病影响的研究并没有考虑这些因素。

　　线粒体在将锻炼转化为大脑中的有益影响方面发挥着直接作用。锻炼的其中一个好处是，人们通常会从干细胞中发育出新的海马神经元。研究发现，这一过程与情绪和认知障碍直接相关。这些干细胞成长为新的神经元依赖于线粒体。当研究人员对线粒体进行基因操作来抑制或增强其功能时，这些新神经元的发育分别受到抑制或增强。[7] 根据这项研究，如果一个人这一大脑区域的线粒体功能不佳，他们可能无法从锻炼中获得与其他人相同的益处。然而，如果能恢复他们的线粒体健康，就有可能改变这种情况。

　　根据经验，锻炼的作用有两种：帮助人们保持目前的体能，或者提高体能。这可以解释为维持当前的代谢状态或改善代谢状态。

　　在附近街区悠闲地散步有助于人们保持当前的代谢状态。这很管用，当然也比失去力量或体能要好。然而，要提高代谢能力，人们需要鞭策自己。他们必须变得更快、更强、更灵活，完成更多动作，或运动要达到其他一些增强体能的指标。我们都知道，体能增强时，肌肉和脑细胞中的线粒体数量会增加，这些线粒体的健康状况也会改善。

锻炼的一个挑战是要求那些代谢不良的人强迫自己锻炼存在风险，有可能导致他们受伤甚至心脏病发作。因此，锻炼需要以一种安全的方式进行。理疗师、私人教练和其他专业人士可以为一些人提供巨大的帮助。

更大的挑战是让那些代谢不良的人坚持锻炼。他们缺乏能量和动力，这是其代谢造成的，不是他们的错。克服这种惰性可能很困难。然而，可以通过支持、鼓励和指导来实现这一点。

将锻炼作为治疗方法

人人都应该锻炼吗？我想说答案是肯定的。但重要的是，要记住，对慢性精神障碍患者来说，锻炼要困难得多，他们可能不会马上注意到锻炼的益处。同样重要的是，要厘清所有可能损害线粒体和代谢的因素，减少或消除这些因素将帮助锻炼发挥作用。

然而，锻炼并不能解决所有人的问题。正如我一直在讨论的那样，影响代谢和精神健康的因素众多，锻炼只是其中之一。例如，对缺乏维生素或激素的人来说，锻炼并不能解决问题，但肯定不会造成伤害。

小结

○   锻炼在预防精神障碍和代谢紊乱方面可以发挥作用。

○   如果存在胰岛素抵抗或任何与线粒体功能障碍有关的疾病，开展锻炼可能会更加困难，并且其益处可能需要更长时间才能显现。这并不意味着锻炼没有作用，只是意味着应该尽量保持耐心，不要期望立竿见影。

○ 识别、消除和 / 或减少损害线粒体功能的物质和生活方式因素，才能实现锻炼的全部益处。这些物质和因素有时会抵消锻炼的好处。

○ 对一些精神障碍患者来说，锻炼是一种有效的治疗方法。但对其他患者来说，锻炼可能并非解决之道。

○ 有伤病或身体有缺陷的患者应该与主治医生合作，安全地实施锻炼计划，其中可能包括与理疗师合作。

○ 即使锻炼不能改善精神症状，还是应该锻炼，因为锻炼会带来多种健康益处。人类必须运动。

第十八章

诱因：爱、逆境和生活目标

代谢和精神健康需要生物和环境因素的结合作用。我已经列举了许多生物因素。环境因素包括很多东西——食物、住所、温度、光照、感染、过敏原和生活方式——其中一些我们已经讨论过，但环境因素也包括人、经历、爱和生活目标。虽然大多数人认为后一类因素是心理和社会问题，与生物学无关，但它们实际上在代谢中发挥着深刻的作用。这些都是相互关联、不可分割的。无论是好是坏，我们都在适应环境并做出反应。

用进废退

肌肉力量往往是"用进废退"。当人们使用或压迫某些肌肉时，它们会变得更大、弹性更强。肌肉不仅体积变大，而且能产生更多的线粒体。即使肌肉大小没有增长太多，线粒体同样会增多。例如，一些长跑运动员可能非常瘦，他们的肌肉并不是那么大，线粒体数量却比不跑步的人多，这些线粒体也给予肌肉长距离运动所需的耐力。

长期不动的肌肉会萎缩。如果人们骨折并打了几周石膏，这种情况会很明显。他们的肌肉会迅速萎缩。为什么？身体不使用某样东西时，它的代谢资源就会被转移。身体一直在适应和调整，明智地利用能量。如果哪些部位的肌肉暂时用不到，它们就得不到足量葡萄糖或氨基酸，因此很快就会萎缩。好消息是身体对这些肌肉曾经的状态保持着记忆。石膏拆除后，如果再次以同一方式使用肌肉，它会很快恢复到正常大小。这确实取决于肌肉之前的体积。健壮的健美运动员很快就能恢复大块肌肉，体弱多病的老年人肌肉增长则非常慢。

"用进废退"的概念不仅适用于肌肉，也适用于大脑。这方面的最佳证据来自对儿童大脑发育的研究。

人类的一些技能和特质需要在适当的时候获取。大脑会经历"发育窗口期"，在此期间，它做好了学习和适应的准备。然而，"环境"必须提供获得这些技能所需的经验，否则这些技能可能终身改变。社交技能就是一个例子。

社交技能对人类生存非常重要。社交技能帮助我们在家庭、社区和社会中立足，其正常发展需要两个条件：（1）正常的大脑发育，以获取和储存信息；（2）从其他人那里学习经验。缺乏任一条件，就会出现明显的问题。生物因素可以从大脑发育、线粒体和代谢的角度来理解，这一点已在上文进行讨论。环境因素主要取决于父母和监护人。大量文献研究了依恋、忽视、虐待和社会剥夺对人类发展的影响。我们当中有许多人会认为，这些与爱或缺乏爱有关。这些在人类发展，包括社会技能的习得中发挥着深远的影响。在发育窗口期被剥夺学习机会的儿童往往缺乏有效应对周遭世界所需的技能。极端情况下，其后果可能是灾难性的。

研究人员对罗马尼亚孤儿开展研究，其结果表明了结果有多么悲惨。安置这些儿童的孤儿院被严重忽视，而经历这种忽视的儿童患有一系列的疾病，包括孤独症、学习障碍、精神发育迟缓、创伤后应激障碍、焦虑症、冲动控制障碍、情绪障碍、人格障碍，甚至精神病性障碍。再次强调，这些儿童确诊了多种疾病，而非仅有一种。他们的大脑被剥夺了学习如何在社会中"做人"的适当机会，其后果有时是毁灭性的。这些儿童经历的营养不良、压力和创伤无疑确为其中部分原因，但缺乏适当的学习经历也起了一定作用。

这些儿童的大脑没有正常发育。如果大脑中执行某些功能的区域没有得到使用，它们就不会发育和茁壮成长。一个研究小组研究了10名此类儿童的大脑代谢扫描结果，并将其与正常对照组甚至癫痫儿童的扫描结果进行比较。[1] 果然，他们发现大范围的大脑葡萄糖代谢降低，这表明这些罗马尼亚孤儿的大脑能量存在问题。有时，这些缺陷可以在日后的生活中得到纠正，但在某些情况下，这些似乎是永久性问题。发育窗口可能会关闭，这些儿童会永远丧失大脑正常发育的机会。

情况并不总是那么极端。例如，接触屏幕时间更长的儿童更易患上注意缺陷多动障碍。有两种方法可以解释这种结果。其中一种是环境导致了注意缺陷多动障碍。鉴于屏幕上显示的内容，这些儿童渐渐觉得持续的刺激是常态。即使大脑已经做好学习的准备，他们也没有学会耐心、专注和集中。这些正在发育的大脑网络获得的代谢资源会更少，因为它们没被使用，就像未使用的肌肉一样。这些大脑网络可能无法正常发育，或者可能不会像本来应有的那样强壮。这可能引发注意缺陷多动障碍的症状。然而，这也有可能是由于逆向因果关系，生物因素可能才是问题所在。如果这些儿童的特定大脑区域代谢不足，他们可能无法集中注意力。这可能促使其以屏幕为娱乐来源。如果这种解释正确，那么纠正代谢问题将是治疗疾病的第一步。

得益于"熟能生巧"这样的老话，我们大多数人都熟知强化大脑区域这一概念。这同样也适用于学习新语言、打篮球或学习弹钢琴。当我们以特定的方式使用大脑时，神经元会生长、适应并形成新的连接。如果我们使用大脑，它们就会成长，否则它们就会萎缩。这一切都与代谢和线粒体有关，两者适应我们的需求。

压力

现在回到压力。我在本书中一直在讨论这一点，并且已经阐述了压力如何在精神和代谢健康中发挥强大的作用。接下来我将回顾一些重点，分享一些新的信息，然后再谈治疗。

前文提到，应激反应需要能量和代谢资源。这些资源从整个大脑和身体的其他细胞转移出来，其他细胞会受到影响。例如，如果一个小男孩长期处于压力之下，他在校内的学习会面临更大的困难。这不一定是因为他不努力，而是应激反应消耗了原本可用于注意力、学习和记忆等大脑功能的能量。

压力使细胞维持功能暂停。如果压力持续时间长，就会引发细胞维持问题，特别是那些不常用的细胞，这可能导致出现精神和代谢紊乱的症状。任何已经代谢受损的细胞在压力之下都会开始出现功能障碍，进而导致精神障碍和代谢紊乱的症状恶化。

在第二部分中，我谈到了线粒体如何在应激反应中发挥关键作用。它们影响应激反应的方方面面，包括关键激素和神经递质的产生和调节、神经系统反应、炎症和表观遗传变化。线粒体不能正常工作时，上述这一切都会受到影响。

一项研究表明，日常压力与人类线粒体功能的变化之间存在直接关系。[2] 研究人员开发了一项线粒体健康测试，其中包括对白细胞内线粒体的数量和功能的检测，他们会评估这一指标是否与日常压力有关。他们研究了 91 位母亲，其中一些母亲的孩子患有孤独症，另一些母亲的孩子神经正常。研究人员评估了这些母亲的日常情绪和压力水平，以确定这些是否与线粒体健康指数（MHI）有关。他们发现两者确实相关。总体而言，压力大、情绪低落的母亲，其线粒体健康指数较低。当然，压力水平和情绪可能每天都在变化。研究人员也专门研究了这一点。这些母亲情绪积极时，线粒体健康指数会随之上升，有时在一天之内就上升了。换句话说，白细胞中线粒体的健康和功能随着这些母亲的日常情绪和压力水平而变化。这项研究证明了压力如何导致线粒体功能受损，进而影响整体健康。

　　所有人都会经历压力性生活事件。20世纪60年代，精神病学家托马斯·霍姆斯博士和理查德·拉赫博士对5 000名病人进行研究，以了解压力性生活事件如何导致身体疾病。他们确定了一些常见的生活事件，并根据它们对整体健康的影响程度排名。霍姆斯－拉赫生活压力量表至今仍然可用，它可以让你了解哪些是生活中压力最大的事件。排名靠前的事件包括配偶或近亲离世、离婚、人身伤害、被解雇，甚至退休，这些特定事件都涉及某种类型的损失——失去对你重要的人、失去健康或失去工作（即便是自愿的）。是什么让这些压力如此之大？原因有很多，不同的应激源可能原因各异，但一个共同之处是它们都与生活目标有关。

生活目标

　　人类总是不由自主地带有一种目标感。我认为这是我们大脑中固有的，因为这种单一结构与代谢和精神健康高度相关。人们缺乏目标感似乎会诱发慢性应激反应，并可能导致许多不良的健康后果。然而，生活目标是多方面的，通常包括许多东西，而非只有一项内容。我刚才提到的压力量表强调了三种潜在生活目标：人际关系、照顾自己并保持健康，以及拥有一份工作。

　　维克托·弗兰克尔博士是一位奥地利精神病学家，在第二次世界大战期间被纳粹俘虏，他强调了生活意义和目标的强大作用，这一点值得称赞。在他的著作《追寻生命的意义》中，他描述了他对集中营其他囚犯的观察。大多数人严重抑郁，原因显而易见。然而，有些人却没有抑郁。一些囚犯似乎还抱有希望，认为自己可以活下来并逃脱。弗兰克尔认为，他们之间的共同点是都有生活目标：他们有去战斗、努力活下去的理由。[3] 后来，弗兰克尔在生活意义和目标的基础上发展了一种心理疗法，即意义治疗。该疗法的许多原则仍被应用于当今的主流心理疗法。

生活目标的概念至今仍在被继续研究，并与一系列的代谢和精神健康结果高度关联。生活目标感弱与抑郁症有关，这并不奇怪，因为抑郁症本身可能让人没什么目标感。这可能只是一种循环逻辑。然而，缺乏目标也与代谢紊乱甚至寿命息息相关，这与大脑能量理论的观点一致。例如，一项对近 7 000 名 51～61 岁美国成年人的研究发现，那些生活目标感弱的人比那些生活目标感强烈的人早逝的可能性高 2.5 倍。[4] 这些人死于心脏病、脑卒中、呼吸系统疾病和胃肠道疾病等。研究人员指出，其他研究表明，强烈的目标感会促使皮质醇和炎症水平降低，这可能解释了目标感对健康的益处。2016 年，对 10 项前瞻性研究（包括 13.6 万名参与者）的荟萃分析也发现较强的生活目标感往往会降低全因死亡率并减少心血管事件。[5]

讨论生活目标时，将精神信念和宗教信仰纳入其中是很重要的。对许多人来说，精神信念和宗教信仰对于如何理解个人存在意义重大。研究人员研究了宗教信仰和习俗对各种健康结果的影响，总体而言，他们发现了许多有益的影响。例如，一项针对抑郁症高危成年人的研究发现，与那些认为宗教信仰或精神信念不重要的人相比，认为信仰非常重要的人患抑郁症的可能性要低 90%。[6] 研究人员对这些人进行了大脑扫描，发现某些大脑区域的厚度存在差异，而差异来源是精神信念和宗教信仰对参与者的重要性。这些大脑差异或许可以解释为什么重视精神信念或宗教信仰可以免于抑郁症。护士健康研究对近

9万名女性进行了长达14年的跟踪调查，发现每周至少参加一次宗教活动的女性自杀的可能性比从未参加过宗教活动的女性低5倍。[7]一项关于宗教信仰和习俗及其对健康影响的系统综述发现，宗教信仰和习俗与其他几种健康结果存在有益关系，例如心血管疾病患病率和全因死亡率下降。[8]然而，这类数据可能只是表明存在一种逆向因果关系——可能是本身健康的人能够参加宗教活动并与人们建立联系，但身患抑郁症或代谢受损的人无法做到。尽管存在这种可能性，我很快就会与大家分享一些数据，表明冥想和祷告仪式等宗教活动可能直接有助于改善代谢和线粒体健康，因此，事实上这些信仰和习俗可能在改善健康结果方面发挥因果作用。

对于无宗教信仰的人，我并不是说为了改善健康，你们需要开始信仰宗教。我分享这些信息是因为信仰与生活目标有关，并且研究发现它可以影响代谢和精神健康。还有其他寻找目标的方法，这些方法也可以发挥同样强大的作用。

治疗方法

爱、逆境和目标都可以在治疗中发挥作用。首先，有必要指出人类健康的一般经验法则——人类需要发展并维持完整的生活，其中包括我所说的"四个R"：亲密的关系（relationships）；在某种程度上对社会做出贡献的有意义的角色（roles）；遵守责任（responsibilities）和义务——不仅是对生活中的人，更是对整个社会的责任和义务，比如不违法；拥有足够的资源（resources），包括金钱、食物和住所等。

许多社会因素会干扰人们发展并维持完整生活的能力，包括战争、创伤、贫困、营养不良、忽视、种族主义、同性恋恐惧症、厌女症、所有的童年逆境经历等。我们需要努力解决这些社会问题，因为只要这些问题还存在，精神疾病就会持续存在。然而，受这些障碍和暴行影响的人仍然可以康复，他们可以使用科学的方法来理解和解决这些经历对其代谢和线粒体的影响。我希望本书和大脑能量理论至少能帮助他们中的一些人。

心理治疗

解决可能影响代谢的无数心理和社会因素是治疗的重要组成部分。朋友、家人、同事、老师、导师或社区中的人往往可以提供帮助，然而有些人需要心理治疗的专业帮助。

关于心理治疗如何改善精神健康的书籍和学术文章数不胜数。我并不打算回顾所有的研究，而是分享心理治疗的一些益处及其发挥作用的潜在原因：

○　心理治疗可以帮助人们解决与他人以及与自身生活角色之间的冲突。当人们无法自己解决冲突时，压力会增加，从而影响代谢。

○　心理治疗可以提供具体的技能和策略来减轻压力和应对症状，这可以广泛地改善代谢。

○　心理治疗可以帮助人们改变行为。长期以来，认知行为治疗师深知改变行为有时可以引起思想和情感的变化。治疗饮食障碍或药物使用障碍的临床医生经常注重改变行为。改善行为以增强睡眠可以带来益处。正如我讨论的那样，所有这些行为都对代谢和线粒体功能起直接作用。

○　心理治疗可以帮助人们了解自己是谁，以及想从生活中得到什么。此举可以帮助一些人建立生活意义和目标感，这对精神障碍和代谢紊乱都会产生影响。

○ 心理治疗可以提供新的知识，帮助克服适应不良的信仰、行为和
反应。例如，受到创伤时，人们有时会过于笼统地概括自己在
那段经历中遇到的危险。如果受创伤者将某种音乐、衣服或古龙
水与施虐者联系起来，那么其创伤可能会被这些日常经历所触发。
如果施虐者不再构成威胁，则这种联系（尽管可以理解）既不利
于适应，也没有帮助。有一种治疗方法，即延长暴露疗法，可以
减少对这些触发因素的应激反应，从而改善代谢健康。

○ 心理治疗可以"锻炼"未充分使用的大脑回路。还记得"用进废
退"吗？如果某个大脑区域发育不良，特定类型的心理治疗对此
会有所帮助。专注于同理心、人际关系、社交技能或提高认知能
力的治疗都可以强化未充分发育的大脑回路。这种方法假设这些
大脑区域的代谢足够健康，能够学习和储存新的信息。在某些情
况下，情况可能并非如此。如果代谢不健康，可能首先需要进行
不同的代谢干预。然而，一旦大脑恢复健康，仍然需要对这些大
脑区域进行"锻炼"和健康恢复。

○ 心理治疗可以简单地与富有同情心和乐于助人的人建立关系。人
们早就知道，"治疗联盟"或治疗师与来访者之间的良好关系在
心理治疗的结果中起着重要作用。此处，我们又回到了人类生存
的一个现实：我们都需要他人。我们需要各种人际关系，在这些
关系中，我们可以表达自己、做自己。没有这些关系，代谢健康
就会因慢性应激反应而受损。对那些未能建立有意义关系的人来
说，心理治疗可以提供这种关系。显然，治疗的一个目标应该是
帮助这些人在治疗之外建立持久的关系。然而，这可能需要时间。
对一些人来说，某大脑功能障碍的症状可能导致这一目标难以
实现。

致幻剂疗法

一种新兴治疗方法是在精神病治疗中使用致幻剂。裸盖菇素（或称"神奇蘑菇"）等致幻剂作为治疗抑郁症、创伤后应激障碍和其他疾病的潜在方法正受到越来越多的关注。小规模先导试验显示这种疗法有益处。一个研究小组探究了这些药物的作用原理和原因。他们指出："致幻剂可以稳定、有力地诱发强烈、深刻和对个人有意义的体验，称为'神秘'、'精神'、'宗教'、'存在'、'变革'、'关键'或'巅峰'的体验。"[9]他们对866名致幻剂服用者进行了长期调查，发现超自然信仰的改变通常持续6个月以上。这些持续的超自然信仰与精神健康状况的改善有关。这一系列研究表明，致幻剂可能通过建立人们与神灵或上帝的联系，或为人们提供意义和目标感来发挥作用。此处应该指出，不建议单独使用这些药物。研究试验将致幻剂的使用与指导性治疗相结合以实现效益最大化。独自服用致幻剂可能会遭遇"噩梦般的体验"，甚至可能导致躁狂或精神病发作。

减轻压力

减轻压力是治疗的一个重要部分。除了心理治疗和与他人交谈，人们还可以通过两种方式帮助自己减轻压力：（1）减少或消除产生压力的环境因素；（2）在安全的情况下尝试减少应激反应。

管理压力最简单的方法是尽可能减少或消除应激源。对一些人来说，这是一个切实可行的目标。我们可以对压力巨大的高要求工作或学校环境进行管理。雇员可以另寻一份新工作，或者学生和家长可以减轻课程负担，针对自身的缺陷寻求一些学业上的便利，又或者更换学校以找到更适合自己的学习环境。创造可控、愉快、有价值的生活是所有人都应该为之努力的事情。

压力性生活事件发生时，人们会经历应激反应。这很正常，也在意料之中。但是，当威胁不再构成危险时，减少应激反应可以产生强大的有益影响。减轻压力的方法已经沿用了数千年，其中一些通常不被视为"减压技巧"，而是作为长期存在的宗教习俗，如冥想、祈祷和诵经。其他方法包括瑜伽、普拉提、太极拳、气功、正念和呼吸技巧。经证明，这些干预措施中有许多可以改善精神和代谢健康。我不会一一列举这些干预措施和健康状况，因为数量十分庞大。不过，我将分享几项将这些益处与代谢和线粒体直接联系起来的研究。

一直以来，哈佛大学医学院的研究人员熟知放松反应在精神和代谢健康方面都能发挥强大的作用。研究人员用放松反应（RR）这一术语描述上文提到的所有减压技巧，比如冥想。研究表明，放松反应对高血压、焦虑、失眠、糖尿病、类风湿性关节炎和衰老本身都有改善。研究人员开始进一步了解这种干预措施如何发挥作用。他们招募了 19 名健康、长期坚持日常放松反应的人，19 名健康对照者，以及 20 名近期完成了 8 周放松反应训练的人。研究人员采集了所有人的血液样本，观察他们基因表达的差异。研究人员发现，那些开展放松反应的人体内与"细胞代谢、氧化磷酸化、活性氧类产生和对氧化应激的反应"相关的基因表达存在显著差异。如你现在所知，这些都与线粒体直接相关。[10]

在一项后续研究中，研究人员招募了 26 名已经定期练习放松反应技巧 4~20 年的人，以及另一组从未定期践行放松反应但愿意完成 8 周训练的 26 名参与者。[11] 他们要求所有参与者听 20 分钟的放松反应录音，并在另一时间段内听 20 分钟的健康教育录音。研究人员在参与者听完每段录音之前、刚听完录音时和听完录音 15 分钟后分别采集他们的血液样本，并对这些样本进行基因表达分析。研究人员发现，"放松反应练习增强了与能量代谢、线粒体功能、胰岛素分泌和端粒维持有关的基因表达，减少了与炎症反应和应激相关途径有关的基因表达"。一种特定的线粒体蛋白（线粒体 ATP 合酶）和胰岛素是上调最明显的两种分子。这些研究人员得出结论："我们的研究结果首次表明，放松反应诱导——特别是在长期实践之后——可能通过改善线粒体能量的产生和利用，唤起与此相关的健康益处，从而促进线粒体的恢复能力。"如你当前所知，这正是我们为改善精神和代谢健康所做的努力！

康复项目

许多慢性精神障碍患者缺乏在社会中独立生存和发展的技能。一些人不知道如何交朋友，一些人不知道如何安排日常行程，还有一些人不知道如何保住一份工作。许多人认为他们缺乏生活目标。

这些患者的症状导致他们当中大多数人无法完成上述事情。即使他们在患病前学会了如何做这些事情，现在可能也生疏了。而那些年轻时就患病的人可能一开始就没有学会这些技能。

恢复大脑代谢健康不会自动教会患者他们需要知道的一切，他们需要训练和实践。这就像运动损伤后的康复，你必须首先恢复肌肉、骨骼、韧带或肌腱的功能，但随后也必须进行练习，重新增强力量。没有这种练习，能力就无法恢复。

目前有一些康复项目为慢性精神障碍患者提供教育、工作培训和基本生活技能培养。遗憾的是，目前的研究表明它们并不十分有效，这可能是因为大脑功能并未首先得到恢复。人们在大脑不能正常工作的情况下试图完成任务注定会失败。这就像一个韧带撕裂的运动员试图跑马拉松一样。然而，如果能够恢复正常的大脑功能，那么康复项目就有相当大的机会起效。我们的目标是帮助人们好好生活，成为社会的生产成员。这些患者中的许多人历经多年挫败，可能对这一目标感到无望，而这种无望感也需要解决。

在上述一切努力改善的过程中需要其他人的同情心，就业计划和重返社会也很必要。这些患者必须找到生活的目标。他们需要看到自己的用处，也需要被尊重。所有这一切都需要其他人的参与。

小结

○ 我们所处的环境和经历在代谢和精神健康中发挥着至关重要的作用。

○ 密切的关系对人类健康很重要。

○ 每个人都应该尽力在社会中至少扮演一种角色，让自己能够做出贡献并感受到自己的价值。这可以是学生、员工、监护人、志愿者、导师或其他角色。简单的家务劳动也算一种贡献。

○ 心理治疗可以在代谢治疗中发挥重要作用。

○ 心理治疗师可以利用大脑能量理论为其治疗储备库增加许多新的工具。他们可以帮助患者实施代谢治疗计划，其中可能包括饮食、锻炼、接触光照以及本书中提到的所有其他潜在方法。

○ 慢性精神障碍患者如果恢复了大脑健康，要做的事情可能还有很多。患者要想实现完全康复需要接受康复治疗、参与职业培训和其他项目。

○ 社会需要共同努力，确保每个人获得适当的关系、角色、资源和责任。所有人并非生来能力相同，但这并不意味着能力相对较差的人就无法做出贡献，不能获得安全保障，不能过有意义的生活。在这个过程中，同情心和善意必不可少。

成功案例：锻炼并找到自己的目标

我初次见到萨拉时，她已经 17 岁了。她在八年级时确诊注意缺陷多动障碍和学习障碍。从萨拉记事起，就一直饱受焦虑和失眠之苦，

14 岁时开始惊恐发作。她还患有抑郁症，缺乏自尊。尽管她服用了治疗注意缺陷多动障碍的药物，她在学校的日子过得仍然很困难，而且她几乎没有朋友。她有严重的精神疾病家族史，经诊断，她的母亲、兄弟、姐妹、祖母、两个叔叔和一个姨妈（姑妈）都患有抑郁症、焦虑症和／或双相障碍。这对她的长期疗效来说并不是一个好兆头。她已经尝试了八种不同的药物，这些药物有助于提高她的注意力，但也带来了副作用和持续的症状。她有时会非常沮丧，整天躺在床上。除了精神症状，她还出现了偏头痛和频繁的胃痛。

萨拉考上了大学，全力以赴，但她很痛苦。她的家人期盼她能完成大学学业，这给她带来了更大的压力。她经常觉得自己永远达不到人们的期望。她尝试了更多的抗压药，但没有效果。

萨拉决定参加普拉提课程时，情况发生了变化。她很喜欢这些课程！她开始定期锻炼，并发现自己的许多情绪和焦虑症状都在改善。23 岁时，萨拉找到了一份在健身工作室当教练的工作，她现在几乎每天都锻炼几个小时。这彻底改变了她的生活。工作两个月后，她表示："我感觉好极了！我这辈子从没这么开心过！"锻炼之余，她还热衷于帮助他人改善健康状况，结识了新朋友，现在还交了男朋友。尽管父母希望她能完成大学学业，她还是决定退学，将锻炼作为自己的事业。那几乎是十年前的事了，萨拉至今仍一切安好。她还在服用兴奋剂药物治疗注意缺陷多动障碍的症状，但可以停用其他药物。在逐渐减少药物的使用后，萨拉表示她实际上的感觉甚至更好了。

萨拉的案例强调了锻炼作为一种代谢治疗方法的效果，也强调了寻找生活意义和目标、减压实践、拥有社会支持网络，以及不要让他人的期望支配我们的心理和社会意义。我们都是不同的个体，想要和需要的并不相同。萨拉找到了自己的代谢和精神健康之路。

第十九章
目前的治疗方法

谈话、化学物质、电、磁场和脑部手术有什么共同之处？它们都是针对精神障碍的循证治疗方法！那么，它们为什么奏效呢？答案是，它们都会影响代谢和线粒体。

前面的章节中，我已经谈到了药物治疗和心理治疗。现在，我想简单地解释一下我是如何在大脑能量理论的背景下理解其他治疗方法的。如果这个理论正确，应该有合理的解释可以说明为什么这些治疗方法能奏效——至少对一些人有效。

电休克疗法和经颅磁刺激

电休克疗法和经颅磁刺激是对各种精神障碍的有效干预。对于某些情况，如重度抑郁症或畸张症，电休克疗法被认为是目前的黄金标准和最有效治疗方法。为什么它能奏效？这个领域目前并没有提供一个全面的解释。有人认为，神经递质水平和激素的变化，以及神经可塑性的增强，都起到了一定作用。对此，大脑能量理论提供了一个全面的解释。

电休克疗法产生的电流和经颅磁刺激产生的电磁能直接将能量传递到大脑。可能没有比这更好的"大脑能量"相关治疗方法了。这种能量刺激线粒体，进而促进线粒体生物合成。当我们强迫自己锻炼时，身体会感觉自己需要更多能量，所以它产生更多的线粒体来提供这种能量。电休克疗法和经颅磁刺激的原理也一样。它们可以改善神经递质和激素失衡，并增强神经可塑性。这些研究发现都可以通过线粒体来理解。

人们尚未对电休克疗法对线粒体的直接影响开展广泛研究。然而，一组研究人员确实证明了在实施电休克疗法后，大鼠海马、纹状体和大脑皮质的线粒体活动有所增加。[1]另一组研究人员发现，仅实施一次电休克疗法，海马线粒体生物合成就有所增加，突触形成也增强了。[2]他们还发现，十次系列治疗使得接下来三个月的线粒体数量和突触形成得到持久改善。

经证明，经颅磁刺激可改善氧化应激，减少炎症，增强神经可塑性，并影响神经递质水平。[3]如你所知，这些都与线粒体功能有关。然而，经颅磁刺激对线粒体产生直接影响的证据也很稀少。一项研究发现，脑卒中的大鼠模型中 ATP 的水平有所提高。[4]另一项研究发现，同样在脑卒中的大鼠模型中，经颅磁刺激治疗后，线粒体的完整性得到了增强[5]。

有趣的是，精神病学并不是唯一一个用电来解决代谢问题的领域。心脏代谢衰竭时，在心脏病学领域，医生通常也会采用心脏复律（或电击心脏复苏）。有时候，心脏只是需要一个助推启动。

脑部手术和电刺激器

脑部手术有时被用作慢性、衰弱性精神障碍患者的最后治疗手段，有时候确实会有帮助。为什么呢？

原因非常简单。如果大脑的某个区域由于脑细胞过度兴奋而过度活跃，将其与大脑的其他部位切断可减轻症状。这种做法在癫痫治疗中很常见，也同样适用于引起精神症状的过度兴奋的大脑区域。

在其他情况下，一些脑部手术会通过植入电极来刺激细胞。这一点也很简单明了。这是一种刺激欠活跃大脑区域的方法。心脏病学领域也会使用这种方法，植入心脏起搏器以处理心脏起搏细胞功能下降的问题。这一方法对欠活跃的大脑区域也具有同样的作用。矛盾的是，快节奏的刺激器有时会抑制过度活跃的大脑区域。

电刺激器也被用于迷走神经，称为迷走神经电刺激。这种方法对治疗癫痫和抑郁症都有帮助，目前也在研究其对创伤后应激障碍、阿尔茨海默病、精神分裂症、强迫症、惊恐障碍、双相障碍和纤维肌痛的治疗作用。[6]这又是一种可以同时治疗这么多看起来毫不相关的疾病的治疗方法。大脑能量理论将它们全部联系起来了。

小结

对于严重、顽固型疾病或危及生命的紧急情况，电休克疗法、经颅磁刺激、迷走神经电刺激和／或脑部手术都可以在治疗中发挥作用。然而，在可能需要采用这些方法之前，大脑能量理论提供了许多其他的治疗方案。

第二十章
制订代谢治疗计划

倘若一朵花不盛开，需要解决的是它生长的环境，而不是花朵本身。

——亚历山大·丹·海耶尔

上面这句话是解决代谢和线粒体问题的强有力的隐喻。大多数情况下，并非人有"缺陷"，而是环境存在问题。"治疗"精神疾病需要找出问题并解决它们。在这种情况下，"环境"因素的影响显而易见，其中包括所有影响代谢和线粒体的因素，如饮食、锻炼、压力、光照、睡眠、激素、炎症、关系、爱，以及生活的意义和目标等。当然，对一些人来说还存在小分子核糖核酸等表观遗传因素，这可能也是导致其患上精神疾病的原因之一，但这些因素也是可以改变的。代谢具有可塑性，有许多方法可以改善代谢。

大家应该还记得，我把所有的精神疾病比作谵妄。尽管症状可能相似，诊断也相同，但每个谵妄病例都各不相同。解决谵妄问题需要进行医学探查，了解其病因。病因通常不会只有一个，对患者的线粒体的多方面攻击是同时发生的。人们需要明确这些因素并进行处理，而这也适用于每一种精神疾病。

大脑能量理论支持当前的精神障碍治疗方法，这些方法将继续发挥重要作用。然而，大脑能量理论也提倡进行彻底的改变。要解决代谢问题，通常需要采取全面的方法。有时，发现一个简单的问题并提供单一的治疗方法即可。维生素和激素缺乏就是这样的例子，有时，简单地服用抗抑郁药就能起作用。但遗憾的是更多时候简单的解决方案往往不是问题的答案。

这与我们每天听到的普遍信息相悖。每个人都想要简单的解决方案。我们每天都在电视上看到吃个药片就能解决问题，又或者我们只需要去看医生，拿一些新的处方。如果一粒药不起效，那就多吃一些。我们从饮食专家和健康专家那里听到的也是同样的信息：只要不摄入脂肪就能减肥；服用这种维生素或补充剂就能解决问题。

当然，这些信息都十分诱人。要解决我们的问题，只需吃药或采取简单的干预即可。相比于找出真正的问题所在，然后纠正一个或多个问题（其中可能包括改变生活方式）的复杂工作，这些简单的方法更有吸引力。实际上，简单的修复方法通常不起作用，至少不会完全或永久性地起作用。精神障碍和代谢紊乱的患病率飙升清晰地证明了这些简单方法并无效果。医学领域逐步认清这一点，开始推动个性化治疗。此举承认了存在许多病理机制，而一刀切的解决方案往往不起作用。人们需要根据个人情况和需求制订独特的治疗方案。

与临床医生合作

在治疗严重精神障碍时，与称职的临床医生合作至关重要。严重精神障碍很危险，患者不应该指望在不寻求帮助的情况下治疗这些疾病。"严重"的症状包括幻觉、妄想、自杀的念头或行为、自残、攻击、物质使用失控、严重的饮食障碍以及其他危险行为。这些都不是能够在家里自行处理的事情。你应该获得适当、富有同情心的医疗护理，所以在制订和实施你的代谢治疗方案时，请寻求帮助。获取尽快实现健康和安全所需的支持和专业知识，这一点很重要。

至于那些慢性疾病患者，即使只是轻微或中度病症，可能也需要与临床医生合作。全面的医疗评估可能会发现影响疾病的因素。

选择切入点

上述的所有诱因和干预措施都是相互关联、相互影响的。如果一个因素出现问题，其他因素也会随之出现问题。例如，如果你的睡眠不好，你的饮食行为和药物使用也可能会出现问题，甚至连肠道微生物组都会受到睡眠、光照和压力的影响。因此，如果你的微生物组异常，改变其他诱因可能会纠正这个问题。另外，改变微生物组可能会改善你的睡眠或减轻压力。我们要把这一切都看作一个或多个反馈循环的一部分。因此，即使你并未意识到自己在这些方面存在问题，本书概述的所有治疗方法对你来说都是潜在的治疗方案。治疗精神症状可能需要改变你的睡眠、饮食或光照条件。

在某些情况下，代谢功能障碍的原因并不清楚。不必担心，这些治疗方法仍然有效。治疗的目标是使用已知能够改善线粒体功能和 / 或增加线粒体数量的措施进行干预。在大多数情况下，只要细胞具有足够的正常和健康的线粒体，就能正常工作。线粒体知道该怎么做，它们往往能自己解决问题。

面对各种治疗方案，一些人可能会不知所措。当你试图改善代谢健康时，要认识到，成功需要一个全面的方法，而实施这种方法需要时间。这意味着你不必一下子完成所有事情，也不应该如此。从一种治疗方法开始，尝试几周或几个月，然后根据需要增加额外的治疗。通常，当你的代谢开始改善时，它会给你带来更多的能量和动力，促使你更容易进行其他改变。当人们开始感觉好转时，他们往往对自己能够胜任的事情感到惊讶。当人们完成其"代谢治疗方案"时，他们往往认不出自己。除了精神疾病的症状得到缓解、体重减轻，或是获得更多的运动耐力，他们通常还会注意到自己压力减轻、更加自信、与人建立了更多联系、发现新的能力，并看到其他改善生活的积极因素。

在大多数情况下，你可以决定从干预何种因素开始。一旦你选择了一个因素，就把它设定为明确（Specific）、可衡量（Measurable）、可实现（Achievable）、现实（Realistic）和适时（Timely）的目标，即SMART 目标。当你完全掌握一种干预措施后，再增加另一种。坚持下去，直到达成自己想要的目标。

然而，在某些情况下，对某种因素的干预可能需要优先于其他因素，因为它会对你的代谢造成灾难性的影响。两个明显的例子是大量使用物质或生活在受虐待的环境中。对于那些大量使用酒精或药物的人来说，在停止使用这些物质前，其他干预措施可能都是徒劳，所以首先要解决物质使用问题。对处于身体虐待关系中的人来说，尽管可能面临困难和危险，第一步应该是集中精力制订一个摆脱这种受虐环境的计划。在这种情况下，可能需要来自家庭、朋友或家庭暴力干预项目的大力支持。没有采取上述第一步就尝试其他代谢干预措施，对解决他们的精神和代谢问题来说可能都是徒劳。

我上文讨论的所有干预措施都有可能改变你的代谢。根据经验，代谢干预措施会对身体和大脑产生四种影响：

1. 启动——初次做出改变时，这可能会突然改变你的代谢。有时，这可能有所帮助；有时，这可能导致情况变得更糟糕，至少最初是这样。

2. 适应——代谢发生变化时，身体都会努力去适应。这些适应通常是为了消解代谢干预的影响。它们通常不会抵消干预措施的效果，但与初始阶段相比，它们往往会削弱干预的效果。

3. 维持——在某一时刻，你的代谢会完全适应干预措施，身体和大脑会感觉更加稳定。你可以增加干预的剂量或强度，这将使你再次回到启动和适应阶段。

4. 戒断——如果代谢干预措施迅速减少或停止，通常会出现戒断反应。在这种情况下，代谢往往会反弹，水平过高或过低，产生戒断症状。

所有这些情况都可能发生在我提到的所有治疗方法中，包括药物治疗、光照疗法、改变饮食、改变肠道微生物组、使用补充剂，甚至心理和社会干预。

记住，你要寻找能够长期改善代谢健康的干预措施。因此，即使一项干预措施最初导致情况恶化——例如在开始新的饮食计划时感到烦躁，只要维持阶段的代谢健康有所改善，那就值得一试。显然，干预措施需要以一种安全、可接受的方式实施，但我们的目标是坚持到维持阶段。同样，大量使用酒精等措施短期内可以让情况看起来好转（启动阶段），但从长期（维持阶段）来看会损害代谢。停止使用酒精（戒断阶段）对酗酒者来说可能尤其困难和危险。重要的是要记住这些事项，因为开始和停止治疗都需要安全地进行。

住院治疗方案

对一些严重精神障碍患者来说，独自设计一个全面的治疗方案可能无法实现。显然，患者的大脑功能受损，可能无法坚持完成任务，无法轻松地学习新的信息，无法坚持饮食计划，也无法将所有的改变都纳入日常计划。这些并不意味着他们做不到或者无法从中受益，但他们可能需要帮助。至于其他人，精神症状有时会威胁到自身或他人的安全，门诊治疗的安全隐患较大。我们需要为这些患者制订住院治疗方案，根据他们的具体需求制订治疗计划。采用住院治疗方案不仅可以得到专业人员提供的支持，还可以获得其他参与者的同伴支持。住院治疗方案将创建一个人人都在努力改善其精神和代谢健康的环境。

在设计你的住院治疗方案时，要注意以下问题：

○ 如果你有严重、危险或慢性的症状，你应该和临床医生合作进行治疗。

○ 确定导致严重代谢紊乱或威胁安全的诱因（例如，自杀企图、严重的物质使用问题、生活在身体受虐待的环境中、不受控的饮食障碍、严重缺乏睡眠等）。倘若你出现了这些情况，则需要首先解决它们。

○ 选择本书提到的一种或多种你认为可能有所帮助的治疗方法。

○ 按计划接受治疗，并至少给它三个月的时间以显现效果。

○ 如果治疗改善了任何一种症状，哪怕只有一点点好转，也要坚持下去。

○ 如果坚持采用一种治疗方法三个月后没有取得任何效果，请果断停止治疗。

○ 如果一种治疗方法有帮助，但不能解决所有症状，就增加另一种治疗手段。你要制订综合治疗计划。

○ 继续增加或尝试其他治疗方法，直到实现你想要的效果。

你的目标可能会随着时间而改变。最初，你可能只想摆脱一种症状。这很好。随着生活的继续，你可能也希望改善其他一些方面。生命是一场旅行。我们都有自己的强项，但我们也都存在弱点和脆弱的地方。人无完人，我希望你能充分利用自己的生命，尽可能努力地改善自己的健康状况。但我也希望你能对自己所拥有的健康和优势心存感激，并尽情地享受你拥有的一切。

成功案例：摆脱药物

贝丝在 9 岁时被诊断出患有注意缺陷多动障碍，此后便开始接受精神病治疗。医生给她开了兴奋剂药物，服药后的贝丝在学校表现良好，成绩大多是 A 和 B。然而，她还是容易冲动，经常打断别人。因此，她没有什么朋友，经常被别人批评或拒绝，她自己也在自卑中挣扎。到了高中，情况就更糟糕了。她患上了慢性抑郁症，经常有自杀倾向，还开始用刀子或刀片割伤自己。她尝试过抗抑郁药、更多兴奋剂药物、情绪稳定剂、抗焦虑药物，甚至抗精神病药物，但她的症状仍在持续恶化。到她上大学的时候，她已经住院多次了。

我第一次见到贝丝时，她 21 岁。她确诊了慢性抑郁症、惊恐障碍、边缘型人格障碍、经前焦虑症和注意缺陷多动障碍。她同时服用了五种药物，但显然没有效果。实际上，她经常昏昏欲睡，精神恍惚，还因此出过几次车祸。大学暑假期间，她回到家里接受进一步的精神治疗。起初，我给她开了更多抗精神病药物和稳定情绪的药物，但这些药物经常给她带来新的副作用，或者根本不起作用。同时，我们开始采用辩证行为疗法，这是一种专注于技能的心理疗法，这些技能旨在帮助人们更好地管理情绪、自杀冲动和自残行为。

贝丝和我都认为药物对她没有帮助。事实上，药物可能是她出现这些问题的诱因，因此，我们一致认为应该慢慢地给她减药。这非常困难，也很危险。几乎我们每减少一种药物，哪怕剂量很小，她的症状都会增加——抑郁、自杀冲动或自残倾向。我们使用辩证行为疗法来控制这些症状并确保她的安全，同时继续减药。贝丝花了几年时间才戒断所有的药物。到那时，她的情况已经大幅好转。她能够保证自己的安全，能够胜任一份工作，并完成了大学学业。

贝丝的下一个康复阶段是从锻炼开始的。她开始了户外骑行，并全心投入。她决定坚持下去，以便日后参加慈善骑行。她还加入慧俪轻体并尝试减肥，效果更加显著。现在，她的精神症状几乎完全消失了。在与贝丝的家人和朋友进行多次长时间的讨论之后，我们一直认为她不再需要心理治疗或任何精神病治疗。当然，她的代谢治疗仍在继续！贝丝后来成为一名出色的运动员，参加了铁人三项和超级马拉松比赛。她结婚了，还找到了一份全职工作。

大约十年后的今天，贝丝仍然感觉一切良好，没有任何精神症状。最近，当我遇到她的父亲（碰巧他是一名医生）时，他向我介绍了贝丝的最新情况，并表示："你救了她的命，真的。我无法想象，如果没有你，她能不能坚持到今天。"

贝丝的案例说明了一个常见的问题：确诊多种疾病，接受多种治疗，但病情仍不好转。事实上，几乎可以肯定的是，这些药物即使没有导致她的问题，也是促成问题的诱因。这并不意味着药物不能为某些人带来巨大的帮助（我认为它们可以）。然而，对贝丝来说，药物似乎加剧了她的病情。她服用的一些药物会损害代谢和线粒体功能，因此，大脑能量理论解释了为什么她在摆脱药物后情况能有所改善。但这还不足以让她完全康复。她还开始锻炼，减轻了体重，找到了爱情、工作和自尊。这些都在她非凡的康复中发挥了作用。

第二十一章

现在就行动起来！

大脑能量理论为精神健康提供了一种新的模式。这一理论不仅涉及大脑功能，还涉及代谢和线粒体，而二者几乎影响着人类健康、衰老和寿命的方方面面。这种新模式跨越了诊断类别，同时涵盖多种疾病。大脑能量理论不仅适用于那些确诊"精神"疾病的患者，也适用于那些患有相关代谢疾病的人，如肥胖、糖尿病、心血管疾病、阿尔茨海默病、癫痫和慢性疼痛障碍等。几乎所有患这些疾病的人都至少有一些"精神"症状，而且精神障碍患者更有可能患上这些相关疾病。这种新模式提供了预防疾病，并让人们比当前更长久地保持快乐、健康和工作效率的希望。

大脑能量理论是一项重大突破，它最终将各个碎片串联起来，让我们对精神疾病有了更清晰的认识。该理论将科学和证据整合到一个框架中，将精神疾病的生物、心理和社会理论统一起来。如果我们接受了"精神障碍不再是综合征而是大脑代谢紊乱"的观点，新的解决方案就变得很明显。我们需要通过使代谢和线粒体功能正常化来恢复大脑能量。一旦我们做到这一点，精神疾病的症状就会开始缓解。

好消息是这种新的理解能帮助我们更有效地应用现有的治疗方法，并尝试采用目前已经可用的新治疗方法，包括我在本书中分享的所有治疗方法。我们不必等待多年，才能够尝试这些治疗方法。这并不意味着当前拥有的方法就已经足够了——并非所有的干预措施对每个人都有效，我们需要进一步研究，开发更多治疗方法。然而，现在我们已经将这些碎片串联起来，确定了核心问题，寻找新的治疗方法将会非常容易。这是一个现在就可以通过科学和研究来解决的问题，不再是一些需要等待奇迹出现的抽象谜团。

一旦我们开始从代谢和线粒体的视角思考所有这些疾病，就能看到情况好转的无限可能。我们可以开发诊断工具来评估人们的代谢健康，制定循证策略和治疗方法来解决代谢和线粒体功能障碍。我们可以专注于更深入地了解药物、酒精、烟草、娱乐性药物、饮食和食物以及毒素对线粒体和代谢的影响。

但我们需要资源才能完成这项工作，我们需要做出巨大的改变！我们需要多学科医疗卫生团队共同努力，恢复人们的代谢健康。这些团队将包括医生、护士、心理治疗师、社会工作者、理疗师和职业治疗师、药剂师、营养师、私人教练、健康教练等。健康保险需要覆盖这些费用的一部分；生物技术和制药业需要迎接挑战，开发更有效的治疗方法；政府需要参与其中；我们需要为所有这些工作提供研究资金，并确保在获取心理健康服务方面人人平等。我们的日常生活中可能也存在代谢毒素，需要加以调节和 / 或消除。当然，我们每一个人都需要贡献自己的力量。我们需要自助小组、互助小组和宣传举措，我们需要一个公正、公平、富有同情心、和平、合作的社会环境，我们需要确保每一个人都有机会过上有意义的生活。人们需要安全感，受到尊重对他们来说也有益处。显然，说起来容易做起来难。在很多情况下，这是一种乌托邦式的理想状况。我们都知道需要时间来实现这些目标。但是，我们不一定要等待乌托邦到来才开始采取行动。

因此，我向大家发出呼吁，请求你们的帮助。为了将这一希望变为现实，我们需要一场草根运动。曾经有过针对艾滋病病毒 / 艾滋病和乳腺癌的运动，同样，我们也迫切需要一场运动，呼吁彻底改变我们理解和治疗精神疾病的方式。教育和宣传需要时间和精力。你可以通过传播大脑能量理论来帮助我们。这场运动需要你、你的朋友和你的家人。这一请求并非代表个人，而是代表无数独自默默忍受精神疾病折磨的人，代表那些祈求更有效治疗和更美好生活的人，代表那些每天被精神症状折磨的人，代表那些失去一切希望的人，代表所有因精神疾病耻辱和羞辱感继续躲在家里的人。这也是为了纪念那些无法坚持，已经离开我们的无数人。让我们一劳永逸地结束这种痛苦，现在就行动起来！

鸣谢

我刚开始创作本书时，有人建议我将其写成一本简单的自助图书，而非更严谨的科学图书，因为简单的信息更有利于图书销售，并且许多出版商对科学图书并无兴趣。特此感谢我的出版商 BenBella 出版社，特别是利娅·威尔逊和亚历克莎·史蒂文森，感谢他们对我和本书的信任，感谢他们认识到人们实际上对科学和复杂话题仍存有兴趣，尤其是当这些知识有可能改变一个领域并改善人们的生活时。

感谢我的编辑亚历克莎·史蒂文森，感谢您的真知灼见和诚实的反馈，感谢您鼓励我将更多的科学知识和证据纳入书中。您最初对大脑能量理论的建设性怀疑促使我创造出一本更好的书。

感谢我的文学经纪人琳达·康纳，感谢您对这部作品的大力支持。初次见面，我就知道您能力出众，但看到您的行动让我对您的能力有了全新的认识。

感谢 BenBella 出版社的整个团队。感谢团队提出创意、注重细节、严格遵照工作进度，感谢团队为制作一本精彩的书所做的一切努力。

感谢我的早期审稿人——卡伦·温特劳布、安妮·劳赫、朱莉安娜·托伦斯、埃米·尤哈斯和我的兄弟戴维·帕尔默。你们的鼓励和对初稿的批判性意见给了我继续创作的力量和信心。

最后，感谢过去31年来与我合作的所有患者（包括这些年在医学院遇到的患者），每一位患者都对本书的创作提供了帮助，因为我从每一位患者的身上都学到了一些关于精神疾病和人类健康状况的知识。感谢各位让我有幸成为你们的精神科医生。感谢那些愿意尝试我的"代谢疗法"的患者，特别是那些愿意在本书中分享他们的故事，或在演讲、电视和国家电台广播中与我一起公开露面的人。对于那些在我的治疗之下尽管尝试了一个又一个治疗方法，却始终没有好转的患者，在此，我代表个人和我所属的行业向你们致歉。是你们教会我质疑和挑战自己的工作和精神健康领域，拒绝不可取的范式。你们激发了我对神经科学、生理学和人类存在的无尽思索，促使我去追寻更恰当的答案。若本书能代表追寻这些答案的开端，那这便是我最殷切的希望。

注释

编者按：由于篇幅所限，本书注释部分以线上电子文件的形式供读者阅读，请扫描下方二维码获取注释具体内容。对于由此给您的阅读带来的不便，我们深表歉意。

扫码进入中信书院页面，
查看《大脑能量》注释